RECHERCHES

SUR LES MALADIES DES ORGANES

URINAIRES ET GÉNITAUX,

CONSIDÉRÉES SPÉCIALEMENT

CHEZ LES HOMMES AGÉS.

PRINCIPAUX TRAVAUX DE L'AUTEUR.

Mémoire sur quelques particularités de l'histoire des fractures de l'extrémité supérieure du fémur ; *Gazette médicale*, 1835.

Recherches anatomiques sur la prostate des vieillards ; *Bullet. de la société anatomique*, 1836.

Mém. sur certaines perforations spontanées de la vessie non décrites jusqu'à ce jour ; *Gaz. méd.*, 1836.

Sur la nécrose spontanée des parties spongieuses des os ; *Journal des connaiss. médico-chir.*, 1837.

Mém. sur l'introduction de l'air dans les veines et sur la manière dont il produit la mort ; *Gaz. méd.*, 1837.

Sur un nouveau moyen de prévenir la mort causée par l'introduction de l'air dans les veines ; *ibid.*, 1838.

Mém. sur la péritonite considérée comme cause de stérilité chez les femmes ; *ibid*, 1838.

Sur l'influence des rétrécissements organiques de l'urèthre dans l'application de la taille et de la lithotritie, in-4, 1839.

Sur l'inflammation des vaisseaux capillaires des tissus, considérée comme cause des rétrécissements du rectum, de l'urèthre, etc.; *Gaz. méd.*1839.

Mém. sur les déchirures du périnée chez les femmes (d'après les leçons de M. Roux); *Journ. des conn. méd.-chir.*, 1839.

Mém. sur un nouveau moyen de diagnostiquer les diverses déformations de la prostate ; *Arch. gén. de méd.*, 1839.

Bullet. et compte-rendu des travaux de la société anatomique pendant l'année 1839 ; 1 vol. in-8.

Mém. sur la véritable cause et le mécanisme de l'incontinence, de la rétention et du regorgement d'urine chez les vieillards ; *Gaz. méd.* 1840.

Mém. sur les inflammations, ulcérations et fistules de l'urèthre produites et entretenues par le séjour des sondes dans ce canal; *Journ. des conn. médico-chir.*, 1840.

Pour paraître incessamment:

Recherches anat. sur l'inflammation partielle du cœur, sur ses effets et en particulier sur la dilatation partielle de cet organe.

Recherches critiques et expérimentales sur l'introduction de l'air dans les veines, et sur la manière de prévenir la mort qui en résulte.

Essai sur la lithotritie, et en particulier sur un nouveau procédé pour extraire les fragments, dans les cas où il y a rétention complète d'urine, inertie de la vessie, etc.

IMP. DE MOQUET ET COMP., RUE DE LA HARPE, 90.

RECHERCHES

ANATOMIQUES, PATHOLOGIQUES ET THÉRAPEUTIQUES

SUR LES MALADIES DES ORGANES

URINAIRES ET GÉNITAUX,

CONSIDÉRÉES SPÉCIALEMENT

CHEZ LES HOMMES AGÉS :

OUVRAGE ENTIÈREMENT FONDÉ SUR DE NOUVELLES OBSERVATIONS ;

Par L. Auguste MERCIER,

DOCTEUR DE LA FACULTÉ DE MÉDECINE DE PARIS, PROFESSEUR D'ANATOMIE ET DE CHIRURGIE SPÉ-
CIALES, ANCIEN INTERNE EN CHIRURGIE A L'HOSPICE DE LA VIEILLESSE (HOMMES) ET A L'HÔTEL-
DIEU, LAURÉAT DE L'ÉCOLE PRATIQUE ET DES HÔPITAUX, EX-SECRÉTAIRE ET MEMBRE HONORAIRE DE
LA SOCIÉTÉ ANATOMIQUE DE PARIS, ETC.

Felix qui potuit rerum cognoscere causas !
Virg. Geor., lib. II, v. 490.

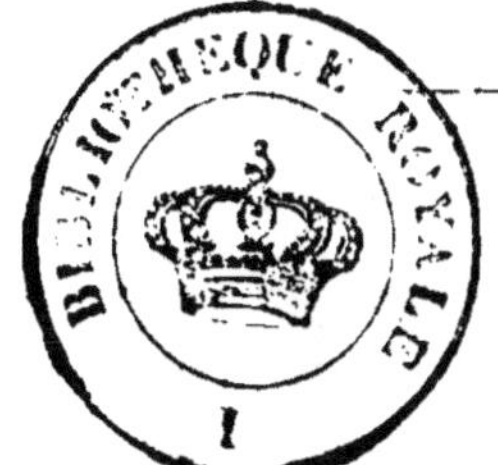

PARIS,

CHEZ BÉCHET JEUNE ET LABÉ,

LIBRAIRES DE LA FACULTÉ DE MÉDECINE,

1. Place de l'École-de-Médecine.

1841.

A J.-N. MERCIER,

AU PLESSIS-SAINT-JEAN (YONNE).

Mon cher père,

En sacrifiant tout pour vos enfants, aisance, repos du corps, tranquillité d'esprit, vous n'aviez pas de devoir à remplir, vous n'aviez pas à satisfaire aux convenances sociales ; vous n'obéissiez qu'aux inspirations d'un dévouement sans bornes. C'est de vos mains laborieuses que vous les avez poussés, soutenus ; la sève de leur intelligence, c'était la sueur de votre front. Pourquoi faut-il que, près de toucher au terme, vous ayez vu tout à coup s'évanouir la plus belle moitié de vos espérances ?.....

A de si longues tourmentes succédera-t-il quelque calme ? Vous qui m'avez appris que le travail est le principe de l'indépendance, me prouverez-vous qu'il enfante le bonheur ? Ah ! puissiez-vous, ainsi que ma tendre mère qui partagea vos peines, recueillir enfin et goûter longtemps encore le fruit de tant de persévérance !

C'est avec cet espoir que je vous offre cet ouvrage, non comme le gage d'un amour trop conforme à la nature pour qu'on puisse en douter, mais comme un témoignage public de ma reconnaissance : la reconnaissance ne répond qu'aux bienfaits.

Votre tout dévoué et très respectueux fils,

L. Auguste MERCIER.

Paris, 20 décembre 1840.

AVANT-PROPOS.

Cet ouvrage est la première partie d'une série de *Recherches* que je me propose de publier sur différents points, les moins connus et les plus importants, pour la plupart, des maladies des organes génito-urinaires. C'est le fruit de sept années d'investigations persévérantes au sein des hôpitaux et des amphithéâtres les plus riches en faits de ce genre, en présence d'élèves nombreux et sous les yeux des médecins et des chirurgiens les plus éminents qui, bien des fois, ont constaté eux-mêmes les faits que j'annonce. J'ajouterai que mes principales pièces anatomiques ont été soumises à l'examen des personnes qui ont suivi les cours publics que je fais chaque année à l'Ecole pratique ; mais ce qui, mieux que tout le reste, permettra d'apprécier la valeur de mes travaux, c'est l'exposition sincère de la marche que j'ai suivie.

Convaincu que l'autorité des plus grands noms doit s'effacer devant celle des faits, je ne me suis jamais asservi aux idées qui règnent dans la science, je ne parle que d'après mes propres observations ; cependant je n'ai pas oublié que *la médecine est fille du temps* (1), et je n'ai jamais énoncé mon opinion sur un point déjà traité par mes devanciers, sans exposer la leur. Si je me trouve sou-

(1) Baglivi, praxeos medicæ lib. I. cap. i. § vii.

vent en dissidence avec eux, je ne suis jamais arrivé aux
mêmes résultats sans les citer ; toutes les fois que leurs
conclusions s'accordaient avec les miennes, je me suis
appuyé avec empressement sur leur témoignage, et, dans
les cas contraires, ce n'est qu'après un nouvel examen
et de sérieuses discussions que je me suis prononcé. Je
le déclare donc, les omissions que j'ai pu commettre à
cet égard ne peuvent être imputées à ma volonté, et
j'espère même qu'on me rendra cette justice que j'ai fait
tous mes efforts pour éviter un reproche dont quelques
auteurs modernes paraissent s'accommoder assez aisément ; mais tant de livres ont été publiés dans tant de
langues différentes !

Mon indépendance en matière scientifique m'a conduit à émettre un certain nombre d'idées nouvelles.
Certes, je ne demande pas qu'on se prive avec moi
de la liberté que j'ai prise avec les autres ; mais je prie
le lecteur de ne me juger que d'après les faits ; car j'ai
tâché de ne les jamais perdre de vue et j'ai même spécialement dirigé mon attention vers les plus sûrs que
nous ayons en médecine, vers ceux qui nous sont fournis
par l'anatomie. Sans notions positives sur la structure de
nos organes et sur leurs altérations, point de connaissances exactes sur leurs fonctions et leurs maladies. Si
quelques-unes de mes idées ne sont pas suffisamment démontrées par l'expérience, j'ai fait en sorte, par la manière
dont je les ai présentées, qu'on pût immédiatement les
distinguer de celles que je regarde comme certaines.
D'autres se seraient peut-être abstenus d'en parler ; mais,
sans blâmer leur réserve, c'est déjà quelque chose, selon
moi, que d'appeler l'attention sur un terrain inexploré,
quand nous y sommes conduits par l'induction qu'il faut
bien distinguer de l'esprit d'hypothèse : à cet égard, j'ai
quelques remarques à faire.

« Je sais que la vérité est dans les choses, » a dit J.-J. Rousseau ; mais j'avoue que, malgré mon profond respect pour l'illustre auteur d'*Émile*, cette proposition ne me paraît pas d'une exactitude parfaite.

Si la vérité était dans les choses, nous devrions, en thèse générale, reconnaître autant de vérités que nous rencontrons de choses différentes, et dans l'espèce, nous devrions admettre autant de maladies que la nature nous présente d'altérations diverses dans nos organes. Ne pas le faire, c'est admettre implicitement que la vérité n'est pas dans les choses, qu'elle est au-delà, qu'elle en est indépendante : ce qui le prouve d'ailleurs, c'est que souvent c'est par des abstractions que nous y parvenons. Bien des philosophes avant Newton avaient vu tomber des pommes (1), beaucoup étaient eux-mêmes tombés, sans avoir pour cela découvert l'*attraction planétaire* : ce n'est donc pas à l'observation pure et simple que nous devons cette grande révélation, puisque maintenant encore nous sommes obligés d'étudier les faits dans des conditions toutes spéciales lorsque nous voulons en reconnaître les fondements. Non, la vérité n'est pas dans les choses, ce sont au contraire celles-ci qui sont dans le domaine de la vérité, ou plutôt elles n'en sont qu'une manifestation. De là vient qu'une même vérité peut se présenter à nous sous plusieurs formes ; de là vient aussi que plus d'une fois l'esprit a deviné la vérité sans le secours des faits, tandis que les faits ne conduisent à rien sans une opération de l'esprit.

Et cependant nous entendons répéter tous les jours : « Les faits ! les faits ! c'est d'eux seuls que doit découler toute vérité. »

(1) Voyez Voltaire, *Eléments de Philosophie.*

Mais s'il est vrai qu'une opération de l'esprit soit toujours nécessaire, n'est-il pas évident aussi que plus nous ferons usage de cette faculté précieuse et plus nous aurons de chances d'atteindre le but? Il est bien certain que les cas où nous sommes le plus sûrs de la vérité sont ceux où elle se produit par des phénomènes tellement palpables que la moindre réflexion nous suffit pour la percevoir; mais ce serait une erreur de croire que nous la saisirions d'autant moins bien que nous y réfléchirions davantage. Supposons au contraire qu'elle ne se manifeste que par des signes obscurs, n'est-il pas évident que plus on les étudiera sous des faces différentes, plus on les analysera, plus on les comparera à d'autres signes pour en saisir les ressemblances ou les dissemblances, moins on courra risque de se tromper.

Prenons un exemple, et pour cela nous n'aurons pas besoin de sortir de notre sujet. La vieillesse affaiblit nos organes, voilà un fait : beaucoup d'hommes âgés ne peuvent uriner, voilà un autre fait. Partant de là, on en a conclu qu'ils n'urinaient pas parce que leur vessie était affaiblie, paralysée par les années. Mais ceux qui sont arrivés à cette conclusion sont-ils dans le vrai? en auraient-ils moins approché s'ils eussent réfléchi que les forces rétentives doivent s'affaiblir en même temps que les forces expulsives, s'ils eussent remarqué que les autres fonctions ne nous offrent pas des transitions aussi brusques que celles de la vessie, et que, parmi les vieillards, ce ne sont pas les plus affaiblis qui urinent le moins bien ; si, enfin, ils eussent, sous ce rapport, comparé les deux sexes entre eux? Qu'on ne m'objecte pas que si leurs idées sont inexactes, c'est parce qu'ils ont observé les faits d'une manière incomplète ; car je répondrais que s'ils n'ont vu les choses qu'à demi, c'est que leurs sens n'ont pas été suffisamment éclairés par le raisonnement.

Est-ce à dire pour cela qu'on doive ne se livrer qu'aux spéculations de l'esprit? Loin de moi une semblable idée : car je ne les crois bonnes qu'autant qu'elles rendent l'observation plus sévère, plus fructueuse. Une vérité n'existe pour nous que lorsqu'elle a été démontrée par des faits; mais du moment que notre attention a été éveillée sur sa possibilité, nous sommes bien moins exposés à laisser passer inaperçus ses modes de manifestation. Il est rare de rencontrer autre chose que ce qu'on cherche : or, si nous attendons tout des faits, nous contracterons une lenteur d'esprit qui nous empêchera de les rechercher et qui même nous les fera méconnaître lorsqu'ils se présenteront. Heureusement qu'ils ne se conforment pas toujours à leurs maximes, ceux qui proclament une défiance si marquée contre le fruit des opérations intellectuelles!

Que résulterait-il, je le demande, de la méthode expérimentale, si nous nous bornions à produire au hasard des phénomènes et à les observer? Supposez, au contraire, que, de vérités connues on cherche à en déduire d'autres qui ne le sont pas et qu'on soumette ces idées nouvelles à l'expérience, vous aurez le secret de la plupart des grandes découvertes qui ont illustré notre époque, et vous comprendrez pourquoi la seule nomenclature chimique a tant fait faire de progrès à la science En pathologie, nous ne sommes pas maîtres de produire les faits à notre gré ; mais c'est une raison de plus pour être attentifs à ne laisser échapper aucun de ceux que la nature nous présente. Or, comment être attentif à ce dont on ne soupçonne pas même la possibilité ?

C'est souvent, je l'avoue, par voie d'induction que j'ai été amené à l'étude des faits; c'est elle qui dès mon début dans la carrière de l'observation m'a donné lieu de croire que la rétention et l'incontinence d'urine dont les hommes avancés en âge sont si souvent affectés, doivent tenir à quelques changements dans la disposition de leurs organes, et c'est en partant de cette idée que je suis arrivé non-seulement à connaître les altérations les plus palpables, celles qui n'avaient pu échapper à mes devanciers ; mais encore à en découvrir quelques autres qu'ils n'avaient pas vues. Nous savons que lorsqu'un organe ou une fonction se trouvent dérangés dans notre économie, il est presque impossible que d'autres organes ou d'autres fonctions n'en souffrent pas ; en fallait-il davantage pour nous conduire à saisir le lien qui enchaîne certaines maladies aux troubles de l'excrétion urinaire ? Depuis quelques années plusieurs pathologistes ont défriché avec ardeur et succès ce champ de la science ; aussi je me réserve de leur rendre en temps et lieu toute la justice que méritent leurs excellents travaux.

Je sais bien que la méthode dont je parle a son danger ; que si la seule observation nous expose à ne voir qu'à demi, l'induction nous fait voir à travers le prisme d'une idée préconçue. L'esprit humain vogue toujours entre deux écueils : l'art, le grand art, c'est de savoir les éviter l'un et l'autre. Ai-je été assez heureux pour y parvenir ? Il ne m'appartient pas de le décider ; mais j'ai dit quels sont, non pas les principes dont j'ai fait choix, mais les impulsions auxquelles j'ai obéi : si je suis tombé dans des erreurs graves, le lecteur en connaît la source.

J'ai voulu, par l'épigraphe dont j'ai fait choix, donner une idée de toute l'importance que j'attache à la connaissances des causes : c'est elle que j'ai sans cesse poursuivie, pendant la vie, par des moyens de diagnostic plus parfaits ; après la mort, par des investigations cadavériques minutieuses, et quelquefois par le seul raisonnement lorsque d'autres moyens me manquaient. La médecine n'atteindra sa véritable perfection que lorsqu'elle connaîtra la cause de toutes nos maladies : car alors elle se réduira à ce précepte : *enlevez la cause et l'effet disparaîtra* (1). Mais nous sommes encore bien loin de ce degré de simplicité : on peut même douter que nous puissions jamais en atteindre le dernier terme , par la raison qu'en supposant à l'homme toute la perfectibilité possible, il est à présumer que la connnaissance des causes premières lui échappera toujours. Toutefois entre ce terme et ce que nous savons, combien d'intervalle ne nous reste-t-il pas à franchir ? Chaque pas dans cette voie est une conquête pour l'humanité : ne nous décourageons donc point et ne négligeons aucun moyen de faire de nouveaux progrès.

On concevra maintenant pourquoi, dans l'exposé de mes *Recherches*, j'ai suivi une marche contraire à celle de presque tous mes prédécesseurs. En traitant des maladies des voies urinaires, ils décrivaient d'abord celles des reins, puis celles des urétères, de la vessie, et enfin celles de l'urèthre. Convaincu, comme je l'ai déjà donné à entendre, que ce sont ces dernières qui, chez les vieillards, enfantent presque toutes les autres, c'est par elles que j'ai commencé, et je passe successivement aux autres suivant leur ordre de filiation.

Dans une PREMIÈRE PARTIE, je traite de *l'anatomie et de la physiologie des organes génito-urinaires*, parce qu'il faut connaître l'état normal pour étudier avec fruit les altérations morbides ; je m'étends particulièrement sur quelques points que je crois avoir éclaircis.

Dans une DEUXIÈME PARTIE, sous le titre d'*affections primitives*, j'expose les maladies séniles de la prostate ,

(1) *Sublatâ causâ, tollitur effectus.*

leurs causes, leurs effets, les moyens de les reconnaître, les affections avec lesquelles on pourrait les confondre, etc. J'ai consacré le dernier chapitre à une maladie très fréquente et à peu près inconnue, qu'on observe, il est vrai, aussi bien chez les adultes que chez les hommes âgés, mais qui m'a semblé devoir trouver place ici, en raison de ses nombreux points de ressemblance avec certains engorgements prostatiques, sous les rapports du diagnostic, des effets et du traitement.

Dans une TROISIÈME PARTIE, je décris les maladies de la vessie, des uretères et des reins. Je les considère surtout comme effets des affections précédentes ; cependant comme la plupart peuvent, dans quelques circonstances assez rares, en être indépendantes, je leur donne le nom d'*affections* ORDINAIREMENT *consécutives*. Je range encore sous ce titre quelques maladies des autres appareils qui sont souvent des effets et des complications fatales de celles des organes urinaires.

Dans une QUATRIÈME PARTIE, je m'occuperai du *traitement* de toutes ces affections. J'aurais pu, à la suite de chacune d'elles, parler de sa thérapeutique ; mais le parti que j'ai pris m'a semblé plus philosophique et plus utile, parce que les maladies que nous avons à traiter sont rarement simples, et que, suivant certaines circonstances, c'est tantôt par l'affection primitive et tantôt par les complications qu'il faut commencer : je pourrai de la sorte établir plus nettement les indications. Dans cette partie, je serai obligé de décrire quelques instruments nouveaux ; mais j'en serai aussi sobre que possible, persuadé qu'on ne doit le faire que pour satisfaire à des indications nouvelles. Je n'ai jamais oublié que des instruments de chirurgie doivent, par-dessus tout, agir avec précision et sûreté, et que, pour être sûrs, ils doivent né-

cessairement être simples (1). La lithotritie elle-même aurait certainement fini par tomber en désuétude, si l'on
n'eût simplifié de beaucoup les instruments qui servent
à la pratiquer.

L'impression des deux dernières parties suivra de près
celle des autres.

Enfin je me propose de publier des planches où je ferai
représenter les pièces anatomiques les plus curieuses de
ma collection et principalement celles qu'il est le plus
utile de connaître. Les instruments seront figurés dans
le texte.

Je ne finirai pas sans adresser des remercîments à ceux
de mes maîtres, de mes collègues et de mes confrères
qui ont bien voulu m'être utiles. Chaque fois que je ferai
usage des matériaux qu'ils m'ont fournis ou qu'ils
m'ont mis à même de recueillir, je ne le ferai pas sans
les citer religieusement, et cela, non-seulement pour accomplir un devoir, mais encore pour leur en témoigner
ma reconnaissance. J'en agirai toujours ainsi à l'égard
de ceux qui, dans la suite, m'honoreraient de leurs bien-
veillantes communications.

(1) Ces instruments se trouvent chez M. Charrière, fabri-
cant, rue de l'École-de-Médecine, 9.

RECHERCHES

ANATOMIQUES, PATHOLOGIQUES ET THÉRAPEUTIQUES

SUR LES MALADIES DES

ORGANES URINAIRES ET GÉNITAUX

CONSIDÉRÉES SPÉCIALEMENT

CHEZ LES HOMMES AGÉS.

PREMIÈRE PARTIE.
ANATOMIE ET PHYSIOLOGIE.

CHAPITRE I{sup}.

DESCRIPTION DES APPAREILS URINAIRE ET GÉNITAL
DE L'HOMME.

Sans les recherches que j'ai faites sur la structure et les fonctions de plusieurs parties des appareils urinaire et génital, je me serais contenté de
renvoyer le lecteur aux traités spéciaux d'anatomie et de physiologie ; mais comme les résultats
nouveaux auxquels je suis arrivé nous serviront à
expliquer plusieurs points de pathologie qui seront traités dans cet ouvrage, je me trouve forcé
d'entrer dans quelques détails à cet égard. On sent
bien qu'il ne faut pas chercher ici une description

complète, encore moins de l'uniformité : tandis que j'exposerai au long mes recherches particulières, je glisserai rapidement sur le reste. Cette prédilection est facile à comprendre ; mais ma principale raison, c'est que si je me permets d'émettre des idées nouvelles sur un sujet dont se sont occupés tant de grands anatomistes, je croirais mériter des reproches en n'exposant pas les motifs qui me font différer d'opinion.

Parmi les organes qui composent les appareils urinaire et génital, les uns n'appartiennent qu'à l'un d'eux, d'autres leur sont communs.

Ceux qui sont propres à l'appareil urinaire sont : les *reins*, leurs conduits excréteurs (*calices, bassinets, uretères*) et la *vessie*. Je ne parlerai pas des capsules surrénales, dont on ignore les usages.

Les organes qui n'appartiennent qu'à l'appareil génital sont : les *testicules* et leurs canaux excréteurs (*épididymes, canaux déférents*), les *vésicules séminales* et les *canaux éjaculateurs*.

Les organes communs aux deux appareils sont la *prostate* et l'*urèthre*.

§ 1. *Organes propres à l'appareil urinaire.*

Les REINS sont deux organes glanduleux situés dans la région lombaire qu'on nomme pour cela vulgairement *région des reins* : ils sont appliqués au-devant de la paroi postérieure du ventre, entre elle et le péritoine, de chaque côté de la colonne vertébrale, entourés d'une grande quantité de tissu cellulaire graisseux. Le droit est un peu moins élevé que le gauche.

Eustachi a comparé avec justesse leur figure à celle d'un haricot dont le hile regarderait la colonne vertébrale ; ils ont à peu près 10 cent. (3 1/2 à 4 p°.) de long, 5 (2 p.) de large et 26 millim. (1 p°.) d'épaisseur ; leur poids est de 64 à 128 gram. (2 à 4 onces). Leur couleur extérieurement est rouge avec quelques nuances de gris et de jaune. Ces nuances sont très légères, mais elles augmentent beaucoup dans certains cas pathologiques. Beudt fait observer que leur couleur est généralement plus foncée chez les vieillards que chez les jeunes gens (1).

Les reins sont enveloppés par une membrane propre, de nature fibreuse, et qui est unie à la substance sous-jacente par des adhérences faciles à rompre. Quant au tissu même de l'organe, il se compose de deux couches, l'une extérieure ou corticale, l'autre intérieure ou tubuleuse. La première, qui est granuleuse, rouge, avec quelques nuances jaunâtres, a de 4 à 6 millim. (2 à 3 lig.) d'épaisseur. Toutefois elle n'est pas également épaisse partout ; car tandis que sa surface externe

____

(1) Halleri coll. dissertationum anatomic., t. III, p. 279.

est lisse, l'interne offre des dépressions légèrement concaves limitées par des lignes saillantes, pour s'accommoder à la surface externe de la couche profonde. Celle-ci est composée d'un certain nombre de pyramides juxta-posées de manière à ce que toutes les bases regardent en dehors, et les sommets en dedans, vers la scissure. Les bases sont légèrement convexes et limitées par des anfractuosités, de manière à s'adapter aux dépressions et aux saillies de la face interne de la couche corticale. Les sommets se détachent légèrement les uns des autres sous forme de mamelons, ce qui fit qu'Eustachi admit, à tort, une substance mamelonnée. Coupées suivant leur longueur, ces pyramides offrent un aspect strié dû à ce qu'elles sont formées d'une multitude de conduits très fins et accolés les uns aux autres. Quoiqu'on puisse assez aisément séparer la couche tubuleuse de la corticale, il est cependant facile de voir qu'un certain nombre de tubes proviennent de celle-ci, où Ferrein les a suivis malgré leurs flexuosités. On pense que ces tubes sont les conduits excréteurs des granulations décrites par Malpighi.

L'artère rénale provient de l'aorte, et la veine est fournie par la veine cave inférieure : toutes deux sont énormes par rapport au volume de l'organe auquel elles se rendent. Ces vaisseaux pénètrent dans le rein par sa scissure, la veine au-devant de l'artère; c'est entre les deux substances qu'ils se ramifient pour se distribuer dans leur épaisseur, et surtout dans la substance corticale. On trouvera dans l'ouvrage de M. Cruveilhier de belles recherches sur ce point (1).

Les nerfs rénaux sont très nombreux ; ils proviennent du plexus solaire et du petit nerf splanchnique qui appartiennent au système ganglionaire.

Chaque rein a un conduit excréteur qui commence par plusieurs petits entonnoirs membraneux nommés *calices*. Ceux-ci embrassent par leur circonférence la base des mamelons, et souvent même un seul calice reçoit deux ou trois mamelons. Tous ces entonnoirs se réunissent en un seul, qui occupe la scissure du rein, placé derrière les vaisseaux. Ce dernier, appelé *bassinet*, ne tarde pas à se rétrécir pour former un long canal cylindroïde qui, sous le nom d'*uretère*, descend obliquement dans le bassin, gagne la muqueuse de la vessie, en bas de la paroi postérieure, rampe sous elle de haut en bas et de dehors en dedans jusqu'à la distance de 8 ou 10 millim., et s'ouvre alors dans sa cavité par un orifice étroit et peu susceptible de dilatation. Le bassinet forme donc une petite poche d'une certaine capacité, tandis que l'uretère n'a que le volume d'une plume à écrire, et que son calibre ne

(1) Anat. descriptive, t. II, p. 701, 1834.

dépasse guère celui d'une plume de corbeau, dans l'état naturel.

Le conduit excréteur du rein est formé par une membrane blanche et résistante sur la nature de laquelle on n'est pas entièrement d'accord : elle est musculeuse, suivant les uns, fibreuse suivant le plus grand nombre ; M. Cruveilhier la compare au dartos. On croit qu'elle est un prolongement de la membrane fibreuse qui enveloppe le rein. Suivant Lieutaud, elle se continue inférieurement avec la substance du trigone de la vessie ; ce qu'il y a de positif, c'est qu'on trouve autour d'elle, au moins inférieurement, une couche de fibres musculaires longitudinales qui se continuent avec les fibres du trigone. La face interne de cette membrane est tapissée par une muqueuse extrêmement fine, qu'on suppose s'enfoncer supérieurement dans les tubes de la substance mamelonnée du rein, et qui inférieurement se continue d'une manière évidente avec la membrane interne de la vessie.

La vessie est un réservoir musculo-membraneux situé dans le bassin, derrière la symphyse pubienne, au-devant du rectum chez l'homme et de l'utérus chez la femme. Dans son état de réplétion, elle s'élève dans l'abdomen et se trouve en contact immédiat avec la paroi antérieure de cette cavité. Alors aussi elle a la forme d'un ovoïde ; sa grosse extrémité ou *bas-fond* est tournée en bas et un peu en arrière, et la petite ou *sommet*, en haut et un peu en avant. Mais lorsqu'elle se vide, sa paroi postérieure se rapproche non seulement de l'antérieure, comme l'a dit Palucci (1), mais encore de l'inférieure ; et si le rapprochement n'est pas complet, ce n'est qu'en bas et en avant, vers l'angle qui résulte de la jonction de ces deux dernières parois. On conçoit, en effet, qu'il serait difficile que la postérieure s'abaissât assez pour combler entièrement cet espace. L'organe a donc alors la figure d'une pyramide à quatre faces : sa base reste à peu près horizontale, son sommet est un peu incliné en avant, et ne dépasse pas le bord supérieur des pubis; sa paroi postérieure est tellement oblique, affaissée, qu'elle regarde presque directement en haut. Les angles ou arêtes que les parois latérales forment avec l'antérieure sont arrondis et bien moins saillants que ceux qu'elles forment avec l'inférieure et la postérieure. Cet aplatissement de la vessie est fort important à connaître.

Du sommet de cet organe part *l'ouraque,* cordon fibreux qui se rend directement à l'ombilic, entre le péritoine et la parci antérieure de l'abdomen. La base répond à la prostate en avant, et au rectum

(1) Nouvelles remarques sur la lithotomie, p. 14 ; Paris, 1750.

en arrière ; mais ses rapports avec le rectum sont bornés à un espace triangulaire dont le sommet est dirigé en avant, du côté de la prostate. Latéralement elle est séparée de cet intestin par les vésicules séminales, qui, placées obliquement de dehors en dedans, forment les côtés de l'espace triangulaire dont je viens de parler.

Le corps de la vessie est, pour ainsi dire, constitué par une tunique musculeuse sur laquelle je me propose de revenir fort au long (chap. II). Le péritoine de la paroi abdominale antérieure descend sur sa face postérieure, recouvrant en même temps ses parois latérales. Arrivé en bas de la face postérieure, il s'enfonce sous l'inférieure après avoir formé de chaque côté un repli semi-lunaire qu'on nomme *ligaments postérieurs de la vessie*, et lorsqu'il est parvenu près de la jonction des canaux déférents, c'est-à-dire, à 12 ou 15 millim. de la prostate, il se réfléchit et remonte sur le rectum. Je ne l'ai jamais vu aller jusqu'à cette glande comme M. Cruveilhier dit l'avoir observé quelquefois. Ainsi la paroi antérieure du réservoir urinaire et la portion de cet organe qui correspond aux parties latérales et antérieure du bas-fond sont dépourvues de membrane péritonéale. Quant à la face interne de la tunique charnue, elle est tapissée par une membrane muqueuse pâle, extrêmement mince, et n'adhérant que par un tissu cellulaire assez lâche, qui lui permet de se plisser quand la vessie est en état de contraction; mais lors même que ces plis n'existent pas, elle présente des lignes plus ou moins saillantes produites par les faisceaux internes de la tunique musculeuse.

A la face interne et à la base de la vessie, on remarque trois ouvertures, deux en arrière qui sont les embouchures des uretères, et la troisième en avant, qui est l'orifice de l'urèthre. Ces ouvertures occupent les angles d'un espace triangulaire qui forme un relief bien sensible au-dessus du niveau des parties environnantes; il n'offre ni rides, ni saillies musculaires; sa couleur est plus blanche que partout ailleurs, et on y rencontre quelques follicules, tandis qu'on n'en aperçoit aucun dans le reste de la muqueuse. Les caractères spéciaux que présente cet espace ont porté Lieutaud à lui donner le nom particulier de *trigone vésical* (1).

Qu'est-ce que le trigone? Les anciens ne nous ont rien laissé sur ce point; il est cependant probable qu'ils l'avaient remarqué, et que c'est par inattention qu'ils ne l'ont pas décrit; ainsi, on le trouve représenté dans les planches que plusieurs auteurs ont jointes à leurs ouvrages, tels que de Graaf, Bidloo, Cowper, sans qu'il en soit question dans le texte; mais est ce à dire pour cela

(1) Mém. de l'Acad. des sciences; année 1753.

que le dessinateur aurait été meilleur observateur que l'anatomiste? Une pareille supposition n'est pas admissible. Morgagni décrit ses bords latéraux ; mais la saillie dont il parle n'est pas un état tout-à-fait normal : « Ubi ureteres arctato orificio in vesica finiuntur, productis ulterius ex se fibris, unum utrinque crassiusculum, teres et compactum corpus excitant, quod solet posterius intra vesicæ collum protuberare. » Il dit avoir également rencontré ces deux corps charnus non-seulement chez les femmes, mais encore chez presque tous les animaux qu'il a disséqués (1). Santorini a donné une figure assez exacte dans laquelle on voit, en outre, le côté postérieur de cet espace triangulaire, et la description qu'il en a faite a beaucoup de ressemblance avec celle de Morgagni (2). C'est donc à tort que Lieutaud lui a adressé le reproche qu'on peut faire à de Graaf. Toutefois il faut arriver à Lieutaud pour avoir une description spéciale du trigone vésical.

Il prétend que ce qui lui donne ses caractères particuliers, c'est une lame triangulaire de substance qu'il dit être pulpeuse ou spongieuse, et qui se trouve placée entre la tunique charnue et la membrane muqueuse qu'elle soulève. Portal dit

(1) Adversaria anat. I, art. 9.
(2) Obs. anat. lib. X, § 21. — Tab. II, fig. 2.

qu'elle est de consistance cartilagineuse (1); mais elle ne m'a paru ni aussi molle que semble l'indiquer le nom que lui donne Lieutaud, ni aussi dure que doit le faire supposer celui de Portal. Si, comme ces auteurs, on se borne à un examen très superficiel, si on se contente de la couper en divers sens, on la trouve d'un blanc mat chez les adultes, légèrement bleuâtre chez beaucoup de vieillards ; elle est assez élastique dans le premier cas, beaucoup moins dans le second. Son épaisseur varie : en général, elle est moindre dans la vessie des femmes que dans celle des hommes, dans les vessies qui ont été distendues que dans celles qui sont contractées. Il est cependant vrai de dire que cette substance n'est pas susceptible d'une très grande distension. Son épaisseur est également moindre dans l'âge adulte que dans la vieillesse, à la base du triangle qu'à son sommet, près de l'orifice uréthral, où Lieutaud dit qu'elle est de 3 à 5 lignes. Enfin elle est moins épaisse dans le centre que sur les bords, où elle forme comme trois cordons arrondis. Les deux latéraux, décrits, comme nous venons de le voir, par Morgagni, ont été regardés par Ch. Bell (2) comme étant de nature musculeuse ; M. Cruveilhier, qui ne paraît pas avoir connu bien exactement la description

(1) Anat. medicale, t. V, p. 398.
(2) Medico-chirurgical transactions, vol. III, p. 171.

de cet auteur, appelle *muscle des uretères* le cordon postérieur. Je dirai plus bas ce qui résulte de mes recherches sur ce point (chap. II).

Le trigone est à peu près horizontalement disposé. Lieutaud prétend qu'il est ainsi fixé au moyen de deux ligaments, qui, par leur position transversale, terminent la cavité du bassin. « Ces ligaments, ajoute-t-il, dont Winslow a fait mention dans l'article des omissions, situés à côté de cet organe, se divisent en plusieurs filets dégénérant en brides ligamenteuses qui s'insinuent à travers les mailles du corps charnu, pour se terminer, de chaque côté, aux bords du trigone, de même qu'au corps de la vessie. » Lieutaud veut sans aucun doute parler de l'aponévrose supérieure du périnée sur laquelle quelques fibres musculeuses superficielles de la vessie prennent naissance, en dehors des vésicules séminales, et dans la direction d'une ligne qui s'étendrait des parties latérales du col à l'embouchure des uretères ; mais je n'ai pas vu, malgré le soin que j'y ai mis, de fibres aponévrotiques traverser la tunique charnue pour se rendre au trigone. Les insertions que j'indique remplissent le même rôle que les brides fibreuses de Lieutaud.

Ainsi la vessie a toujours sa paroi inférieure plus ou moins horizontale ; et comme son sommet, en la supposant vide, est retenu en haut par l'ouraque qui le suspend, pour ainsi dire, à l'ombilic, il en résulte que la totalité de l'organe peut, dans cet état, être comparée à un panier à ouvrage dont le fond solide et triangulaire est représenté par le trigone, l'ouraque occupant la place des cordons.

Toutefois cette comparaison qui est de l'auteur que je viens de citer, contient une inexactitude ; c'est qu'il s'en faut que le trigone représente la paroi inférieure de la vessie : celle-ci le dépasse toujours, surtout en dehors et en arrière.

Les ouvertures des uretères qui occupent les angles postérieurs du trigone ont la forme d'un ovale dont le grand diamètre serait dirigé de haut en bas, de dehors en dedans, et d'arrière en avant. Comme, avant de s'ouvrir dans la vessie, ces canaux rampent pendant quelque temps sous sa membrane interne, la partie supérieure de leur orifice est comme tranchante et a été comparée à une valvule.

Quant à l'ouverture antérieure ou *orifice vé-sico-uréthral* (1), nous allons nous y arrêter un

(1) J'appellerai souvent *col de la vessie* la circonférence de cette ouverture, ou l'étranglement brusque que la vessie éprouve à son niveau. Beaucoup d'auteurs emploient cette expression dans le même sens. Je dois dire cependant que Galien, Oribase, Aétius, Avicenne, donnent ce nom à l'urèthre entier. Rufus d'Éphèse, et Fallope, l'appliquent à la partie de ce canal qui se trouve entre la vessie et les racines du corps caverneux. M. Velpeau a dernièrement désigné par ces mots « la portion de la vessie qui s'étend du point où le péritoine l'abandonne jusqu'à son entrée dans la prostate. » Sans doute

instant, vu la grande importance qu'il y a à bien la connaître.

Lieutaud a dit que cet orifice est évasé, c'est une erreur : l'évasement qu'il a remarqué est, comme nous le verrons, le résultat d'un travail morbide ; car dans l'état naturel, cet orifice est au contraire assez étroit. C'est aussi le même travail qui a amené la diversité d'opinions sur sa forme ; de là vient que Palucci prétend qu'il est transversal. C'est aussi pour l'avoir principalement examiné chez des vieillards que Lieutaud a dit qu'il « est en forme de croissant, c'est-à-dire, formé par deux arcs concentriques, dont l'antérieur, ou le plus grand, est représenté par l'entrée cave du goulot, et le postérieur, ou le plus petit par la saillie d'un tubercule le plus souvent arrondi, qui, s'élevant de la partie postérieure du col, interrompt l'entrée circulaire, et est composée dans l'un et l'autre sexe de la même substance que le col. » La planche de Santorini représente tout à fait cette disposition, et telle est également celle que décrit Morgagni (voyez p. 10). Je sais bien qu'elle se présente fréquemment chez les vieillards ; mais il n'en est pas moins vrai qu'elle n'est pas la plus ordinaire à l'âge où les organes doivent nous servir de type. M. Cruveilhier dit

qu'il n'entend pas y comprendre la paroi antérieure ; mais sa définition n'est pas complète.

que cette forme de croissant ne lui a pas paru évidente. Toutefois il se contente d'ajouter que cette ouverture est habituellement fermée et *comme froncée*; sans doute qu'il pense avec Sœmmering (1) et beaucoup d'autres , qu'elle est circulaire. Telle est en effet l'idée qu'elle éveille au premier aspect; mais si on l'examine avec soin, on s'aperçoit qu'elle est plutôt triangulaire, c'est-à-dire qu'elle a deux bords latéraux et un côté postérieur; ses angles sont ordinairement arrondis. Je m'expliquerai plus tard sur la formation des diverses variétés qu'elle présente.

Cette ouverture est à 24 millim. environ au-dessous du niveau du bord supérieur des pubis, et à 18 ou 20 de leur face postérieure. Elle est toujours éloignée de la paroi postérieure de la vessie par toute l'étendue au moins du diamètre antéro-postérieur du trigone, qui est de 16 à 24 millimètres; mais elle se trouve à 6 ou 8 millimètres seulement de la paroi antérieure qui se porte immédiatement en haut et un peu en avant, en rapport avec la face postérieure de la symphyse pubienne. La distance de cette ouverture aux parois latérales n'est pas beaucoup plus grande en avant, mais elle augmente à mesure qu'on porte son examen plus près de la paroi postérieure; car

-----

(1) Maladies de la vessie, etc. trad. de l'allemand, par M. Hollard, p. 71. Paris, 1824.

entre cet orifice et les angles inférieurs et postérieurs de la vessie, on pourrait trouver 36 et même 40 millim. Il est important d'avoir une juste idée de cette position pour bien comprendre la manœuvre de la plupart de mes instruments.

Les artères de la vessie proviennent de l'hypogastrique ou de ses branches. Ses veines, plus larges, vont aboutir à des plexus qu'on remarque sur les côtés du col et du bas-fond pour se jeter dans l'iliaque interne. Souvent il est facile de voir au-dessous de la muqueuse, des capillaires nombreux; ils sont en même temps très sinueux pour se prêter aux distensions de l'organe. Les nerfs proviennent des plexus hypogastriques et appartiennent par conséquent aux deux systèmes.

§ 2. *Organes propres à l'appareil génital de l'homme.*

Comme ces organes ne doivent nous occuper dans cet ouvrage que d'une manière accessoire, et que je me propose d'y revenir dans un travail spécial sur leurs fonctions et leurs maladies, je n'en parlerai ici que comme complément et le plus succinctement possible.

Les TESTICULES sont deux glandes destinées à sécréter le fluide fécondant ou *sperme*. Pendant la vie extra-utérine, ils sont normalement situés hors de l'abdomen, au-dessous de la région pubienne et de la verge, dans une espèce de bourse membraneuse à deux loges que l'on nomme *scrotum.*

Ils sont ovoïdes, un peu aplatis d'un côté à l'autre ; leur plus grand diamètre est dirigé obliquement de haut en bas et d'avant en arrière. Extérieurement les testicules sont blancs, couleur qu'ils doivent à leur enveloppe qui est fibreuse et très résistante ; à l'intérieur, ils présentent au premier aspect l'apparence d'une pulpe molle et jaunâtre, partagée par des cloisons, qui, partant de différents points de la tunique extérieure, viennent converger vers leur bord supérieur. Mais si, avec une pince, on exerce des tractions sur cette substance, on la voit se dérouler sous forme de filaments très ténus, qui peuvent quelquefois atteindre plusieurs décimètres de longueur sans se rompre. Ces filaments, que Monro a injectés, ont reçu le nom de *conduits séminifères.* Tous se dirigent vers la partie postérieure et supérieure de l'organe, se réunissent en un nombre indéterminé de conduits qu'on estime de 10 à 20, et traversent un renflement de la tunique fibreuse pour se rendre au canal excréteur. Celui-ci forme d'abord, sous le nom d'*épididyme,* nncorps allongé, vermiculaire, qui, partant de l'extrémité supérieure du testicule, descend sur son bord supéro-postérieur auquel il adhère, jusqu'à l'extrémité inférieure de la glande. Alors il se reconrbe brusquement en arrière et en haut, sous le nom de *canal déférent*. Il remonte ainsi jusqu'à l'aine ; là il s'engage dans le canal inguinal, le traverse, arrive dans l'abdomen ; et alors, changeant totalement de direction, il descend sur la face latérale correspondante, puis sur la face postérieure de la vessie, jusqu'au dessous du bas-fond où il se joint au canal de la vésicule séminale pour n'en plus former qu'un seul.

L'épididyme et le canal déférent se succèdent donc l'un à l'autre, et ne forment qu'un seul conduit faisant suite lui-même aux vaisseaux séminifères. Seulement, dans la première partie, ce conduit se replie un grand nombre de fois sur lui-même, tandis que dans la seconde, il parcourt assez directement son trajet. Une autre différence, c'est que les parois de l'épididyme sont très minces, tandis que celles du canal déférent sont assez épaisses. Elles sont formées de deux membranes, l'une externe, semi-transparente, regardée comme fibreuse, et par quelques-uns, comme étant musculeuse. L'interne, qui est probablement muqueuse, est excessivement mince.

Les vaisseaux et nerfs de ces organes accompagnent le canal déférent depuis l'aine jusqu'au sommet du testicule, formant ensemble un faisceau qui, entouré du crémaster et d'une tunique fibreuse commune, porte le nom de *cordon spermatique*. Je ne dirai rien de quelques petites artérioles peu importantes ; l'artère spermatique, très longue et très grêle, provient de la rénale ou de l'aorte. Les veines suivent le même trajet ; mais elles sont larges et très multipliées ; elles se dilatent même souvent au point de constituer une maladie qui a reçu le nom de *varicocèle*. Les lymphatiques sont nombreux, et les nerfs proviennent des plexus rénal, mésentériques et des branches lombaires.

Les VÉSICULES SÉMINALES sont deux petites poches membraneuses, où le sperme reflue et séjourne pendant l'intervalle des évacuations. Elles sont situées entre le rectum et la vessie, au côté externe des canaux déférents. Leur situation est telle que, très rapprochées l'une de l'autre par leur extrémité antérieure où elles ne sont séparées que par la seule épaisseur de ces canaux, elles sont très éloignées en arrière (voyez p. 8). Leur forme est celle d'un ovoïde aplati de haut en bas, et c'est leur petite extrémité qui regarde en avant. Elles sont bosselées à leur surface, et à l'intérieur elles présentent de nombreuses cellules communiquant toutes entre elles.

De l'extrémité antérieure des vésicules séminales part un canal très grêle qui se réunit presque immédiatement, à angle très aigu, au canal déférent pour n'en plus former qu'un seul. Celui-ci, sous le nom de *conduit éjaculateur*, marche accolé à son congénère, et tous deux traversent obliquement la paroi postérieure de l'urèthre pour s'ouvrir au sommet du *veru-montanum.*

La structure de ces diverses parties est la même que celle des canaux déférents ; seulement leur membrane externe est moins épaisse.

§ III. *Organes communs aux deux appareils.*

L'URÈTHRE de l'homme est un canal qui s'étend depuis la vessie jusqu'à l'extrémité de la verge, et qui, en raison de certaines particularités de structure, a été divisé par les anatomistes, en trois portions qu'ils ont nommées *prostatique*, *membraneuse* et *spongieuse.*

La *première portion* commence à la partie inférieure de la vessie par un orifice dont j'ai déjà parlé ; elle se dirige obliquement en bas et un peu en avant. Chez l'adulte, qui doit nous servir de type, sa longueur est de 16 à 22 millim. (8 à 11 lig.) ; cette approximation, indiquée par M. Lisfranc, me semble plus exacte que celle de M. Senn qui l'estime de 13 lig., de Littre qui la porte à 15 (1), et surtout de Boyer qui l'élève à 18. Son diamètre antéro-postérieur ou pubio-rectal est de 8 millim. environ (4 lig.), et ses parois latérales sont en contact ; de sorte qu'elle n'est pas tout-à-fait semblable, sous ce rapport, à son orifice. Cette portion de l'urèthre n'a donc, pour ainsi dire, pas

____

(1) Mém. de l'Académie des sciences, année 1700.

de parois antérieure et postérieure; ce ne sont que deux espèces de rigoles formées par l'union des parois latérales. La rigole antérieure est à peu près en droite ligne; la postérieure offre de haut en bas une concavité plus ou moins prononcée, ce qui a fait dire que la partie moyenne de cette portion était plus large que ses extrémités. Souvent même l'extrémité vésicale de cette rigole forme une saillie considérable en avant ; ce qui a fait admettre une *luette vésicale* (Lieutaud), une *valvule pylorique* (Amussat) ; mais souvent aussi cette saillie est à peine sensible. Au-dessous d'elle, à 8, 10 ou 12 millim. (4, 5, 6 lig.) de la vessie, le fond de cette rigole se trouve parcouru de haut en bas par une petite éminence membraneuse , allongée, aplatie d'un côté à l'autre, plus saillante et renflée dans son milieu, ce qui l'a fait comparer à une crête de coq : c'est le *veru-montanum*, au sommet duquel s'ouvrent les vaisseaux éjaculateurs.

Cette première portion de l'urèthre est tapissée par une membrane muqueuse faisant suite à celle de la vessie ; mais en dehors d'elle se trouve, chez l'homme, un renflement particulier, qu'on a nommé prostate, en raison de ses rapports avec la vessie (προστατης, défenseur ; R. πρὸ, devant, στάω, *inus.*, je pose). Ce corps, ainsi que toute la suite de cet ouvrage le démontrera, devient souvent la cause des maladies les plus graves; aussi allons-nous le décrire avec soin (1).

La PROSTATE est connue depuis une haute antiquité, puisqu'elle a été découverte par Hérophile, de l'école d'Alexandrie. Pendant longtemps, on la regarda comme formant deux corps distincts qu'on nommait *parastates* (παρὰ, auprès , στάω). Avant la remarque de Morgagni (*loc. cit. art.* 26), Vesale passait pour avoir le premier décrit cette glande comme un corps unique; mais ce grand homme attribue lui-même cette idée à Hérophile, puisqu'il cite le nom que cet anatomiste lui donnait (ἀδενοειδής παραστάτης). La plupart des successeurs de Vésale, tels que Fusch, son abréviateur, A. Ferri, de Graaf, Arantius, Varoli, Littre, Morgagni , Santorini , et plus récemment Caldani, Sabatier, Lieutaud , Boyer , etc., décrivirent également la prostate comme formant un seul corps. Les deux opinions sont fondées sur des faits que j'établirai avec soin.

Quoi qu'il en soit, la prostate chez l'adulte a le volume d'une grosse noix (de Graaf). « Elle n'est pas tout à fait ronde, dit Vésale, elle est un peu aplatie en avant et en arrière , tandis qu'elle est arrondie sur les côtés (2).» Sa figure se rapproche

(1) J'ai déjà publié quelques-unes des remarques suivantes dans un travail *sur la prostate des vieillards* (Bull. soc. anat. février, 1836).

(2) De humani corporis fabrica. Basil. 1543, p. 643.

beaucoup de celle d'un ovale dont la grosse extrémité serait tournée en haut (1) ; on l'a comparée
à un as de cœur (Littre, Boyer, Guthrie), mais ce
n'est qu'en arrière qu'elle a quelque peu cette apparence. On l'a encore assimilée à une châtaigne
(Winslow) : cette comparaison est la plus exacte
que je connaisse.

La longueur de la prostate est la même que
celle de la portion de l'urèthre qui la traverse ; sa
largeur est de 16 lignes suivant Littre, et de 19
d'après M. Senn (2) ; le premier lui donne 7 lign.
d'épaisseur et le second de 10 à 12. Le fait est
qu'on peut obtenir toutes ces mesures, et même
beaucoup au-delà ; mais je pense que, si nous
nous bornons à l'adulte, celles de M. Senn sont
un peu trop élevées.

La prostate est obliquement placée entre la
symphyse des pubis et le rectum, de manière que
son axe longitudinal se dirige de haut en bas et
d'avant en arrière ; c'est ce qui fait que les anatomistes ne s'entendent pas sur le nom qu'on doit
donner à ses faces. Celle qui regarde les pubis a
été nommée par les uns antérieure, par les autres
supérieure ; par opposition, celle qui est unie au
rectum a été appelée tantôt postérieure et tantôt

______

(1) De Graaf : De virorum organis generationi inservienti-
bus, p. 102. Lugd. bat. 1668.
(2) Thèse, Paris 1825, n° 108.

inférieure, etc. Pour éviter toute équivoque j'appellerai la première *face pubienne*, la seconde *rectale*, je donnerai le nom de *base* ou face *vésicale* à la grosse extrémité, tandis que l'autre se nommera extrémité *uréthrale* ou *sommet*.

La face pubienne serait assez régulièrement convexe, si elle n'était parcourue de haut en bas par un sillon médian superficiel. Elle se trouve derrière l'arcade des pubis, à la distance de quelques millimètres, et elle lui adhère par quelques fibres tendineuses et ligamenteuses au milieu desquelles se trouve un lacis veineux que Santorini a décrit sous le nom de *sinus*. En bas elle dépasse un peu le niveau du bord inférieur de cette arcade.

La face rectale est plus longue que la précédente, et son inclinaison d'arrière en avant plus marquée ; elle est aussi creusée d'un sillon superficiel, qui paraît plus profond lorsqu'on a ouvert l'urèthre par sa paroi antérieure. Ce sillon en occupe ordinairement toute la longueur, et, tout près de la base, il est interrompu par une fente transversale qu'on a dit ressembler à un entonnoir, mais qui n'a cette forme que lorsqu'on a éloigné l'un de l'autre ses bords supérieur et inférieur. C'est par elle que les canaux éjaculateurs accolés s'enfoncent obliquement pour gagner le veru-montanum. Mais d'autres fois ce sillon se bifurque en Y au-dessus de cette fente infundibuliforme, disposition qui a déjà été notée par Morgagni, E. Home et par moi. Quoi qu'en disent les auteurs précédents, je crois qu'elle n'existe que dans certains cas morbides, dont je parlerai; et je dirai plus bas ce qui la détermine. Cette face adhère au rectum par un tissu cellulaire assez serré, dans lequel il ne s'amasse ni graisse, ni sérosité; on n'y trouve jamais de vaisseaux d'un gros calibre. Cet intestin la déborde ordinairement un peu sur les côtés, surtout chez les vieillards, non peut-être parce que celui-ci est plus large, puisque la prostate s'élargit aussi; mais parce que, en raison du volume considérable qu'elle acquiert, elle déprime fortement sa paroi antérieure.

Les faces latérales sont arrondies et recouvertes par le muscle releveur de l'anus dont elles sont séparées par un feuillet détaché de la face inférieure de l'aponévrose pelvienne.

La base ou face vésicale est à peu près horizontale et en rapport avec la paroi inférieure de la vessie. Les fibres musculaires de cet organe y prennent presque toutes insertion, surtout latéralement, aux deux extrémités de son bord postérieur, sur deux saillies qui se prolongent un peu en bas et en arrière, entre les faces postérieure et latérales. Ce sont ces saillies qui donnent à la prostate, vue par derrière, la forme d'un as de cœur : je les nommerai désormais *crêtes d'insertion*. Cette face présente dans son milieu l'orifice de l'urèthre.

Le sommet se perd insensiblement sur la deuxième portion de ce canal.

Voici maintenant quels sont les éléments de la prostate : de la réunion des petits tendons au moyen desquels la plupart des fibres musculeuses vésicales y prennent insertion, et des filaments ligamenteux qui lui viennent des pubis, résulte une membrane fibreuse qui enveloppe l'urèthre à son origine, dans tous les points de sa circonférence. Chez la femme on ne trouve que ce tissu ; seulement il devient d'autant plus vasculaire et noirâtre qu'on le considère plus près de l'extrémité du canal, et là il ressemble souvent au tissu de la portion spongieuse de l'homme ; mais chez celui-ci il n'en est pas tout-à-fait ainsi. En général, il est plus condensé, et on trouve dans son épaisseur des granulations glanduleuses agglomérées, pressées les unes contre les autres, et séparées seulement par des lamelles du tissu au milieu duquel elles sont logées. Le tout forme des masses blanchâtres et assez compactes dans l'état ordinaire; voilà sans doute pourquoi Haller a dit que la structure de la prostate est obscure, *neque in lobulos rectè discedit* (1). Notons cependant que le tissu fibreux périphérique est assez vasculaire, et que lorsqu'on coupe une prostate d'adulte en travers, on la trouve ordinairement environnée d'un cercle noi-

(1) Elementa physiol. corp. hum., t. VII, p. 465. Bernæ, 1765.

râtre qui a 1 ou 2 millim. d'épaisseur et s'efface graduellement. C'est peut-être ce que Duverney a pris pour une tunique charnue (1). On y distingue, il est vrai, des stries; mais rien ne prouve suffisamment qu'elles soient dues à une structure musculaire.

Quant aux granulations, elles existent bien réellement, mais seulement de chaque côté de l'urèthre, de manière à déterminer deux renflements assez considérables qu'on a nommés *masses latérales, lobes latéraux*. Devant et derrière le canal, on ne trouve que le tissu commun; aussi la prostate n'a-t-elle dans ces endroits que très peu d'épaisseur. L'existence de cette particularité à la partie antérieure a déjà frappé plusieurs fois les observateurs; quelques-uns même crurent avoir constaté des cas où le tissu prostatique manquait complètement au devant du canal; mais pourquoi se sont-ils mépris au point de croire qu'il en existât une épaisseur de 14 à 16 millim. (7 à 8 l.) par derrière? Ce qui explique peut-être cette erreur de M. Senn et de tous ceux qui ont écrit après lui, c'est que, si on examine la prostate en place par le périnée, on voit effectivement cette épaisseur derrière le point d'où émerge le canal; mais cela tient à l'obliquité de la glande; c'est sa face rectale qu'on aperçoit ainsi, et on ne

______

(1) OEuv. anatom., t. II, p. 271; Paris 1761.

s'y serait pas laissé tromper, si l'on eût réfléchi que l'urèthre ne monte pas directement en haut, de manière à former avec cette face un angle assez ouvert et rempli par du tissu prostatique, mais qu'il suit sa direction oblique, et lui est presque parallèle, jusque près du col de la vessie. Voici ce qui a été peut-être une autre cause d'erreur.

J'ai dit qu'il n'existe pas de granulations glanduleuses derrière l'urèthre; mais cette assertion n'est pas tout-à-fait exacte. Immédiatement derrière l'orifice vésical de ce conduit, entre les portions latérales, au-dessus de l'infundibulum des vaisseaux éjaculateurs et du canal qu'ils parcourent pour gagner le sommet du veru-montanum, se trouve un certain nombre de granulations glanduleuses dont E. Home s'attribue à tort la découverte (1); car non-seulement J. Hunter son maître en avait parlé (2); mais encore Morgagni en avait donné une assez bonne description (3). Ces granulations sont quelquefois adjacentes à celles des portions latérales; mais souvent aussi elles n'ont avec elles aucun rapport de contiguité, et ne leur sont

(1) Traité des mal. de la glande prostate. Trad. de l'anglais par Marchant; Paris 1820.

(2) Traité de la syphilis.— OEuvres compl. traduites par Richelot; t. II, p. 369.

(3) Adv. anat. IV, animad. 25.

unies que parce qu'elles sont logées au milieu du tissu commun. Tant qu'elles conservent leur volume normal, elles sont si petites qu'il est souvent difficile de les distinguer ; mais viennent-elles à s'hypertrophier, elles font assez souvent en avant, du côté de l'orifice vésico-uréthral, ou en arrière, et quelquefois dans les deux sens, un relief plus ou moins marqué limité par deux sillons latéraux (voy. p. 24). C'est pour cela que E. Home a donné à cette agglomération le nom de *lobe moyen* ; car c'est à tort qu'on lui a fait dire que ces granulations étaient entièrement isolées du reste ; il dit au contraire « qu'il fallut le scalpel pour les séparer ; mais, ajoute-t-il, c'est un corps distinct par les deux rainures manifestes qui existent sur les faces opposées. » Toutefois je n'aime pas ce nom, parce que, dans l'état normal, ces rainures n'existent pas ; celui de *lobe pathologique* qu'on a dernièrement donné à cette portion est plus mauvais encore, quel que soit le sens qu'on attache à ce mot ; celui de *portion transversale* que lui a assigné M. Amussat serait peut-être préférable ; mais il n'indique pas si elle est en haut ou en bas, au-devant l'urèthre ou derrière. Je crois que le nom de *portion sus-montanale* lui conviendrait mieux, parce qu'il indique immédiatement qu'elle se trouve au-dessus du veru-montanum, sans rien faire préjuger de sa forme et de ses convexions, qui sont très variables. Sur une prostate que je disséquais dernièrement avec le plus grand soin, je ne l'ai pas rencontrée.

Pour revenir au sujet que nous avions quitté, je dirai que l'épaisseur que cette portion acquiert dans certains cas morbides pourrait bien avoir été cause de l'erreur des anatomistes; mais, dans l'état normal, jamais le tissu de la prostate n'a derrière l'urèthre plus de 3 à 4 millim. d'épaisseur, et même lorsque toutes les portions glanduleuses sont énormément hypertrophiées, jamais on ne trouve au niveau et au-dessous du veru-montanum une épaisseur de plus de 3 à 6 millim.

Cette épaisseur est à peu près la même au-devant du canal; mais souvent cependant elle est de quelques millim. plus considérable, ce qui pourrait tenir à ce que, dans cet endroit, le tissu commun est plus vasculaire : M. Amussat le regarde même comme une substance musculeuse(1). C'est ainsi que les anatomistes qui disent s'être assurés que, dans quelques cas rares, l'urèthre est plus rapproché de la face postérieure de la prostate que de sa face antérieure, ont pris la règle générale pour une exception.

Nous comprenons maintenant 1° pourquoi des anatomistes ont admis deux prostates et d'autres une seule ;

2° Pourquoi la portion prostatique de l'urèthre

____

(1) Arch. gén. de méd., t. IV, 1824.

est aplatie d'un côté à l'autre et large d'avant en arrière ;

3° Pourquoi on rencontre souvent une saillie valvulaire au-dessus du veru-montanum (1) ;

4° Pourquoi certains observateurs, incisant la prostate sur le milieu de sa face antérieure, et ne trouvant point de tissu glanduleux, en ont conclu qu'elle n'était que creusée en gouttière pour recevoir l'urèthre, et qu'elle ne l'enveloppait pas du côté des pubis.

5° Comme le tissu commun qui se trouve au-devant du canal est assez compacte dans certains cas, et que dans d'autres il a cet aspect noirâtre et spongieux dont j'ai parlé à propos de l'urèthre de la femme, on s'explique de la sorte pourquoi on a dit avoir trouvé les lobes latéraux de la prostate unis en devant tantôt par du tissu cellulaire, et tantôt par du tissu musculaire.

Des granulations glanduleuses de la prostate partent autant de petits conduits excrétoires qui se dirigent vers la paroi postérieure de l'urèthre, et qui, après s'être réunis successivement avec leurs voisins, finissent par n'en plus former qu'un certain nombre, variable entre 7 et 15. Ces canaux s'ouvrent autour de la base du veru-montanum, ceux qui naissent de la portion susmontanale au-

______

(1) Nous verrons dans le 2ᵉ chap. que les granulations susmontanales ne sont pas la seule cause de cette saillie.

dessus, et ceux qui naissent des portions latérales sur le côté correspondant. Ainsi leurs orifices sont disposés en fer à cheval autour de cette éminence. Toutefois j'en ai vus sur son sommet, derrière les orifices spermatiques, et dans bien des cas ils sont disséminés sans ordre sur la paroi postérieure. Ils sont ordinairement étroits; mais souvent au-dessus d'eux les canaux sont légèrement dilatés; parfois on voit quelques-uns de ces conduits ramper sous la muqueuse uréthrale.

En comprimant les diverses parties de la glande on fait suinter par les canaux qui en proviennent un liquide blanchâtre qui a reçu le nom de *fluide prostatique.*

Veut-on plus de détails sur la structure intime de la prostate? Voici ce que dit de Graaf : « Exprimez la liqueur que ces canaux contiennent naturellement, enfoncez-y un petit tube, et soufflez : vous apercevrez d'une manière très élégante leurs ramifications, aux côtés desquelles vous distinguerez de petites cavernes de la grandeur d'un grain de moutarde, et participant à l'intumescence des conduits. On juge facilement ainsi que toute la substance est spongieuse et formée de vésicules rondes, oblongues ou autrement figurées... Ce qui est digne de remarque, c'est que ces canaux n'ont aucune communication par où l'air puisse pénétrer de l'un dans l'autre. Si on en insuffle un seul, une partie seulement du corps glanduleux se distend ; il en est de même si on en insuffle une autre ; de sorte que la substance de ce corps peut être partagée en autant de compartiments qu'il y a de conduits » (1).

Mes observations sont assez conformes à celles de Graaf ; seulement je n'ai pas trouvé que l'insufflation donnât d'aussi beaux résultats ; et comme des recherches directes sont assez difficiles à faire sur la prostate des adultes à cause de son homogénéité apparente, c'est sur des prostates hypertrophiées que j'ai dirigé mes études ; je dirai plus loin quels en furent les résultats (voyez IIe partie, chap. III).

La prostate est alimentée principalement par une branche de l'artère vésicale inférieure ; ses veines se rendent aux plexus nombreux qui la recouvrent, et sur lesquels j'aurai occasion de revenir longuement (chap. III). Ses nerfs proviennent des plexus hypogastriques.

La *deuxième portion*, ou *portion membraneuse* de l'uréthre, est sous tous les rapports une continuation de la précédente. D'abord elle lui fait suite, elle a la même direction ; ensuite le même tissu fibro-spongieux forme ses parois, la même muqueuse la tapisse intérieurement. En un mot ces deux portions, sans les granulations prostatiques, n'en feraient qu'une seule qui représenterait

____

(1) *Loc. cit.* p. 103.

assez bien l'urèthre de la femme. Ne soyons donc pas étonnés que la plupart des anatomistes aient dit que la pointe de la prostate se termine sur la portion membraneuse sans démarcation tranchée; ce fait résulte encore tellement des recherches d'anatomie comparée, que Cuvier se trouva forcé de les réunir sous le nom commun de *portion musculeuse*, parce qu'elles sont environnées par des muscles (1): mais je ne crois pas, avec M. Amussat, que les parois de la portion membraneuse soient elles-mêmes formées de fibres musculeuses longitudinales et circulaires; ce qui l'a trompé, c'est la teinte rougeâtre due à la structure spongieuse dont j'ai déjà parlé. Si la portion membraneuse était formée de fibres contractiles circulaires, elle serait nécessairement cylindrique; tandis qu'elle est aplatie d'un côté à l'autre.

Cette portion se dirige en bas et un peu en avant, puis elle traverse l'aponévrose moyenne du périnée, et alors elle change brusquement de direction, se porte en avant et même un peu en haut, se confondant, ainsi que je le dirai dans un instant, avec la troisième portion du canal. Il est donc bon, pour bien comprendre la portion membraneuse, de lui distinguer deux parties : l'une qui se trouve au-dessus de l'aponévrose moyenne, et

(1) Anat. comparée, t. **V**, 1805.

l'autre qui se trouve au-dessous. La première, qui est descendante et longue de 8 millim. environ, est antérieurement en rapport médiat avec la face postérieure du ligament triangulaire de la symphyse pubienne, dont elle est séparée par un intervalle de 8 à 10 millim. dans lequel se trouvent des sinus veineux considérables (ch. III); en arrière elle adhère immédiatement à la paroi antérieure du rectum, et je n'ai pas trouvé entre eux cet espace triangulaire qu'on admet comme ayant sa base tournée en bas et en avant, et son sommet en haut et en arrière; je n'y ai trouvé que l'entrecroisement de quelques fibres du muscle releveur de l'anus. Latéralement cette même partie du canal se trouve embrassée par les faisceaux les plus inférieurs du muscle que je viens de citer, et dont elle est séparée par une lame cellulo-fibreuse (voyez ch. II).

La partie sous-aponévrotique de la portion membraneuse est à peu près horizontale, longue de 10 à 12 millim., et n'a pas de paroi inférieure. Taillée pour ainsi dire en bec de flûte, elle s'unit à la portion spongieuse qui, dans cet endroit, ne fait que compléter inférieurement le canal. Cette partie est couchée sous l'extrémité antérieure de l'aponévrose moyenne, et ce n'est que tout à fait en avant et par sa pointe qu'elle se trouve au-dessous de la symphyse pubienne. On a donc eu tort de dire qu'elle est située directement au-dessous de cette articulation, et sur tout de la représenter ainsi sur des planches.

La *troisième portion* ou *portion spongieuse* est formée d'un tissu spongieux beaucoup plus prononcé que celui de la portion précédente, et rempli d'une plus grande quantité de sang, surtout chez les vieillards ; c'est ce qui fait qu'aucun anatomiste n'a méconnu sa structure : de là même son nom. Elle s'étend de la région périnéale à l'extrémité de la verge ou *pénis*.

Elle commence à environ 12 millim. en arrière de la symphyse, formant une proéminence assez considérable qu'on a nommée *bulbe*, et qu'on peut sentir au périnée, surtout pendant l'érection. Cette proéminence commence brusquement en arrière, où elle est légèrement bilobée ; en devant elle diminue insensiblement. Le bulbe n'a pas de paroi supérieure ; il s'adapte à la partie sous-aponévrotique de la portion membraneuse, ainsi que nous l'avons vu. Il faut cependant dire qu'il dépasse en arrière de 4 millim. environ le lieu où cette portion traverse l'aponévrose moyenne, où elle se joint à lui, et que, par conséquent, leur union ne se fait pas bout-à-bout.

Quoi qu'il en soit, la portion spongieuse dès son origine se dirige en avant, placée d'abord entre les deux racines du *corps caverneux*, tissu éminemment érectile qui constitue la verge ; elle se loge ensuite au-dessous d'elles après qu'elles se sont réunies. Jusqu'à l'endroit où le corps caverneux cesse d'être suspendu à la symphyse pubienne par son ligament triangulaire, c'est-à-dire dans l'étendue de 5 centim. (2 po.) environ, la portion spongieuse monte légèrement, à un degré qui varie cependant beaucoup chez les différents individus, suivant que cette symphyse descend plus ou moins bas ou que le ligament suspenseur est plus ou moins long. A partir de ce point, elle suit la direction de la verge, à l'extrémité de laquelle elle forme ce renflement conoïde qui a reçu le nom de *gland*. Sa longueur totale est de 10 à 12 centim. (4 à 5 po.)

La portion spongieuse est en rapport par sa face supérieure avec le corps caverneux, et par sa face inférieure avec le muscle bulbo-caverneux et avec les téguments de la verge. Le scrotum la recouvre au niveau et un peu au-devant de la symphyse.

Malgré la croyance générale, elle n'est pas plus cylindrique que la précédente ; comme elle, elle est aplatie, mais en sens inverse ; c'est la paroi inférieure qui est appliquée contre la supérieure, excepté seulement au niveau du gland, où ce sont les parois latérales qui sont en contact. Cette remarque qui est bien simple et bien facile à faire, aurait cependant suffi pour mettre un terme aux discussions qui se sont élevées au sujet de la composition de cette portion du canal urinaire ; car si elle contenait dans ses parois des fibres musculeuses circulaires, ainsi que le prétendent un

grand nombre d'anatomistes et Ev. Home en particulier, elle devrait nécessairement être cylindrique : c'est un fait trop facile à comprendre pour
avoir besoin d'explication.

Le canal dans cette portion n'a pas partout le
même diamètre. Après avoir éprouvé à l'origine
du bulbe un rétrécissement qui paraît dû à l'aponévrose qu'il traverse, il se dilate sensiblement,
sans cependant former dans le renflement bul-
baire, cette arrière-cavité que des auteurs décrivent sous le nom de *cul-de-sac du bulbe*; puis il
diminue graduellement jusqu'à la base du gland.
Là, sa paroi inférieure devenant très mince et
très dilatable, on a admis une dilatation qu'on a
nommée *fosse naviculaire*. C'est à ce niveau que
l'aplatissement des parois de transversal devient
vertical : on dirait que le gland a été incisé obliquement de bas en haut et d'arrière en avant, de
l'urèthre vers sa face dorsale; et cependant son orifice ou *méat urinaire* est le point le plus étroit du
canal ; mais cette étroitesse dépend d'un simple
repli formé par la muqueuse, et qui unit inférieurement les bords de cette fente verticale, repli
que M. Guthrie compare à l'hymen de la femme.
Le canal éprouve donc dans cet endroit une dernière courbure qui, de la face inférieure de la
verge, le rapproche de son sommet.

La membrane muqueuse très fine qui tapisse
cette région fait suite à celle de la portion précé-

dente, et se continue extérieurement avec la peau, après s'être réfléchie sur le gland et sur la face interne du prépuce. Sa surface interne, principalement sur le milieu des parois supérieure et inférieure, présente un grand nombre d'orifices, quelquefois assez larges, qui conduisent presque tous d'avant en arrière dans de petits culs-de-sac qui ont été appelés *sinus de Morgagni*, du nom de l'anatomiste qui les a le mieux décrits (1). Deux de ces orifices, placés à 2 ou 3 centimètres du bulbe, sont la terminaison des canaux excréteurs des *glandes de Cowper* qui sont situées sur les parties latérales et les plus reculées du bulbe.

En résumé, les deux tuniques de l'urèthre peuvent être suivies jusque près de la vessie, et l'externe, pour présenter des différences d'aspect dans les différentes régions, n'en a pas moins partout la même nature. Partout c'est un tissu assez dense extérieurement et même à l'intérieur, aréolaire et rempli de sang dans son épaisseur.

Nous remarquerons aussi que ce canal n'est pas droit, ni presque droit, et surtout qu'il n'est pas dirigé d'avant en arrière et de haut en bas, comme l'a soutenu M. Amussat (2), mais que, sous le rapport de la direction, il présente : 1° une portion *périnéale profonde* qui de l'orifice de la

______

(1) Adv. anat. I, art. 10.
(2) *Loc. cit.* p. 31.

vessie se dirige en bas et un peu en avant, jusqu'a l'aponévrose moyenne ; 2° une portion *périnéale superficielle* qui se porte en avant et très légèrement en haut, jusqu'au niveau des fibres antérieures du ligament suspenseur ; 3° enfin, une portion *pénienne* qui suit la verge, dont elle fait partie : j'omets la courbure du gland.

Une dernière observation que je ferai, c'est qu'en réunissant toutes les mesures de longueur que j'ai indiquées, on obtient une somme bien moindre que les dimensions assignées à l'uréthre par la plupart des auteurs. Ainsi, au lieu de 10 à 12 pouces (Sabatier), de 9 à 12 (H. Cloquet), de 7 1/2 à 9 1/2 (Whately), de 7 à 8 (Amussat), M. Malgaigne n'a trouvé que 5 p. 2 l. à 6 p., le plus ordinairement 5 p. 9 l., c'est-à-dire 15 centimètres environ (1). Ses mesures me paraissent parfaitement justes, et je suis arrivé à peu près aux mêmes résultats. L'erreur des auteurs précédents provient sans doute de ce qu'ils ne mesuraient le canal qu'après l'avoir détaché des parties environnantes, et l'avoir ainsi mis en état de s'allonger par l'effet des moindres tiraillements ; tandis qu'en le mesurant en place, comme on doit le faire, la portion pénienne peut seule changer de dimensions.

L'uréthre reçoit le sang principalement de l'ar-

(1) Thèse. Paris, 1831. n° 55, p. 14.

tère honteuse interne ; ses veines vont aboutir aux veines de même nom et aux sinus de Santorini. Nous aurons occasion d'y revenir. Ses nerfs proviennent des deux systèmes : car, d'une part, on a suivi des filets des plexus hypogastriques jusque dans la portion membraneuse , et il est très probable qu'ils s'étendent beaucoup plus loin ; d'autre part, le nerf honteux interne envoie plusieurs rameaux à ce canal : c'est à eux que le gland doit sa sensibilité particulière.

CHAPITRE II.

DU SYSTÈME MUSCULAIRE DE LA VESSIE.

Je traiterai sous ce titre (συν, ensemble, ιστημι, je place) de la disposition des faisceaux charnus de la vessie et de son col, et de quelques portions du muscle releveur de l'anus. Il est d'autres muscles qui aident la vessie dans l'exercice de ses fonctions; mais comme ils n'agissent que d'une manière indirecte, je n'en parlerai pas ici.

Les faisceaux charnus de la vessie forment autour d'elle une couche qui l'enveloppe de toutes parts et que l'on a considérée comme une membrane ou tunique qu'on a nommée *musculeuse*. Ils sont étendus sur la face externe de la membrane muqueuse, et recouverts postérieurement par le péritoine.

La tunique musculeuse, ainsi que le remarque Fallope, est très mince et très pâle dans son état naturel; aussi est-il nécessaire, pour l'étudier avec fruit, de le faire d'abord sur des vessies hypertrophiées. Malgré les nombreuses recherches qui ont été faites sur sa disposition, rien n'est encore plus vague que les idées qu'on possède généralement. Il est même à remarquer que ce ne sont pas les meilleures descriptions qui ont obtenu le plus de crédit, et qu'à cet égard, les anatomistes ne sont pas beaucoup plus avancés qu'on ne l'était il y a déjà bien des siècles.

En effet, le célèbre Galien admettait dans la tunique charnue de la vessie trois ordres de fibres : « Vesicarum tunicæ rectos, rotundos et obliquos habent villos » (1). Ceux qui sont venus après lui se seraient bien gardés de rien changer à sa description ; et celle que nous trouvons dans nos auteurs les plus modernes n'est guère plus complète. Tous disent que cette tunique se compose de fibres longitudinales, circulaires et obliques ; seulement ils ajoutent que les fibres longitudinales sont les plus extérieures, fait qui se trouve déjà indiqué dans l'ouvrage de C. Bauhin (2). « La tunique musculeuse de la vessie, dit Winslow, est composée de plusieurs couches de fibres charnues dont les externes sont pour la plupart longitudinales, les suivantes plus inclinées de côté et d'autre, les internes de plus en plus obliques et enfin transversales » (3). Avant de connaître la description de Duverney, j'en

(1) *De usu partium*, lib. V, cap. xi. — *Opera Galeni*, édition de Chartier, t. IV, p. 408, in-folio.

(2) Theat. anat., lib. I, cap. xxxi, p. 104, in-4, 1621.

(3) Exposit. anat. du corps humain, t. III, p. 220, 1766.

avais souvent entendu parler comme étant d'une très grande exactitude ; c'est pourquoi je crois utile de la mettre tout entière sous les yeux du lecteur, afin que nous puissions plus tard en apprécier la valeur : « La tunique charnue est principalement composée de deux plans de fibres dont les extérieures sont droites, embrassant le fond et les côtés de la vessie, s'étendent de haut en bas et sont longitudinales ; elles s'implantent à son col, à la réserve de deux paquets qui vont droit s'insérer à la symphyse des os pubis. Les intérieures sont obliques, circulaires, c'est-à-dire qu'elles l'entourent circulairement, mais de biais ; les extérieures croisent les intérieures en divers sens. Quelques-unes de ces fibres s'avancent un peu au-dessus de la prostate ; elle a néanmoins une tunique charnue qui lui est propre » (1). L'origine des fibres de la vessie est assez bien indiquée ; elle l'est peut-être encore mieux dans le travail de Lieutaud (2) ; mais, quant à leur distribution, tous deux ne me paraissent l'avoir exposée que d'une manière très vague. Le dernier dit même positivement qu'il n'y voit ni plan, ni couche, ni direction constante. Depuis ces auteurs, je ne connais de description véritablement nouvelle que celle qu'en a donnée M. A. Thompson ;

(1) OEuv. anat., t. II, p. 271, in-4, Paris, 1761.
(2) Mém. Acad. des sciences, année 1763.

mais mes recherches ne me permettent pas de la considérer comme exacte (1).

(1) Je vais, pour la commodité de ceux qui voudraient poursuivre plus loin ces recherches, transcrire les résultats auxquels il est arrivé, tels qu'ils se trouvent exposés dans l'introduction de l'*Anatomie chirurgicale* de M. Velpeau (3e édit., t. I, p. cxvi); car cette introduction contient à peu près tout ce qui nous reste des travaux de cet anatomiste laborieux et infortuné.

Toutes les fibres de la vessie semblent venir de l'ouraque et du muscle droit abdominal aux environs de l'ombilic. Elles se présentent sous forme de grandes plaques irrégulières qu'on peut diviser en six éventails, dont trois à droite et trois à gauche.

A. — De ces plaques, l'une placée d'abord en avant, descend, en se contournant peu à peu sur le côté, pour gagner la face externe du bas-fond, en passant en grande partie entre les deux uretères. Là, elles s'entrecroisent pour se porter sur les côtés du col, de manière que celles de droite se placent à gauche, et celles de gauche à droite. On les voit dès lors se rassembler en deux faisceaux de plus en plus proéminents, épais de quelques lignes, et qui vont se fixer sur la partie postérieure et inférieure de la symphyse pubienne après s'être entrecroisés de nouveau.

B. — La seconde de ces plaques descend presque perpendiculairement sur la face antérieure de la vessie. L'entrecroisement de ce second ordre de fibres commence dès le milieu de la hauteur de l'organe , et continue jusqu'en bas. Après s'être entrecroisées inférieurement, plusieurs d'entre elles se réfléchissent pour aller se fixer à la partie postérieure de la symphyse, en constituant le ligament antérieur de la vessie. Les autres passent sur les côtés du col, en s'entrelaçant avec

L'opinion des anatomistes fut presque également unanime relativement à ce qu'on a appelé

une partie des fibres de la plaque précédente, pour se réfléchir entre le bas-fond de la vessie et le rectum, et aller concourir à la formation de l'aponévrose pelvienne, en s'entremêlant avec les fibres du releveur de l'anus.

C. — La troisième plaque descend, à la manière d'une spirale, du côté gauche sur la partie postérieure, puis sur la partie latérale droite. Ses fibres passent en partie sur le côté externe des uretères, se rapprochent près du col, et forment un faisceau proéminent qui semble se plaquer contre la face externe du premier plan indiqué, de manière à se prolonger jusqu'à la face postérieure, inférieure et externe de la symphyse du pubis en s'entrecroisant de nouveau.

D. — De plus en plus multipliées à mesure qu'elles se rapprochent des uretères, les fibres des plans précédents se serrent encore davantage en arrivant dans le trigone. Là, on les voit d'abord converger, puis s'entrecroiser au commencement de l'urètre, et enfin se diviser de nouveau en trois plans, l'un qui s'épanouit dans l'aponévrose ano-pubienne au-dessous du muscle de la prostate ; l'autre qui s'étale en avant du muscle de Wilson pour aller se fixer au détroit inférieur, et le troisième qui se prolonge autour de l'urètre jusqu'au gland.

Il résulte de là que les fibres de la vessie se terminent comme celles du rectum, que plusieurs d'entre elles prenant leur point fixe sur le détroit inférieur, peuvent dilater les muscles de la prostate et de Wilson en même temps qu'elles ferment l'entrée de l'urètre ; que les uretères sont engagés dans une espèce de boutonnière formée par l'entrecroisement des bords du premier et du troisième plans. Il en résulte aussi que le col de la vessie est renfermé dans une boutonnière beaucoup plus forte constituée par l'entrecroisement des fi-

sphincter de la vessie. Suivant Galien, « musculus carnosus collo vesicæ *circumjectus est* ; major ipsius pars inferius subjecta est. Hic musculus vesicæ os claudit, ne quid contra voluntatem effluat, et urinam quæ per ipsum fertur, simul propellit » (1). Presque tous les autres ont donné de ce muscle une description semblable ; tels sont Paul d'Egine, Aétius, Avicenne, Mundinus, G. de Zerbis, A. Ferri, C. Bauhin, Parsons, etc. Morgagni dit l'avoir vu et démontré, et il cite à l'appui de son opinion Fallopi, Cowper, Fantoni. Nos auteurs modernes admettent le sphincter de la vessie à peu près tel que le décrit Galien. « Ce qu'il y a de certain, dit M. Cruveilhier, c'est qu'on trouve au col vésical une couche extérieure mince formée par les fibres musculaires longitudinales de la vessie et une couche profonde très épaisse formée par les *fibres circulaires* de ce même organe. Les unes et les autres semblent se continuer dans la portion prostatique du canal» (2). Je ne vois pas ce qui peut avoir donné lieu à cette dernière assertion, qui, comme nous le verrons dans un instant, avait déjà été émise par Manget, etc. Cependant tous les anatomistes n'adop-

bres du premier plan, d'arrière en avant, et de celle du second d'avant en arrière : c'est d'après cette dernière disposition qu'on peut accorder un véritable sphincter au col de la vessie.

(1) *Oper. Galeni*, édition de Chartier, t. IV, p. 264.

(2) *Loc. cit.*, p. 714.

térent pas le sphincter de Galien. Ne le trouvant pas à l'orifice uréthro-vésical, les uns le cherchèrent ailleurs, d'autres s'efforcèrent d'expliquer sans lui les fonctions qu'on lui attribue.

Parmi les premiers, je rangerai Vésale ; car, bien qu'il passe pour avoir admis l'existence de ce muscle, il ne me paraît pas l'avoir vu, et ce qu'il appelle *musculus circularis vesicæ cervicem ambiens, ac urinæ excretioni præfectus*, il le place au-dessous de la prostate, et ce ne sont bien certainement que les fibres musculaires qui compriment la portion membraneuse de l'urèthre (1). C'est pour cela sans doute que Bauhin a dit : Verum etiam infra glandulas fibras aliquot transversas videbis, canalem orbiculariter cingentes quas pro sphinctere hactenus demonstrarunt. Mais ce qu'il ajoute démontre de la manière la plus précise et la plus péremptoire l'erreur de Vésale : « S'il en était ainsi, dit-il, la semence ne sortirait jamais sans urine : Quod si foret, tum nunquam semen sine lotio » (2). Après avoir dit que tous les anatomistes ont échoué en décrivant le sphincter de la vessie qu'ils n'ont jamais trouvé, Manget assure que cela tient à ce qu'ils n'ont pas eu la précaution d'enlever les prostates ; qu'ils auraient vu, immédiatement au-dessous, un mus-

(1) De corp. hum. fabrica, lib. septem. Basil. 1543, p. 575. — Voyez les 22e et 23e fig. du 5e liv.

(2) *Loc. cit.*, p. 104.

cle qui tapisse leur face interne et dans lequel il
est facile de distinguer des fibres circulaires formant des espèces de zônes ou d'anneaux (1). Morgagni lui objecta que malgré les recherches les plus
attentives, il n'avait rien pu trouver de semblable (2). Cependant sir Ch. Bell a reproduit presque
textuellement la description de Manget, nommant
ce muscle *sphincter interne*; quant à l'autre, il dit
qu'il n'y a point de muscle qui ressemble à ce
qu'on a décrit sous le nom de sphincter de la
vessie (3). Il suffirait presque, pour démontrer
l'erreur de Manget et de Bell, de songer qu'un
muscle de ce genre ne pourrait resserrer l'urèthre que circulairement, et que la portion de ce
canal qui traverse la prostate, adhérant intimement aux lobes latéraux, ne peut se fermer que
par le rapprochement de ses deux parois latérales.

Suivant Palucci, les prétendus sphincters de la
vessie sont plutôt des inventions de l'esprit que
des productions de la nature. Haller pense également que les auteurs, concevant la nécessité d'un
sphincter, l'ont décrit sans preuves suffisantes
de son existence (4). Le premier, se fondant sur

(1) Theat. anat., lib. II, t. i, p. 415, 1717.
(2) Adv. anat. III, animad. 37.
(3) Engravings from specimens of morbid parts, in-fol., p. 6;
London, 1813.
(4) *Loc. cit.* p. 320.

ce que l'orifice vésical de l'urèthre paraît quelquefois transversal, pense que son occlusion résulte de l'aplatissement que quelques fibres du
releveur de l'anus lui feraient éprouver contre la
face postérieure de la symphyse pubienne (1);
mais le muscle releveur n'a pas de fibres capables
de produire cet aplatissement.

Bianchi, ne trouvant également pas de sphincter, supposa que le col de la vessie était fermé par
une valvule. Lieutaud pensa que cette occlusion
était produite par un anneau ligamenteux et élastique, même après la mort, opinion qui a été reproduite par MM. Roux, Boyer et Guthrie. Nous
reviendrons bientôt sur ce point (p. 58).

§ 1. *Des plans musculaires de la vessie et de son col.*

Le premier fait à remarquer, c'est que les fibres
qui composent la tunique musculaire de la vessie
n'ont pas l'irrégularité que semblent indiquer les
descriptions qu'en donnent la plupart des anatomistes. Elles ont au contraire une disposition
constante. Presque toutes naissent de la face supérieure ou vésicale de la prostate, et forment
deux ordres de plans que j'appellerai, les uns
superficiels, et les autres *profonds*; plans qu'il

(1) Nouv. remarq. sur la lithotomie, Paris, 1750.

est facile de séparer dans quelques régions au moyen du scalpel, et que certains phénomènes pathologiques isolent même quelquefois.

Il y a quatre plans superficiels et deux profonds.

A.—1°*Le plan superficiel antérieur* naît de la face postérieure des pubis, par de petits tendons dont le nombre paraît susceptible de varier. Je n'en ai toujours rencontré que deux bien distincts, qui s'inséraient un de chaque côté de la symphyse; mais M. Guthrie rapporte en avoir vu un seul placé sur la ligne médiane; il ajoute que Wilson disait en avoir quelquefois trouvé trois et même plus.

De ces points d'insertion, les fibres montent sur la face antérieure de la vessie; mais alors leur disposition, quoique toujours la même, considérée d'une manière générale, présente quelques différences de détails. Ainsi, tantôt elles s'épanouissent immédiatement pour gagner à la fois le sommet et les faces latérales, même à leur partie inférieure; tantôt elles ne forment qu'un seul plan médian que j'ai même vu quelquefois se rétrécir à mesure qu'il se rapprochait du sommet. Dans le premier cas, les petits muscles que je décrirai sous le nom de *pubio-prostatiques* ne semblent qu'une dépendance de ce plan; dans le second ils en sont tout-à-fait distincts. On voit toujours s'entrecroiser sur la ligne médiane, des fibres provenant de l'un et de l'autre tendon; toujours aussi des fibres nombreuses convergent vers l'ouraque sur lequel elles se prolongent ; mais souvent elles prennent une apparence fibreuse qui me les avait fait méconnaître d'abord. Quelques-unes, plus externes que les précédentes, s'entrecroisent avec celles du côté opposé, derrière le sommet de la vessie ; mais je ne les ai pas vues former autour de l'ouraque, en passant par derrière, un demi-contour semblable à celui de l'une des bandes charnues de l'orifice supérieur de l'estomac, disposition qui avait été indiquée par Winslow (*loc. cit.*, p. 212).

2° Les fibres du *plan superficiel postérieur* prennent naissance derrière le col de la vessie, dans l'intervalle qui sépare les deux crêtes de la prostate, au bord supérieur et postérieur de cette glande. Chez la femme, ce plan naît de même que les latéraux, du tissu fibro-spongieux uréthral ; et comme celui-ci adhère d'une manière assez intime avec le tissu du vagin, il n'est pas étonnant que Rutty ait pensé que c'est au vagin que s'insèrent les fibres longitudinales dont il s'agit (1).

Après leur origine, ces fibres se portent en arrière, sur la face correspondante de la vessie, formant par-dessus les plans suivants une sorte de bande aplatie, de 25 à 30 millim. de largeur, et prenant par ses bords quelques insertions sur l'aponé-

______

(1) Traité des parties qui servent au passage de l'urine ; traduit de l'anglais, p. 46. Paris, 1745.

vrose pelvienne, en dehors des vésicules séminales. Elles marchent d'abord sans s'écarter et même assez régulièrement, bien qu'on voie cependant quelques fibres s'entrecroiser très obliquement sur la ligne médiane. Mais arrivées au niveau de l'embouchure des uretères, alors elles commencent à s'épanouir en forme de gerbe : les moyennes continuent de monter verticalement, jusque sur l'ouraque, les autres gagnent les parties latérales, d'autant plus obliquement qu'elles sont plus externes ; ces dernières arrivent même comme en spirale sur la partie la plus élevée de la face antérieure où elles s'enfoncent sous celles que nous venons d'étudier. Ainsi, outre que ces fibres recouvrent la face postérieure de la vessie, elles tapissent encore la partie supérieure des faces latérales et antérieure.

Ce sont les fibres qui composent les deux plans précédents, qui ont d'abord été distinguées des autres sous le nom de *fibres longitudinales* ; mais ces expressions, employées comme dénomination, sont impropres, puisqu'il s'en faut de beaucoup que toutes les fibres qui forment ces plans suivent cette direction, et que, dans un instant, nous en verrons d'autres se diriger du col de la vessie vers son sommet. Quoi qu'il en soit, ce sont ces plans que Jérôme d'Aquapendente et Bartholin ont confondus et nommés *musculus involvens*, et que Spigel appela *detrusor urinœ*, nom que leur conservèrent la plupart des anatomistes qui ont écrit depuis sur ce sujet ; mais nous allons voir que leur description n'est pas parfaitement exacte.

En effet, la manière dont les fibres de ces plans se comportent sur les parties les plus élevées de l'organe est ce qui a été le moins bien décrit par les auteurs ; ainsi, après avoir reconnu leurs attaches antérieures, Douglas, Rutty, Parsons, etc. disent qu'après avoir passé de là par-dessus le fond de la vessie, elles redescendent sur la face opposée, et vont se perdre dans la partie postérieure de la prostate ; de là vient que sur leurs planches les plans antérieur et postérieur ont la même figure et la même largeur ; mais il est facile de voir d'après ce que j'ai dit qu'il n'existe pas de continuité semblable. Seulement, presque toutes ces fibres s'entrecroisent par fascicules avec celles de la face opposée, elles s'entrelacent même avec celles des faisceaux latéraux ; ce qui fait qu'au sommet de la vessie et dans son voisinage, il est impossible de distinguer deux couches ; ce qui fait encore que dans ces points, elles forment un réseau serré et peu extensible remarqué par MM. Roux et Boyer.

3° et 4° Les fibres des *plans superficiels latéraux* prennent naissance à la partie supérieure des lobes latéraux de la prostate, et notamment sur leurs crêtes obliques. C'est de la réunion des fibres tendineuses qui servent à cette dernière in-

sertion que résultent ces saillies latérales si prononcées qui donnent à la glande, vue par derrière,
la forme d'un cœur de cartes à jouer. Ces fibres
charnues, renforcées par quelques autres qui viennent de l'aponévrose pelvienne, forment deux gros
faisceaux, un de chaque côté, qui divergent, immédiatement après leur naissance, en haut, en
avant, en arrière, et s'épanouissent sur la vessie en
forme d'éventail. Arrivé à l'embouchure de l'uretère correspondant, chacun de ces faisceaux se
partage en deux faisceaux secondaires, l'un antérieur et l'autre postérieur. Dès lors ces plans latéraux forment quatre demi-faisceaux ou demi-
éventails comme on voudra les appeler. Cette
dernière dénomination donne une idée assez juste
de la disposition de leurs fibres.

En effet, les fibres les plus externes des deux
demi-faisceaux postérieurs montent presque directement vers le sommet de l'organe, les moyennes s'inclinent de plus en plus sur la face postérieure, enfin les plus inférieures se portent
transversalement derrière le col de la vessie vers
la crête opposée. Toutes ces fibres s'entrecroisent
avec celles de l'autre côté, et c'est de leur entrecroisement que résultent, en partie, les saillies et
les enfoncements aréolaires qu'on remarque à la
face interne des vessies hypertrophiées.

Quant aux deux demi-faisceaux antérieurs, ils
se comportent à peu près sur la face antérieure

de la vessie comme les deux précédents sur sa face postérieure : les plus internes se portent transversalement du côté opposé au-devant du col vésical, les plus externes gagnent le sommet, et les moyennes affectent une direction intermédiaire. Toutefois, comme il n'existe pas, de ce côté, d'excavation analogue au bas-fond et que, par conséquent, la paroi antérieure n'est pas aussi bombée que la postérieure, ces fibres montent plus directement en haut, ont une direction moins horizontale; en un mot, elles paraissent moins circulaires.

C'est ici le lieu de faire observer que sur chaque côté de la vessie, par suite de la division du faisceau latéral au niveau de l'uretère, il existe, entre les deux demi-faisceaux qui en résultent, un espace étroit étendu de l'embouchure de ce canal au sommet de la vessie, et qui, bien que quelques fibres des demi-faisceaux se croisent à son niveau, n'en est que très imparfaitement recouvert. Supérieurement cet espace est fortifié par les fibres les plus divergentes du faisceau superficiel postérieur ; mais les points moins élevés, c'est-à-dire, ceux qui se trouvent immédiatement au-dessus de l'uretère, restent presque entièrement dépourvus de fibres musculaires. Voilà ce qui nous servira à expliquer pourquoi c'est là que les hernies de la muqueuse, ou poches vésicales, acquièrent ordinairement une capacité plus considérable.

Je ferai remarquer en outre que souvent, au niveau de cette embouchure, il se détache du demi-faisceau externe quelques fibres musculaires qui se portent en dedans, sous la terminaison de l'uretère, l'embrassent en forme de cravate, et remontent avec le demi-faisceau interne. Ces fibres doivent soulever le canal et augmenter l'obliquité de son trajet à travers la paroi de la vessie, lorsque celle-ci est distendue.

B. — 1º Si on enlève, au niveau du trigone, la muqueuse et la couche profonde interne qui est extrêmement mince, on rencontre une couche très épaisse et très régulière de fibres transversales situées entre le col de la vessie et l'embouchure des uretères. Ce sont les fibres postérieures de ce plan qui forment le bord postérieur du trigone. Mais elles ne sont pas partout bornées à cet espace, et arrivées au nivcau, à peu près, de ses bords latéraux, elles divergent en trois sens bien distincts : 1º les postérieures, arrivées aux orifices des uretères, se portent en partie sur ces canaux pour remonter sur leur face externe ; d'autres continuent leur trajet pour s'étaler sur la paroi postérieure de la vessie ; 2º les moyennes continuent de marcher transversalement pour gagner les parois latérales sur lesquelles elles s'épanouissent ; 3º les antérieures, qui se trouvent immédiatement derrière l'orifice uréthral, recouvrent les granulations sus-montanales de la pros-

tate et forment en grande partie la valvule pylorique. Elles contournent d'abord cet orifice, se
portent sur ses côtés, puis, arrivées au-devant, la
la plupart s'entrecroisent pour monter plus ou
moins obliquement sur les parois antérieure et
latérales; il en est même un certain nombre qui
m'ont paru passer transversalement au-devant
du col. Cependant je ne pense pas qu'il y en ait
de véritablement annulaires; car les fibres qui
viennent du trigone reçoivent, en passant sur les
parties latérales de la prostate, de nouvelles fibres
qui naissent de ces parties, et tandis que les premières gagnent la paroi antérieure, les nouvelles
continuent de marcher autour du col pour l'abandonner également un peu plus loin et se porter
sur la paroi latérale opposée et même jusque sur
la paroi postérieure.

C'est ce troisième ordre de fibres qu'on peut
regarder comme un *sphincter*. Toutefois il est
bon de remarquer que ce plan, dans toute l'étendue du trigone, et sur tout le pourtour du col, n'a
jamais la couleur des autres fibres musculaires de
la vessie; lorsque celles-ci, dans des cas d'hypertrophie, ont une belle couleur rouge, les autres ont à peine une teinte bleuâtre. C'est ce qui
fait sans doute que Lieutaud, Boyer et M. Roux
ont admis autour du col un anneau de fibres élastiques. Peut être pourrait-on les considérer en ce
point comme les tendons de fibres charnues qui

vont s'épanouir sur les parois voisines ; mais elles n'ont ni la solidité, ni le brillant des fibres tendineuses. Ce sont elles, sans doute, que M. Guthrie a pris pour un intermédiaire entre le tissu musculaire et le tissu fibreux élastique.

Des fibres de ce plan se confondent au-dessous du trigone avec les fibres tranversales postérieures des plans latéraux, et, sur les côtés de la prostate, avec les fibres les plus antérieures de ces mêmes plans ; ce qui fait que pour avoir une idée exacte de celui dont nous nous occupons, il faut le disséquer par sa face interne.

Maintenant nous voyons ce que sont les fibres circulaires et obliques des auteurs. Nous voyons pourquoi, suivant Duvernay, les fibres circulaires de la vessie ne l'entourent que de biais ; pourquoi MM. Cruveilhier et Guthrie ont dit que c'est surtout en bas de la paroi postérieure qu'on rencontre en grand nombre les fibres circulaires ; nous voyons également déjà pourquoi beaucoup d'anatomistes ont décrit un sphincter de la vessie tandis que d'autres ne l'ont pas trouvé, et que d'autres disent ne l'avoir trouvé qu'en arrière ; enfin, nous comprenons ce qui fit dire à Santorini que le col de la vessie n'est pas environné de fibres annulaires, mais arciformes (1).

2° Immédiatement au-dessous de la muqueuse,

_____

(1) Obs. anat., lib. X, § xvi. 1724.

on rencontre un *plan profond interne* formé de fibres longitudinales très clair-semées. Cependant il est beaucoup plus prononcé en avant et sur les côtés, où il est fortifié par des fibres ascendantes du plan précédent. Il prend son origine sur la paroi postérieure de la portion prostatique de l'urèthre. Les plus élevées commencent au-dessus du veru-montanum, par une extrémité pointue, et montent, en divergeant, sur le bord postérieur du col ; comme il en naît d'autres sur la ligne médiane, en arrière et au-dessus des précédentes, il en résulte qu'elles ont, dans cet endroit, une plus grande épaisseur, et qu'elles font parfois une saillie légère qui contribue à donner à l'orifice uréthro-vésical la forme d'un croissant. Arrivées dans la vessie, ces fibres s'épanouissent sur toute la partie postérieure de sa paroi inférieure ; elles deviennent, en général, très rares sur le milieu ; la plupart gagnent les orifices urétéraux, et forment ces saillies allongées qui bordent latéralement le trigone. Elles montent ensuite sur la paroi postérieure ; quelques-unes accompagnent les uretères.

Nous voyons maintenant ce qu'il faut penser des corps arrondis de Morgagni, et des muscles des uretères de Ch. Bell. Je ferai encore remarquer que souvent, dans leur trajet du veru-montanum au col de la vessie, ces fibres soulèvent la muqueuse, et que ce sont elles qui forment les petites saillies linéaires et divergentes décrites par Langenbeck et nommées *freins* du veru-montanum.

Sur les côtés du veru-montanum et sur la saillie longitudinale qui le prolonge inférieurement, naissent d'autres fibres qui montent obliquement de manière à tapisser toute la face interne des lobes latéraux de la prostate. Arrivées à la vessie, elles continuent leur marche ascendante sur les faces latérales et antérieure de cet organe.

C'est sans doute le plan profond qui a fait dire à A. Paré que les fibres droites de la vessie sont « en sa partie intérieure » (1) ; ces fibres ont été connues de Fallope (2) ; et Santorini a remarqué qu'elles s'engagent dans le col de la vessie, sans cependant décrire leur insertion (3).

Ce dernier a parlé de fibres musculaires qui, provenant des uretères, viennent se rendre dans les parois de la vessie (4) ; mais il ajoute qu'elles vont se rendre au col, tandis que je les ai vues au contraire rayonner dans presque tous les sens. Nous avons déjà remarqué leur continuité avec les deux plans profonds. J'ai même fait voir à la Société anatomique un petit faisceau qui, partant d'un uretère, gagnait l'uretère opposé en passant transversalement dans l'épaisseur de la paroi

(1) OEuv. chir. in-folio, p. 84. Lyon, 1674.
(2) Obs. anat. Venetiis, 1561.
(3) *Loc. cit.* § xxi.
(4) § xx.

antérieure de la vessie ; mais ce faisceau avait de nombreuses communications avec ceux qu'il croisait, et il était fort douteux que ce fussent les mêmes fibres qui se portassent ainsi d'un canal à l'autre. Il paraîtrait que Santorini n'a remarqué sur les uretères que quelques fibres musculaires qui leur sont fournies par les faisceaux latéraux avant leur division. Quoi qu'il en soit, les fibres qui accompagnent les uretères ne tardent pas à devenir tellement fines et blanches, qu'il m'a paru impossible de les suivre bien haut.

C. — Des petits tendons qui donnent naissance aux fibres superficielles antérieures de la vessie part, de chaque côté, un faisceau charnu assez volumineux qui se dirige en arrière et va s'insérer sur la crête prostatique correspondante, après avoir passé sur la partie la plus élevée de la face latérale de la glande. J'ai même lieu de croire que quelques-unes de ces fibres se croisent sur sa face antérieure et vont s'implanter à la crête du côté opposé. Je nomme ces deux faisceaux *muscles pubio-prostatiques*. Ils ont, conjointement avec les fibres longitudinales antérieures, à leur origine, été considérés par beaucoup d'auteurs comme des *ligaments antérieurs de la vessie*. Winslow a connu ces petits muscles ; Thompson les a vus également (*op. cit.*) , mais il a méconnu leurs attaches prostatiques, et certainement ils ne font pas derrière la glande tous les entrecroisements dont il parle. M. Guthrie les décrit aussi (*op. cit.* p. 13) ; mais, d'après ce qu'il dit, ils seraient une continuation des fibres latérales de la vessie qui iraient s'insérer aux pubis ; c'est qu'effectivement ces deux ordres de fibres s'implantent aux mêmes points, sur les crêtes de la prostate, et, bien que leur direction ne soit pas la même, on voit souvent les fibres les plus superficielles d'un faisceau latéral se continuer sur le muscle pubio-prostatique correspondant sans interruption, comme on voit dans quelques cas des fibres du sterno-thyroïdien se prolonger sur le thyro-hyoïdien. Mais il n'en est pas moins vrai que ces faisceaux sont très distincts par la majeure partie de leurs attaches et surtout par leurs fonctions. Enfin, la plupart des anatomistes me paraissent avoir confondu les muscles dont il s'agit avec les releveurs de l'anus ; autrement, je ne pourrais m'expliquer pourquoi ils disent que ces derniers ont des insertions sur la prostate ; mais ceux-ci en sont parfaitement distincts par leurs attaches, et ils en sont même isolés par l'aponévrose qui les sépare de la glande.

En résumé, nous trouvons :

1° Un plan antérieur qui s'étend des pubis à la paroi antérieure de la vessie et qu'on pourrait appeler *pubio-vésical.*

2° Un plan postérieur qui s'élève, superficiellement placé, du bord supérieur et postérieur de la prostate vers les parties supérieures de la vessie (*prostato-vésical postérieur*).

3° Deux faisceaux qui, naissant des parties latérales de la même glande, se portent dans toutes les directions sur les parois antérieure et postérieure du réservoir urinaire (*vésico-prostatiques latéraux*).

4° Un plan profond externe qui s'étend du trigone aux parois de la vessie (*trigono-pariétal*).

5° Un plan profond interne qui naît sur la paroi postérieure de la portion prostatique de l'urèthre et gagne celles de la vessie (*uréthro-vésical.*)

6° Deux petits faisceaux qui s'étendent des pubis aux crêtes prostatiques (*pubio-prostatiques.*)

§ 2. *Du releveur de l'anus ou muscle pelvien.*

Ce muscle, à l'exception des parties qui constituent le plancher du bassin, n'a été que très incomplétement décrit par nos auteurs classiques même les plus modernes. Tous disent que ses fibres naissent de la face postérieure du pubis, de l'épine sciatique et d'une arcade tendineuse tendue entre ces deux points, au niveau du trou obturateur. Tous disent également qu'elles se portent en bas et en arrière, convergeant vers la ligne médiane; que les plus postérieures s'unissent avec celles du côté opposé, derrière le rectum, en formant un raphé fibreux étendu du coccyx à l'anus; que d'autres, plus antérieures et en très petit nombre, restent, chez l'homme, en avant de l'anus, embrassent les parties latérale et inférieure de l'urèthre, s'identifient avec le tissu musculaire de ce conduit, ou se terminent au raphé au-dessous de lui (1). Suivant M. Cruveilhier, il en est qui vont se rendre au bas-fond de la vessie, et d'autres qui vont s'insérer à la prostate.

Pour apprécier la valeur de cette dernière opinion, je renverrai à ce que j'ai dit en parlant du muscle pubio-prostatique et des fibres de la vessie qui s'y joignent. Quant au reste, voici ce que j'ai vu :

Toutes les fibres dont j'ai indiqué précédemment les attaches pelviennes, se portent derrière le rectum et s'insèrent au raphé coccy-anal. Elles forment avec celles du côté opposé un plan concave qui ferme inférieurement le bassin, et est presque horizontalement disposé; mais ce ne sont pas les seules : il en est d'autres qui forment un second plan, pour ainsi dire perpendiculaire au précédent. Ces fibres naissent de la face postérieure du pubis, au-devant et même un peu au-dessous du trou sous-pubien, autour des insertions de l'obturateur interne; d'autres proviennent de ces fibres ligamenteuses qu'on rencontre au-de-

(1) Blandin, anat. descrip., t. I, p. 427; Paris, 1838.

vaut de la portion périnéale profonde de l'urèthre. Toutes se portent en arrière.

Les fibres les plus élevées de ce plan vertical embrassent la face latérale correspondante de la prostate, sans y adhérer; puis celle du rectum, et se terminent immédiatement derrière cet intestin, avec celles du plan précédent.

Les fibres inférieures n'ont pas toutes la même direction : les internes côtoient la partie sus-aponévrotique de la portion membraneuse de l'urèthre, derrière laquelle elles forment un entrecroisement fibreux pour se continuer ensuite avec des fibres longitudinales de la paroi antérieure du rectum ; d'autres, plus externes, ne s'entrecroisent pas, elles se continuent directement avec des fibres longitudinales antérieures et latérales du rectum, toutefois après avoir présenté une intersection aponévrotique. Enfin, les plus externes, arrivées sur la face latérale de cet intestin, changent de direction, descendent jusqu'aux téguments de la marge de l'anus, croisant à angle droit les fibres du sphincter externe, au-dessous duquel elles passent. Ainsi le bord inférieur du releveur de l'anus n'est pas parallèle au bord supérieur du sphincter, comme le disent presque tous les anatomistes. Si donc nous considérons les fibres de ce muscle par rapport au rectum, nous voyons que les unes remontent sur ses faces antérieure et latérale, que d'autres le côtoient presque transversalement, que d'autres enfin gagnent son extrémité inférieure. C'est le faisceau que forment ces dernières qui mériterait le nom de *releveur de l'anus*; quant au muscle tout entier, il serait plus exact de lui donner celui de *pelvien* (1).

C'est le plan vertical que Vésale me paraît avoir regardé comme étant le sphincter de la vessie (voyez p. 48). Il le croyait circulaire, parce que, dans ses recherches, il commençait par en couper les attaches antérieures. Sœmmering a assez exactement connu ces dernières; mais, après avoir dit que les fibres inférieures se mêlent au sphincter de l'anus, il ajoute qu'elles remontent avec lui (2). Wilson a décrit ce plan comme un muscle à part qui porte son nom (3); mais c'est avec raison que M. Guthrie lui reproche de ne pas l'avoir connu en entier (4). Toutefois, j'ai lieu de croire que ce dernier auteur n'a pas été beaucoup plus heureux, et que le faisceau qu'il décrit comme allant s'insérer postérieurement à la branche as-

(1) J'ai présenté à la société anatomique des pièces sur lesquelles ces diverses dispositions se trouvaient démontrées (*Voyez Bull. de* 1839, p. 321).

(2) De corp. hum. fabrica, t. III, p. 210. Trajecti ad Mæn. 1794.

(3) Medico-chirurgical transactions, vol. I.

(4) On the anatomy and diseases of the neck of the bladder, and of the urethra, p. 39 London, 1834.

cendante de l'ischion n'est pas autre que celui que j'ai suivi jusqu'à l'anus.

La portion horizontale de chaque muscle pelvien est recouverte par l'aponévrose supérieure du périnée, ainsi que le disent les auteurs. Celle-ci, près de la ligne médiane, adhère aux tendons antérieurs de la vessie et à la crête correspondante de la prostate. Dans l'intervalle, elle se partage en deux lames, l'une très fine qui remonte sur la face externe du muscle pubio-prostatique et de la vessie, où elle dégénère presque immédiatement en tissu cellulaire ; l'autre, beaucoup plus dense, qui descend entre la prostate et la portion membraneuse de l'uréthre d'une part, et de l'autre le plan vertical du releveur de l'anus. Cette lame se confond inférieurement avec l'aponévrose moyenne. Le muscle pelvien n'adhère donc ni à la prostate comme le disent Winslow et M. Cruveilhier, ni à la portion membraneuse comme le pense M. Blandin; il glisse au contraire avec facilité sur ces parties.

Nous venons de voir que des fibres longitudinales du rectum se continuent avec des fibres du muscle pelvien, ou du moins qu'elles vont se rendre à la même intersection aponévrotique ; mais il en est d'autres plus profondes qui abandonnent également cet intestin, se portent en avant, au-dessous du muscle précédent, deviennent aponévrotiques et vont s'insérer, en divergeant, à la face interne de l'arcade pubienne, depuis sa partie antérieure jusqu'aux endroits, à peu près, où les branches descendantes des pubis se réunissent aux branches ascendantes des ischions ; elles constituent en partie ce plan fibreux dont M. Carcassone a donné une bonne description, et qu'on nomme ordinairement *aponévrose moyenne du périnée.* Bien que beaucoup d'autres fibres qu'il ne rentre pas dans mon sujet de décrire viennent concourir à la formation de cette aponévrose, on peut cependant en déduire immédiatement sa forme. Elle est irrégulièrement losangique ; son angle antérieur correspond au sommet de l'arcade pubienne ; son angle postérieur, qui est tronqué, adhère entièrement au rectum, de manière à empêcher que la dernière courbure et la dilatation inférieure de cet intestin ne puissent s'effacer. Les deux bords antérieurs s'insèrent aux branches descendantes des pubis, au-dessus des racines du corps caverneux, et les deux postérieurs sont libres. C'est derrière le bord postérieur correspondant que descendent celles des fibres du muscle pelvien qui vont se rendre à l'anus (1).

(1) La lèvre inférieure de la fente qui se trouve à la face rectale de la prostate, donne insertion à une aponévrose transversale qui se porte en arrière et en haut entre les canaux éjaculateurs et le rectum, et va adhérer intimement à la

CHAPITRE III.

REMARQUES PHYSIOLOGIQUES.

§ 1*er*. *Sur les fonctions de l'appareil urinaire.*

La formation de l'urine a, comme toutes les autres sécrétions, échappé jusqu'à présent aux recherches des physiologistes. Seulement elle paraît avoir lieu dans les granulations de la substance corticale des reins ; elle passe ensuite dans les vaisseaux entortillés de cette substance, puis dans ceux de la substance tubuleuse, jusque dans les calices. Il ne faut cependant pas croire que ces petits canaux n'aient d'autre fonction que de servir de conduits de transmission ; car jamais l'urine qu'on en fait suinter par la pression, même pendant la vie d'un animal, n'a l'apparence naturelle : elle est toujours blanchâtre et plus ou moins trouble.

face externe du cul-de-sac vésico-rectal du péritoine. M. Denonvilliers a donné une bonne description de cette aponévrose qu'il a appelée *prostato-péritonéale ;* seulement il n'a pas indiqué d'une manière précise son insertion prostatique (Thèse. Paris, 1837, n° 285, p. 23).

Quoi qu'il en soit, l'urine suinte des cônes du rein dans les calices, puis dans le bassinet, et ensuite dans l'uretère, au moyen duquel elle arrive jusque dans la vessie par un suintement continuel, comme on peut l'observer sur les animaux vivants et chez les personnes affectées d'exstrophie vésicale, vice de conformation où la face interne de la vessie se trouve accessible à la vue.

Cette sécrétion est tellement rapide après avoir bu des boissons en quantité, qu'on a cru à l'existence de canaux particuliers faisant communiquer l'estomac avec la vessie; mais jamais on n'a pu démontrer l'existence de ces canaux; et d'ailleurs beaucoup de médecins, et M. Brachet entre autres (1), ont pu s'assurer que, chez les sujets atteints du vice de conformation dont je viens de parler, la surface de la vessie reste toujours sèche.

Comment l'urine passe-t-elle de l'uretère dans la vessie? On a dit que c'était par son propre poids; mais chez les animaux quadrupèdes, et même chez l'homme, lorsqu'il est couché, on ne peut admettre une cause de ce genre, et cependant ce passage s'effectue. On a prétendu que c'était par la contraction des reins (2); mais cette idée qui contredit les notions physiologiques les

(1) Encycl. des sc. méd. — *Physiologie*, p. 89, Paris, 1835.

(2) Civiale, maladies de l'urèthre, p. 53. Paris, 1837.

mieux assises que nous possédions, ne repose sur
aucune observation directe. On a encore dit que
c'était la pression des muscles abdominaux; mais
si cette pression s'exerce sur les uretères, elle
s'exerce également sur la vessie, et si elle tend à
expulser l'urine des premiers, elle a aussi pour
effet de l'empêcher d'entrer dans la seconde.
M. Magendie a prétendu, il est vrai, que la pression était moindre dans le bassin que dans l'abdomen (1), mais cette proposition est difficile à admettre; car les intestins grêles peuvent descendre
jusque dans le bassin, et ils glissent si librement
les uns sur les autres, qu'ils doivent transmettre
à peu près également la pression exercée sur
eux, comme le feraient les liquides. Je crois de
plus, que quand on est debout, la pression est
plus grande dans le bassin que dans l'abdomen,
en raison du poids des viscères qui se trouvent
au-dessus. On a encore admis que la tunique
extérieure des uretères est de nature musculeuse,
et que l'urine y est poussée par des contractions
péristaltiques analogues à celles des intestins;
mais personne ne dit avoir vu ces contractions, et
rien n'indique que cette tunique soit musculaire.
D'ailleurs si l'urine était poussée par des contractions péristaltiques, c'est par intervalles qu'elle
devrait arriver dans la vessie, car à une contrac-

____

(1) Précis élém. de physiol., t. II, p. 471. 1825.

tion devrait succéder un relâchement, sans quoi le canal serait continuellement obstrué ; mais ceux qui ont pu s'en assurer directement s'accordent à dire que ce liquide arrive par une espèce de suintement sans intermittences. Il paraît bien plus probable que l'urine chemine dans les uretères en raison de la pression que l'urine plus nouvellement sécrétée exerce par derrière. C'est la force sécrétante, qui sait même si ce n'est pas l'impulsion que le sang reçoit du cœur qui la pousse ? Ne sait-on pas que les injections même grossières passent des artères dans les uretères (1) ?

Il est inutile de dire qu'il n'est pas nécessaire d'admettre, avec sir Ch. Bell, des muscles dilatateurs à la terminaison des uretères, pour comprendre que l'urine puisse entrer dans la vessie : les fibres qui vont s'y rendre n'agissent pas sur leur orifice.

Mais en arrivant dans cet organe, elle le distend : comment agit-elle alors ? On a dit que c'était par son propre poids, comme le liquide qui remplit un tube de Mariotte agit sur le fond de la courte extrémité ; mais comment cela se ferait-il chez les quadrupèdes ? Ici encore c'est le *vis a tergo* qui dilate la vessie. Mais, me dira-t-on, comment une force qui paraît si petite peut-elle exercer une distension aussi considérable ? ici,

(1) M. Magendie penche vers cette opinion (*l. c.*, p. 470).

il faut se rappeler ce principe de physique qui établit que les liquides transmettent dans tous les sens et sur tous les points la pression qu'on leur fait éprouver en un seul, de sorte que s'il arrive un instant où la vessie ait mille fois plus de surface que les orifices des uretères, la pression éprouvée par la totalité de la première sera mille fois plus grande que la force exercée à l'extrémité des seconds. Chacun connaît le mécanisme de la *presse hydraulique.*

Ce n'est certainement pas par une force qui lui soit propre que la vessie se distend, comme quelques-uns l'ont supposé. Galien a dit, puis Gabriel de Zerbis (1) et d'autres l'ont répété, que les fibres longitudinales de la vessie ont pour fonction d'attirer l'urine dans sa cavité. Une pareille croyance serait en contradiction avec tout ce que nous savons. L'état naturel d'un muscle c'est la contraction ; coupez les extenseurs d'un membre, ce membre restera continuellement fléchi, *et vice versa.* Qu'on ne cite pas l'exemple du cœur, car ce serait vouloir éclairer ce qui est obscur par ce qui l'est plus encore. D'ailleurs, si la vessie se distendait en vertu d'une force qui lui soit propre, si elle aspirait, pour ainsi dire, l'urine, peut-on supposer qu'elle le ferait au point de se rompre, comme cela arrive quelquefois ?

(1) Lib. anathomiæ corp. hum., p. 48. In-fol., 1533.

Mais pourquoi l'urine ne refluc-t-elle pas par les uretères, ou ne passe-t-elle pas immédiatement par l'urèthre ?

Si l'urine coule dans la vessie en vertu d'une force qui lui vient de sa source même, cette force devra s'opposer à ce qu'elle puisse rétrograder ; mais suffirait-elle lorsque la vessie se contracte fortement, ou lorsqu'elle se trouve soumise à une compression violente ? Cela n'est pas probable. On a donc supposé que des fibres charnues environnent la terminaison des uretères à la manière d'un anneau et en ferment l'ouverture ; mais il n'y a pas de fibres de ce genre, et si ces canaux passent entre les deux demi-faisceaux latéraux, ils ne peuvent en recevoir aucune action sensible. On a encore dit que leur passage oblique à travers la paroi vésicale s'oppose à ce reflux. Il résulte en effet de cette disposition que, quand l'urine renfermée dans la vessie vient à être fortement comprimée, elle presse leur paroi antérieure contre la postérieure et efface complétement leur calibre. De là vient que lorsqu'après la mort on distend la vessie par un liquide ou par un gaz, ces fluides ne peuvent s'échapper par les uretères. Il est même probable que les fibres en sautoir que la nature a placées au-dessous de la terminaison de ces derniers (voyez p. 57), ont pour effet de les entraîner en haut lorsque la vessie se distend ; et, comme leur orifice est maintenu fixe par les fibres du trigone qui vont s'y joindre, il en résulte un aplatissement de leurs parois et une augmentation de l'étendue de leur trajet sous la muqueuse vésicale, circonstances qui doivent diminuer la force avec laquelle l'urine arrive, à mesure que la vessie est plus dilatée et que cette force se multiplie davantage (v. p. 74). C'est peut-être pour diminuer cette obliquité en temps opportun , que des fibres longitudinales se prolongent sur ces canaux.

Quoi qu'il en soit, souvent le premier obstacle s'oppose seul au reflux de l'urine ; car il n'est pas très rare de voir les uretères s'ouvrir directement dans la vessie.

Quant à la raison pour laquelle l'urine ne passe pas dans l'urèthre, c'est un fait plus difficile à expliquer : aussi les opinions ont-elles beaucoup varié, et, je dois le dire, aucune ne me paraît satisfaisante. La plus ancienne qui est encore la plus généralement admise, est celle de Galien qui pensait que les fibres circulaires de la vessie forment autour du col une espèce d'anneau qui, par sa contraction, empêche l'urine de passer. Mais cet anneau n'existe pas, au moins tel qu'on l'a supposé. Il serait bien étonnant que, des fibres étant de même ordre, les unes se laissassent distendre, tandis que les autres se contracteraient, et réciproquement.

J'ai fait voir que la valvule pylorique ne peut

jouer le rôle que lui attribue Bianchi ; dans beaucoup de cas, elle existe à peine, et ce n'est que par suite d'un développement morbide, qu'elle devient assez saillante pour fermer le canal à la manière d'une soupape. L'opinion de Palucci est moins admissible encore. Quant à celle de Lieutaud (1), Boyer (2) et M. Roux (3), elle se rapproche davantage de la vérité ; cependant elle ne me paraît pas entièrement exacte ; car, si le col de la vessie n'était fermé que par l'élasticité d'un anneau fibreux, on ne pourrait expliquer pourquoi, dans quelques cas de maladie de la moelle épinière, il survient une incontinence d'urine. Chacun sait, en effet, que la rétractilité des tissus fibreux est indépendante du système nerveux et particulièrement de la moelle épinière. Je suis, j'en conviens, porté à croire que les fibres qui entourent immédiatement le col de la vessie ne jouissent que de propriétés musculaires moins développées que dans beaucoup d'autres ; mais elles en jouissent. Celles qui environnent l'orifice pylorique de l'estomac n'ont pas une couleur plus foncée, et on ne conteste pas leur nature.

Voici comment je conçois la rétention normale de l'urine : 1° Le plan profond externe ou tri-

(1) Mém. acad. des sciences, ann. 1700.
(2) Anat. descript., t. IV, p. 490, Paris, 1805.
(3) Anat. descript. de Bichat, t. V, p. 147. 1803.

gono-pariétal, au moyen des fibres transversales qui se trouvent disposées autour de l'orifice vésical de l'urèthre, rapproche les deux lobes latéraux de la prostate ; en outre, comme les fibres qui se trouvent immédiatement derrière cet orifice ne prennent point d'insertion sur cette glande et que leurs extrémités se dirigent en avant, leur contraction tend à effacer leur courbure et à les rapprocher par conséquent de la partie antérieure de l'orifice, en rendant la valvule pylorique plus saillante. C'est ainsi que les trois côtés du triangle sont pressés les uns contre les autres et que la vessie se trouve fermée.

2° Les fibres les plus inférieures des plans latéraux, celles par conséquent qui se rapprochent le plus de la direction horizontale, agissant simultanément en avant et en arrière du col de la vessie sur les crêtes de la prostate, tendent à rapprocher les deux lobes latéraux de cette glande et à effacer le canal qui les sépare. A cause du bas-fond, celles des fibres précédentes qui se trouvent en arrière, agissent plus directement et avec plus d'efficacité que les autres ; mais cette différence se trouve compensée par l'action des muscles pubio-prostatiques qui sont en devant. 3° Peut-être les fibres dont je viens de parler, agissent-elles encore indépendamment de leur contractilité et d'une manière mécanique. Dans son état de vacuité, la vessie est aplatie d'arrière en avant et de haut en bas ; or, comme toute cavité qu'on distend par un fluide tend à prendre une forme sphérique, c'est la paroi postérieure qui doit céder la première, et c'est effectivement ce que prouvent les expériences directes de M. Heurteloup (1). Les fibres postérieures des faisceaux latéraux se trouvent donc tirées en arrière, ce qui augmente leur action, et de plus, le plan superficiel postérieur se trouvant retenu en haut par son entrelacement avec les autres, il tire par son extrémité inférieure la prostate en arrière ; mais comme celle-ci se trouve retenue aux pubis par les muscles pubio-prostatiques , il s'ensuit que les lobes latéraux de cette glande se trouvent plus fortement appliqués l'un contre l'autre. On concevrait de la sorte que la résistance pût augmenter à mesure que la distension devient plus forte.

Mais enfin, il vient un terme ; voyons donc comment la vessie finit par se débarrasser.

1° Après s'être d'abord distendue en arrière, elle commence à se distendre dans les autres sens ; toutes les fibres du plan musculaire sous-muqueux ou uréthro-vésical se trouvent donc tiraillées en sens contraire de leurs attaches, et tendent à éloigner les uns des autres les bords de l'orifice de l'urèthre. 2° Les fibres externes et par conséquent longitudinales des plans superficiels

____

(1) Principles of lithotrity, p. 64. London, 1831.

latéraux qui, après leur origine sur les crêtes de la prostate, se portent en dehors et n'éprouvent aucun tiraillement tant que la distension de la vessie n'est pas arrivée à un certain degré, sont alors repoussées de chaque côté ; elles tendent par conséquent à éloigner l'un de l'autre les lobes latéraux de la prostate et à entr'ouvrir l'urèthre.

Une lutte s'établit ainsi entre les diverses puissances dont je viens de parler, et de là résulte une gêne dont la nature cherche à se débarrasser en provoquant le resserrement des différents points de la vessie par la contraction de tous ses plans musculaires : de là l'envie d'uriner. Les fibres du corps de cet organe qui, à en juger par les apparences, doivent jouir de propriétés contractiles plus énergiques que celles du col, ne tarderaient pas à l'emporter, si le plan vertical du muscle pelvien ou releveur de l'anus ne venait instinctivement en aide à ces dernieres en comprimant momentanément, il est vrai, mais avec force, les portions latérales de la prostate l'une contre l'autre, chaque fois que les constricteurs du col sont près de céder. Cette action auxiliaire est bien évidente dans les besoins pressants d'uriner ; cependant elle ne suffit pas toujours lorsque la distension de la vessie est trop forte ou que ses contractions sont trop énergiques, et alors l'urine s'échappe sans notre assentiment. Mais ordinairement nous n'attendons pas cette crise violente, et nous nous débarassons volontairement. Il faut donc que des puissances soumises à l'empire de la volonté viennent rompre l'équilibre entre les forces organiques ; c'est ce que font les muscles abdominaux.

Nous contractons donc l'abdomen, et alors les viscères se trouvant comprimés en haut, glissent sur le plan incliné formé par la paroi postérieure de la vessie ; s'engagent entre elle et le rectum, à la manière d'un coin, et la pressent d'arrière en avant et de haut en bas. Par cela seul que cette compression fait perdre à la vessie de sa sphéricité, elle augmente la distension de ses parois (1); mais ce n'est pas tout : comme c'est d'arrière en avant que la compression se fait, c'est d'un côté à l'autre que la distension devient plus forte ; les fibres musculaires du plan uréthro-vésical et celles des faisceaux latéraux qui tendent à éloigner l'un de l'autre les lobes latéraux de la prostate sont donc plus fortement tiraillées ; le muscle pelvien qui agit précisément en sens contraire et les fibres qui entourent le col sont obligés de céder, et l'orifice de l'urèthre s'entr'ouvre.

Cette influence de deux ordres de muscles différents nous explique peut-être les résultats en apparence contradictoires observés par les expérimentateurs. Bichat dit que les animaux dont le

(1) Cette proposition pourrait être démontrée géométriquement.

ventre est ouvert ne peuvent uriner (1); tandis que M. Magendie assure avoir vu souvent cette fonction s'accomplir en pareilles circonstances (2). Cela dépendait sans doute du degré de réplétion de la vessie.

Mais pourquoi l'excrétion urinaire se fait-elle avec difficulté lorsque cet organe a été fortement et longtemps distendu? Je crois que cela dépend de trois causes différentes : la première, c'est une sorte de spasme du releveur de l'anus, spasme que nous sentons très bien lorsque nous nous mettons en mesure de nous débarrasser; il semble que ce ne soit qu'à regret que ce muscle laisse échapper l'urine; la seconde, c'est l'élongation démesurée de la couche charnue; car tout muscle tiraillé au-delà de certaines limites, perd de son ressort : enfin la troisième, c'est que la vessie, remplissant en grande partie le détroit supérieur du bassin, les intestins ne s'engagent que difficilement derrière elle pour produire son aplatissement. C'est en vertu de cette dernière cause, c'est-à-dire, parce que les intestins distendus par des gaz s'engagent difficilement entre la vessie et le rectum, et en outre parce que la contraction

(1) Anat. gén., 2ᵉ part., p. 361. Paris, 1801.

(2) Loc. cit., p. 474. — Th. Bartholin rapporte une expérience semblable dans ses additions à l'*anatomie* de son père, ann. 1641.

des muscles abdominaux se trouve moins bien
transmise par des fluides élastiques, que, dans la
tympanite, il y a souvent difficulté et quelquefois
même impossibilité d'uriner. Si dans le décubitus
dorsal le besoin d'uriner se fait moins sentir, c'est
que là vessie n'est pas autant soumise à la pression des viscères abdominaux que dans la situation
verticale ; aussi, ce besoin se réveille-t-il dès que
nous sortons du lit. Cependant cette pression ne
suffit pas seule ordinairement, parce qu'il faut
que la vessie se contracte elle-même. Si elle se
laisse distendre dans un sens, lorsqu'une force
extrinsèque l'aplatit dans un autre, il n'y a pas
de résultat.

Mais revenons à notre sujet principal. Une fois
que le col est entr'ouvert, l'urine s'y précipite,
et y agit à la manière d'un coin. De là vient que
dès lors l'aide des parois abdominales n'est plus
nécessaire : Une colonne succède à une autre, et
la contraction de la vessie est suffisante. Cependant comme sa force propre ne peut effacer
complétement sa cavité, elle ne se trouverait jamais complétement débarrassée, si, vers la
fin, il ne survenait quelques contractions des
muscles abdominaux qui, en affaissant sa paroi
postérieure, achèvent de la vider.

La manière dont l'urine agit sur le col nous explique pourquoi, le premier jet une fois parti, il
nous est très difficile, et même presque impossi-

ble de retenir le reste : nous pouvons bien en suspendre momentanément le cours au moyen des releveurs de l'anus dont nous sentons fort bien alors les contractions ; mais comme de l'urine est engagée dans la portion prostatique qu'elle tient dilatée, et que la contraction de ces muscles ne peut être permanente, bientôt le reste s'échappe. Quelquefois cependant on parvient à en arrêter le cours, mais il faut une contraction prolongée et qu'il ne reste presque plus d'urine dans la vessie ; parce qu'alors ce liquide reflue, et que la portion prostatique se trouvant débarrassée, le col peut se refermer complétement.

L'urèthre a-t-il quelque action sur les urines ? favorise-t-il son écoulement par des contractions, ainsi qu'on l'a dit ? je ne le pense pas. Suivant moi, il les laisse écouler comme un tube inerte. Si ces contractions existaient, elles ne pourraient chasser ou accélérer le liquide que par intervalles, et celui-ci offrirait des saccades manifestes ; or, il n'en existe pas. On a dit, pour prouver cette action de l'urèthre, que les urines jaillissaient avec moins de force chez ceux qui avaient subi l'amputation de la verge. D'abord j'ai vu des cas de ce genre, et je n'ai pas trouvé que la différence fût bien sensible ; et d'ailleurs quand cela aurait lieu, serait-ce une preuve ? ne sait-on pas que de deux armes à feu dont le tube est de longueur différente, la plus longue porte le plus loin, parce que le pro-

jectile y est plus longtemps soumis à la force expulsive?

Cependant vers la fin de l'excrétion, on remarque deux phénomènes particuliers ; d'abord quelques jets d'urine sortent par saccades, à intervalles
plus ou moins éloignés, puis quelques gouttes tombent, pour ainsi dire, spontanément. Les jets sont
dus à la contraction des muscles qui environnent
l'urèthre (releveur de l'anus, bulbo-caverneux),
et qui chassent d'abord ce qui reste dans le canal
lorsque l'action de la vessie a cessé, ensuite ce
qu'y ont poussé les dernières contractions abdominales. Enfin les quelques gouttes qui tombent
en dernier lieu sont celles qui, restées dans la
portion de l'urèthre non environnée de muscles,
en sortent par le rapprochement spontané des
parois.

§ II. *Des fonctions de la prostate.*

Tous les physiologistes rangent la prostate
parmi les organes génitaux ; mais tous s'accordent
à dire que la nature de ses fonctions est à peu près
inconnue; serai-je assez heureux pour jeter quelque jour sur ce sujet ? c'est ce dont le lecteur ju-
gera. Je vais donc envisager cet organe sous les
rapports : 1° de son tissu fibreux ; 2° de ses granulations ; 3° de sa masse.

1° Le *tissu fibreux* qui forme la charpente de

la prostate appartient plus particulièrement à l'appareil urinaire ; aussi le retrouve-t-on dans les deux sexes. Il sert à l'insertion de la majeure partie des fibres musculaires de la vessie, dont on peut même le regarder comme la terminaison, comme le point fixe, lorsqu'elles entrent en action.

2º Les *granulations glanduleuses* me paraissent appartenir surtout à l'appareil génital ; d'abord parce qu'elles n'existent pas chez la femme dont l'urèthre n'a que des rapports de contiguïté avec les organes de la génération ; ensuite parce que leurs orifices, disposés autour de ceux des canaux éjaculateurs comme autant de satellites, annoncent bien certainement des rapports plus intimes que ceux de simple voisinage.

On dit que le liquide qu'elles produisent sert à lubrifier l'urèthre, à protéger le verumontanum contre l'acrimonie des urines ; la plupart regardent même comme du fluide prostatique ce liquide visqueux, incolore et transparent qui humecte le canal pendant l'érection ; mais je crois qu'ils se trompent, et que ce dernier résulte uniquement de la sécrétion de la muqueuse uréthrale, et de ses follicules. Le liquide qu'on exprime de la prostate, même chez les adultes, est blanc ; d'ailleurs je suis porté à croire que, semblable au sperme sous ce rapport, il ne peut sortir de la région prostatique avant l'éjaculation : n'est-ce pas lui qu'éjaculent les eunuques ? or, comment cela se ferait-il, s'il s'échappait au fur et à mesure qu'il est produit ?

Tous les anatomistes savent que le sperme évacué pendant les rapports sexuels, est plus blanc que celui qu'on rencontre dans les vésicules séminales ; on sait également que cette blancheur n'est pas générale, et que certains flocons, surtout les premiers sortis, la présentent à un plus haut degré que d'autres. N'est-il pas probable que ce changement est dû au fluide prostatique, qu'il y ait réaction entre ces deux liquides, ou simple mélange ? (1).

(1) L'humeur de la prostate ne me paraît pas être douée de propriétés bien actives. Je n'en ai pas trouvé d'analyse chimique. Elle contient probablement du phosphate de chaux ; car Wollaston a reconnu que les calculs de la prostate en sont tous formés. Voici l'analyse microscopique qui en a été faite avec soin par mon ami le docteur Vigla. « Après avoir incisé, dit-il, la prostate d'un homme adulte, profondément et dans toute sa longueur, nous en avons vu suinter un liquide visqueux et filant, mais à un degré moindre que le sperme et plus blanc que lui. Au microscope ce liquide parut entièrement formé par des globules. Les uns, et c'étaient les moins nombreux, avaient le volume et l'apparence des globules muqueux. D'autres n'avaient que la moitié du volume des précédents, déjà beaucoup plus nombreux, offrant une teinte blanche tirant un peu sur le jaune, sans granulation ni noyau central à leur surface. Mais ce qui formait l'immense majorité, c'étaient des globules très petits, offrant depuis le volume qui suivrait celui des derniers jusqu'à ce que l'œil

Mais à quoi sert donc ce fluide? il doit avoir un usage ; car, sauf très peu d'exceptions, tous les mammifères ont une ou plusieurs prostates. Ici nous touchons au seuil de ce sanctuaire dont tous les efforts des Haller, des Ch. Bonnet, des Spallanzani et de tant d'autres, n'ont encore pu déchirer le dernier voile. Ce qu'il y a de certain, c'est que cette liqueur n'est pas fécondante, et les dames romaines le savaient fort bien, si l'on en croit Juvénal (1). Mais est-elle nécessaire à la fécondation? c'est ce que nous ignorons. Les expériences de Spallanzani ont démontré que pour être prolifique, la liqueur séminale de la salamandre aquatique avait besoin d'être détrempée dans l'eau (2). Après avoir fécondé une chienne avec le sperme excrété spontanément par un chien (3), pourquoi cet admirable observateur n'a-t-il pas tenté sur des

pourrait apercevoir de plus petit. Leur circonférence était déterminée par un cercle bien noir, et proportionnellement très épais ; ce qui faisait que la portion transparente du centre était assez petite dans les plus gros et devenait invisible dans les plus petits, réduits à des points noirs. .... Nous n'avons trouvé aucun animalcule spermatique. .... La prostate d'un homme de 61 ans nous a donné un liquide moins épais, mais offrant les même globules. » (*L'Expérience*, décembre, 1837. Paris.) Ces expériences ont été répétées plusieurs fois avec les mêmes résultats.

(1) Satyre **VI**.

(2) Expér. sur la génération, trad. de l'italien par Sennebier; Genève, 1786; p. 141.—(3) p.226. Voyez aussi p. 311.

mammifères certaines expériences qui lui avaient réussi sur des crapauds (1), c'est-à-dire, essayé de féconder des femelles avec la liqueur des vésicules séminales, avec le suc exprimé des testicules, etc.? Je ne sache pas qu'aucun autre y ait songé, et je me propose de faire cette expérience à la première occasion ; nous saurons alors à quoi nous en tenir sur l'utilité du fluide prostatique, ou peut-être n'en saurons-nous pas davantage ; car on réussirait, qu'on ne pourrait pas assurer que ce fluide n'est d'aucune utilité, qu'il ne sert pas à rendre le sperme plus prolifique, ne serait-ce que mécaniquement, de même que Spallanzani a démontré que la liqueur séminale de la grenouille verte aquatique, sans avoir besoin d'éprouver aucun mélange pour être efficace, fécondait cependant une plus grande quantité de têtards lorsqu'on la dissolvait dans une certaine quantité d'eau (2). Combien ne faut-il donc pas de patience et de sagacité pour interroger la nature et acquérir le droit de l'interpréter !

3° Considérée sous le rapport de sa *masse*, la prostate appartient aux deux appareils. En effet, il est facile de comprendre que plus les points sur lesquels agissent les portions verticales des muscles pelviens se trouveront en dehors des plans d'insertion, plus l'action de ces muscles sera

____

(1) *Ibid.*, p. 136 ; — (2) p. 167.

efficace. Les lobes latéraux de la prostate se trouvant donc interposés entre eux et les parois de l'urèthre, celles-ci sont appliquées l'une contre l'autre avec plus de force, et présentent plus de résistance au passage de l'urine. De là vient en partie que les femmes qui n'ont pas de prostate, et que les jeunes garçons eux-mêmes qui ne l'ont que très peu développée, retiennent moins bien leur urine que les hommes faits ; car pour ce qui est des premières, il ne faut pas confondre deux choses bien différentes. Elles gardent plus longtemps leur urine que les hommes, parce que soit naturellement, soit par suite des convenances sociales, leur vessie a plus de capacité ; mais lorsque l'abdomen se contracte violemment, comme pendant des éclats de rire immodérés, elles résistent moins bien au besoin d'uriner.

Dans l'exercice des fonctions génératrices, la prostate agit par sa masse de plusieurs manières.

Depuis de Graaf et Swammerdam, on sait que l'*érection* de la verge tient à la présence d'une quantité plus grande de sang dans les alvéoles du corps caverneux et du tissu spongieux de l'urèthre. Mais pourquoi ce sang y est-il plus abondant ? M. Richerand a dit qu'une excitation particulière l'y fait aborder en plus grande quantité (1). Cela peut être ; mais cette cause lui

_____

(1) Élém. de physiologie, t. II, p. 436. Paris, 1825.

aurait-elle paru suffisante, s'il eût réfléchi que les veines de ces parties sont beaucoup plus nombreuses que les artères, et que rien ne pourrait empêcher le sang de s'en aller à mesure qu'il arriverait, à moins que ces veines ne fussent mécaniquement oblitérées? M. Magendie pense que cette oblitération est cause de l'érection, parce que, ayant lié sur un chien les deux grosses veines qui marchent sur la partie supérieure des corps caverneux, sur-le-champ le pénis s'est gonflé et est entré dans une sorte d'érection assez prononcée (*loc. cit.*, p. 519). Qu'aurait-ce donc été s'il eût pu lier toutes les veines capables de donner passage au sang? M. Brachet prétend que ces vaisseaux éprouvent un resserrement spasmodique particulier (*loc. cit.*, p. 347); mais comment comprendre ce resserrement lorsque nous voyons les tissus spongieux et caverneux de la verge qui ne sont que des dépendances de ces veines, devenir au contraire le siége d'une expansion considérable? On a cru pouvoir expliquer ce phénomène par la compression des veines honteuses qui, dit-on, se trouvent placées entre la symphyse des pubis et la racine de la verge pressée, tant que l'érection dure, contre ces os par les muscles qui la relèvent. Mais rien n'est moins prouvé que cette compression : Haller a même fait observer, et, ce me semble, avec quelque raison, que les muscles du périnée, et principalement l'ischio-caverneux

abaissent la *racine* de la verge lorsqu'ils se contractent, et qu'ils relâcheraient plutôt les veines
qu'ils ne les comprimeraient (*loc. cit.*, p. 482 et
563). Il doit donc y avoir quelque chose au-delà :
c'est la portion des muscles pelviens qui compri-
me la prostate, circonstance qui me paraît avoir
échappé à tous les physiologistes.

En effet, presque toutes les veines de la verge
vont aboutir aux sinus de Santorini qui se trouvent entre la face postérieure de la symphyse
pubienne et la prostate (voyez, p. 24). Vers le
milieu à peu près de la face antérieure de cette
glande, ces sinus se divisent pour se porter en
arrière, gagner les parties latérales du bas fond
de la vessie, et se jeter enfin dans les veines hypogastriques. Dans ce trajet, ces veines forment des
plexus très développés, principalement sur les faces latérales de la prostate contre lesquelles elles
sont maintenues fixes par le feuillet descendant de
l'aponévrose pelvienne qui les recouvre (v. p. 60).
On trouve même plusieurs veines qui, émergeant
de la face supérieure des racines du corps caverneux, se dirigent en dedans et en avant, sur la
face supérieure de l'aponévrose moyenne, et vont
se rendre soit aux sinus, soit à leurs divisions.

Supposons maintenant que les portions verticales des muscles pelviens viennent à se contracter pendant un certain temps, ne comprimeront-
elles pas ces veines contre les faces latérales de la

prostate, et ne produiront-elles pas forcément la stase du sang dans les tissus érectiles de la verge? (1). Je sais bien qu'il restera encore les veines satellites des artéres honteuses internes; mais qu'on remarque bien qu'il ne s'agit pas d'arrêter complétement le sang : ce liquide arrive avec tant de rapidité, qu'il suffira de lui fermer en partie ses voies de retour; or, les veines soumises à l'action des muscles pelviens sont certainement celles qui, dans l'état ordinaire, en laissent passer la plus grande quantité, parce qu'elles sont plus nombreuses et plus larges, et que leur trajet est plus direct. Si on réfléchit aux sinuosités que décrivent les honteuses internes pour contourner l'épine sciatique, on concevra sans peine que le sang doit y passer avec beaucoup de lenteur et de difficulté. D'ailleurs, ne peuvent-elles pas être elles-mêmes comprimées contre cette épine par le muscle grand fessier, etc., et l'érection ne reçoit-elle pas un surcroît d'énergie quand les muscles de la partie postérieure du bassin se contractent fortement?

(1). C. Varoli avait déjà fait une remarque assez importante; mais sans en rien déduire, il dit : « Musculus quidam notabilis carnosus circulariter fertur secundum totum ambitum infimæ partis ventris, ita ut amplexetur cervicem vesicæ et *omnia vasa constituentia radicem penis* et extremitatem intestinorum.» (Anat. sive de resolutione corp. hum., lib. **IV**, cap. 4. Patav. 1573.)

Mais, me dira-t-on, les muscles dont il s'agit, se contractent quand nous le voulons, et malgré cela, l'érection n'est pas sous l'influence directe de la volonté ; ils se contractent lorsque la vessie est distendue, et bien que les érections soient alors plus fréquentes, elles n'ont cependant pas lieu constamment. J'en conviens ; mais qu'on fasse bien attention que dans ces cas leur action est brusque, momentanée ; il nous est impossible de la prolonger tant soit peu, et le sang ne tarde pas à reprendre son cours. Je crois que plusieurs muscles du bassin, et je parle surtout du releveur de l'anus, sont susceptibles de deux modes de contraction bien distincts. Sont-ils volontaires ces mouvements, pour ainsi dire convulsifs, qui accompagnent l'éjaculation ? Pourquoi lors même qu'on en éprouve de fortes envies, est-il presque impossible d'uriner pendant l'érection ? Haller a dit que c'était à cause de l'intumescence du tissu spongieux de l'urèthre et du corps caverneux (*loc. cit.*, p. 569) ; mais n'est-il pas facile de remarquer que c'est au voisinage même de la vessie que l'obstacle existe, et qu'une fois la portion périnéale profonde du canal franchie, le reste n'oppose qu'une faible résistance au cours du liquide ? Ne suffit-il pas de quelques frictions sur le gland, même sans érection, pour déterminer la même difficulté ? Quelle est donc la cause de cette constriction, si ce n'est une puissance contractile, involontaire, qui agit à notre insu, ou plutôt que nous n'apprécions que confusément? Je fais cette dernière restriction, car il est bien certain qu'on éprouve alors dans tout le périnée un sentiment de tension tout à fait insolite, permanente, et bien différente de ces contractions brusques que notre volonté détermine. Ne perdons pas de vue que la distinction établie par Bichat entre les muscles de la vie organique et ceux de la vie animale est insuffisante, et que beaucoup de ces derniers, outre leur contractilité volontaire, ont un mode d'action approprié aux fonctions ou aux besoins des organes qu'ils avoisinent. Je citerai en preuve ce qui se passe dans les bâillements et les pandiculations, la respiration, les vomissements, l'accouchement, la défécation, etc. Bien des muscles volontaires n'ont-ils pas alors une action particulière qui échappe presque totalement à l'empire de la volonté? Et ces contractions des crémasters, qui, pendant l'orgasme vénérien, relèvent les testicules, sont-elles volontaires et ne révèlent-elles pas à nos yeux ce qui se passe au dedans?

Je pense donc que le releveur de l'anus est également doué d'une contractilité spéciale qui entre en jeu sous l'influence des excitations érotiques, ou même de simples titillations du gland. Cette contraction est susceptible de durer pendant un certain temps, et le sang, se trouvant arrêté, s'accumule dans le corps caverneux : si la volonté seule ne suffit pas pour amener l'érection, c'est qu'elle est impuissante à provoquer des contractions tant soit peu durables du muscle qui contribue le plus à la production de ce phénomène. On découvrirait d'autres causes encore, que je n'en serais pas surpris; mais je suis convaincu que celle que je signale joue le plus grand rôle.

Les lobes latéraux de la prostate se trouvant ainsi pressés l'un contre l'autre, nous comprenons maintenant pourquoi il est alors si difficile d'uriner; mais ne doit-il pas en résulter un obstacle à l'issue du liquide séminal? Cette question nous conduit à examiner comment se fait l'*éjaculation*.

Pendant l'orgasme vénérien, le sperme se trouve pressé dans les vésicules séminales par une force qu'il ne rentre pas dans mon sujet d'apprécier. Tant que les releveurs se contractent, il ne peut passer dans l'urèthre; sans cela il s'écoulerait peu à peu et continuellement; il ne pourrait y avoir d'éjaculation. Mais lorsque l'orgasme est à son comble, soudain ces muscles se relâchent, et subitement aussi le sperme afflue dans le canal; mais bientôt survient une contraction brusque et comme convulsive, et le sperme qui se trouve dans les régions prostatique et membraneuse se trouvant comprimé, et ne pouvant passer dans la vessie qui est fermée par l'occlusion de son col, s'échappe dans la portion spongieuse, ou plutôt

au-dehors ; car il ne peut séjourner dans cette portion en raison de la turgescence de ses parois et
de la contraction simultanée du muscle bulbo-
caverneux. Un nouveau relâchement laisse arriver
une nouvelle quantité de liquide, et une nouvelle
contraction l'expulse. Souvent cependant, ce n'est
qu'à la deuxième ou même à la troisième que le
sperme commence à s'échapper de l'urèthre : cela
a lieu surtout quand il n'y arrive pas en abondance.

Dans ma théorie, il n'est pas nécessaire d'admettre une contraction spasmodique des vésicules
séminales (Richerand), contraction si peu en
rapport avec leur organisation ; une sorte de cris-
pation, analogue à celle du dartos, serait suffisante. On voit aussi que dans ce premier temps
j'attribue aux muscles pelviens un rôle tout autre
que celui qu'on leur accorde généralement, puisque les physiologistes prétendent que par leurs
contractions brusques ils expulsent, ou aident à
expulser le liquide contenu dans les vésicules séminales, tandis que je pense, au contraire, qu'il
s'échappe pendant leur relâchement, fait qui s'accorde avec la faculté que l'homme a de retarder
pendant quelques instants l'éjaculation, en prolongeant volontairement le resserrement de ces
muscles (1).

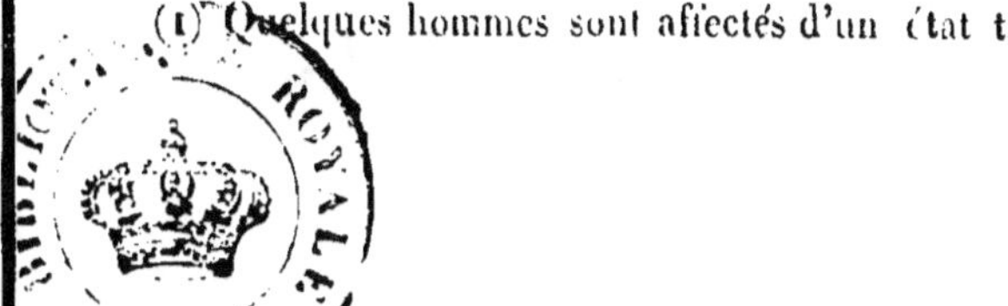

(1) Quelques hommes sont affectés d'un état très fâcheux

Si les idées que je viens d'émettre sont l'expression de la vérité, on en conclura que la prostate dont on avait été jusqu'à révoquer en doute l'utilité, a, sans même parler du liquide qu'elle produit, des usages fort importants. L'homme, et je pourrais dire le mâle, pour parler d'une manière plus générale, ayant besoin, pour remplir les fonctions spéciales qui lui ont été départies, que l'organe de la copulation devienne le siége d'une rigidité considérable, et que son urèthre puisse être fortement comprimé, a été doté de ce corps solide et volumineux, afin que les muscles pelviens pussent agir sur lui avec plus d'énergie et d'efficacité. La femelle n'en a pas, parce que ç'aurait été un obstacle à la parturition, et que ses organes n'ont pas besoin d'une turgescence aussi grande. Si le clitoris et les nymphes n'acquièrent jamais la

dans lequel du sperme s'échappe avec les derniers jets d'urine. Tous les auteurs ont attribué son expulsion des vésicules aux contractions des muscles pelviens; mais si on se rappelle la position de ces vésicules sous la paroi inférieure de la vessie, et l'aplatissement de haut en bas que fait éprouver à cette dernière la compression des viscères abdominaux (V. p. 83), on comprendra immédiatement que c'est cette compression qui chasse le sperme de ses réservoirs en même temps qu'elle chasse l'urine de la vessie, et que les muscles pelviens ne font que pousser ces deux liquides hors de l'urèthre.

dureté du pénis (1), c'est que les muscles qui compriment leurs veines ne le font pas sur un point de résistance aussi favorable.

C'est ainsi que plus on contemple avec soin les merveilles de la nature, moins on se lasse d'admirer la sagesse qui a présidé à leur création.

(1) « Est glans... multò quam clitoris major, et *certè in venere tumidior* (Haller, loc. cit., p. 368). »

DEUXIÈME PARTIE

DES AFFECTIONS ORDINAIREMENT PRIMITIVES.

CHAPITRE Iᵉʳ.

CONSIDÉRATIONS GÉNÉRALES.

Les maladies des voies urinaires furent, à ce qu'il paraît, de tout temps le funeste apanage de la vieillesse. Le père de la médecine le dit d'une manière positive (1), et même, en remontant plus haut, on a cru en trouver la preuve dans la sublime description que fait l'Ecclésiaste de la décadence naturelle de l'homme (2). Nommer tous ceux qui ont confirmé ce fait d'observation, ce serait

(1) Τοισι δὲ πρεσϐύτῃσι δύσπνοιαι, καταῤῥοι βρηχώδες, στραγγουριαι, δυσουριαι, ἄρθρων πόνοι, νεφριτιδες, etc. Les vieillards sont sujets aux dyspnées, aux catarrhes avec toux, à la *strangurie* et à la *dysurie*, aux douleurs des articulations et des reins, etc. Aph. 31, sect. 3.

(2) Memento creatoris tui in diebus juventutis tuæ..... antequam rumpatur funiculus argenteus, et recurrat vitta aurea, et *conteratur hydria super fontem, et confringatur rota super cisternam* (Eccles., cap. xii, vers. 6). L'auteur a-t-il voulu, par ces dernières figures, exprimer l'incontinence et la rétention d'urine?

énumérer tous ceux qui ont écrit sur ce sujet.
Suivant E. Home, il est rare qu'un homme parvienne à 80 ans sans être affecté de l'une de ces maladies (1), et encore cet auteur n'a-t-il pas mis cette vérité dans tout son jour ; car en admettant quelques heureuses exceptions, on pourrait abaisser ce chiffre de beaucoup : on verra même par les faits que je rapporterai dans le cours de cet ouvrage, que l'âge de 40 et surtout de 50 ans, n'est pas entièrement exempt de celles de ces affections qui font le cortége presque nécessaire d'un âge plus avancé.

Dès les premiers temps aussi, on s'est aperçu qu'elles sont presque toujours incurables. Hippocrate le dit expressément (2). Telle fut l'opinion de ses successeurs ; telle était sans doute également celle d'A. Ferri, lorsqu'en commençant un ouvrage qui a quelque analogie avec le mien, il accusait la nature d'avoir été pour l'homme une injuste marâtre plutôt qu'une mère équitable (3).

(1) Malad. de la glande prostate ; traduit par Marchant, p. 15 ; 1820.

(2) Τὰ νεφροιτίκα καὶ ὁκόσα κατὰ τήν κύστιν ἐργώδος ὑγιάζεται τοισι πρεσβύτησι : Les maux de reins aussi bien que ceux de la vessie guérissent difficilement chez les vieillards (Aph. 6, sect. 6).

(3) Rectè illi quidem mihi interdùm sensisse videntur, qui naturam homini injustiorem novercam quàm æquam matrem esse voluerunt. Etenim si ejus vitam ab origine per æta-

Il est vrai que ce chirurgien, qu'André Lacuna et d'autres encore proposèrent des remèdes ; mais leurs connaissances étaient tellement imparfaites, leurs remèdes tellement inefficaces et même dangereux, qu'il n'est pas étonnant que l'idée d'incurabilité se soit propagée jusqu'à nos jours.

Mais pourquoi n'a-t-on pas cherché davantage à tirer parti de quelques vérités importantes qui se trouvent dans leurs ouvrages ? C'est qu'ici, comme dans bien d'autres circonstances, on s'est trompé sur l'enchaînement des phénomènes ; les préjugés ont rendu aveugle, et, au lieu de regarder les maladies des voies urinaires comme une des causes, on les a presque toujours considérées comme un effet de cette décadence dont elles sont si souvent accompagnées. Cependant, la simple comparaison entre les deux sexes n'aurait-elle pas dû suffire pour dessiller les yeux ?

On a remarqué depuis longtemps que dans la première moitié de la carrière humaine, la femme avait moins de chances d'avenir que l'homme. Cette observation est fort juste, et la raison en est facile à saisir ; mais on a remarqué aussi qu'une fois les fonctions de l'utérus terminées, une fois la

---

tes contemplemur, tot miseriis, tot ærumnis premi reperietur, ut non injuria dici posse videatur, nihil est miserius homine. (*De caruncula sive callo quæ cervici vesicæ innascitur*. Lugduni, 1553.)

période critique traversée, les chances chan-
geaient, et que la femme parvenait généralement
à une vieillesse plus avancée (1). N'était-il pas
alors naturel de rechercher la raison d'une telle
différence ? c'est effectivement ce que l'on a fait ;
mais avec peu de succès, selon moi. J'ai la ferme
conviction qu'elle tient, au moins en grande partie, aux affections des voies urinaires qui, pour
des raisons que j'exposerai plus tard, sont si fréquentes chez l'homme, et si rares chez la femme.

Si seulement elles conduisaient sans douleur au
terme fatal où chacun doit nécessairement arriver !
Mais loin de là : elles marchent le plus souvent
accompagnées de douleurs que je n'essaierai pas
de peindre ; car ceux qui les endurent trouve-
raient mes couleurs bien pâles. Ces douleurs sont
quelquefois telles, que des hommes se sont donnés la mort pour s'y soustraire, et, pour ne pas

(1) On peut observer, dit Buffon, en consultant les tables
qu'on a faites sur la mortalité du genre humain, que, quand
les femmes ont passé un certain âge, elles vivent ensuite plus
longtemps que les hommes du même âge (*Hist. naturelle de
l'homme*).

Videntur fœminæ certo respectu tardiores maribus se-
nescere, et summos senii annos frequentiores attingere.
Hinc, cæteris paribus, obscuriora et rariora ejusdem se-
nectutis periodi vestigia illis quam his, inerunt (G. Seiler.
Anat. corp. hum. senilis specimen. Introitus, p. 14. Thes.
Erlangæ, 1799)·

citer des noms obscurs, ce sont elles qui portèrent le célèbre Épicure à se faire mourir à l'âge de 72 ans, après avoir été 14 jours sans uriner (1).

Mais quelle est donc la cause de la fâcheuse prédilection qu'affectent ces maladies pour les vieillards du sexe masculin? On a répondu à cela que chaque âge avait ses maladies spéciales, et que la vieillesse présentait surtout celles des organes du bassin et de leurs annexes (2); mais il n'est pas difficile de s'apercevoir que ce n'est pas là résoudre une question, et d'ailleurs, aurait-on fait une pareille réponse si l'on eût réfléchi combien les voies urinaires sont rarement affectées chez les femmes? On a encore dit que la peau des vieillards ne permettant que très peu à l'exhalation de se faire, que le mouvement de décomposition l'emportant sur celui de composition, il devait nécessairement s'opérer vers les organes intérieurs, et notamment vers l'appareil urinaire, un afflux abondant de matières excrémentitielles; de là une urine fortement chargée d'azote (3). Quant à cette

(1) On trouve, dit le savant Bosquillon, les détails de la mort d'Épicure dans quantité d'auteurs, mais particulièrement dans Senèque, lettres 62 et 92; dans Diogène de Laërce, vie d'Épicure, p. 606, vol. I, éd. in-4°. Amst. 1698. Voyez également Cicéron, de fin. bon. et mal., l. II, cap. 3o.

(2) Stahl, Dissert. de morborum ætatum fundamentis pathologico-therap. Halæ, 1698.

(3) Rollier, dict. de méd. 2ᵉ édit., t. I, p. 616.

dernière assertion, nous examinerons plus tard (3° part.) quelle est sa valeur : toutefois, en supposant qu'elle rende compte du catarrhe et de l'inflammation de la vessie, elle n'explique certainement pas l'incontinence et la rétention d'urine.

Et cependant, ces maladies sont les plus fréquentes, c'est presque toujours l'une ou l'autre qui marque le début de cette longue série d'infirmités que nous allons parcourir. Interrogez les vieillards, et je parle de ceux qui ne se plaignent nullement, ils vous répondront : *je n'ai que de la peine à retenir mes urines*; ou bien, *mes urines ne sortent qu'avec lenteur*; mais ils ne manqueront pas d'ajouter aussitôt : *c'est un effet de l'âge*, voulant dire par ces mots, que cela tient à un affaiblissement naturel des organes qui président à la rétention ou à l'excrétion normales de ce liquide.

L'incontinence d'urine ne serait qu'une infirmité fâcheuse, dégoûtante, si malheureusement elle n'était le plus souvent que le prélude de la rétention. Celle-ci, au contraire, ainsi qu'il est très facile de le concevoir, ainsi que le démontrent les cas observés aux divers âges de la vie, marche presque toujours escortée des désordres les plus graves, et se termine ordinairement par la mort, si l'on ne se hâte d'y porter remède. Non-seulement elle fait sentir sa fâcheuse influence sur les diverses parties de l'appareil urinaire; mais encore elle peut causer une foule de désordres dans la plupart des fonctions les plus nécessaires. Les rétrécissements de l'urèthre hâtent très souvent le terme de la vie; rarement ils permettent de parcourir une longue carrière, surtout aux hommes que la fortune n'a pas favorisés de ses dons, à ces hommes qui, soit par indigence, soit par incurie, soit par ignorance, négligent de se faire soigner, ou deviennent la proie de charlatans aussi audacieux qu'inexpérimentés. Eh bien, si les obstacles au cours de l'urine moissonnent ainsi les hommes à la fleur de l'âge, que ne doivent-ils pas faire quand ils surviennent au déclin de la vie? (1)

Or, si les dérangements plus ou moins marqués de l'excrétion urinaire sont le plus souvent le premier symptôme que les vieillards éprouvent; si l'un de ces dérangements amène à quelque

(1) Sans doute Hippocrate ignorait l'influence fâcheuse que les maladies des voies urinaires exercent sur les autres organes. Sans cela, il n'eût pas dit que la strangurie est plus longue chez les vieillards que chez les jeunes gens; mais qu'elle n'est mortelle pour aucun (περὶ πάθων, t. II, p. 405 de l'édit. de Kuhn; Leipsic, 1828). Ordinairement alors, il survient une maladie intercurrente qui amène la mort. C'est ce qu'Hippocrate avait sans doute observé; mais pour lui cette maladie était indépendante de l'affection première, tandis que pour nous elle n'en est assez souvent que l'effet : c'est ce que j'essaierai de démontrer.

âge que ce soit une foule d'autres accidents de la même manière et dans le même ordre que chez eux, n'en doit-on pas conclure que rechercher quelle est la cause de ces dérangements, ce sera rechercher la cause de presque toutes les maladies dont leur appareil urinaire est si souvent affecté?

Nous venons de voir que les vieillards attribuent eux-mêmes leurs infirmités à l'affaiblissement graduel de leurs organes : cette opinion fut aussi dans tous les temps celle d'un grand nombre de médecins, et je puis même dire qu'elle n'a jamais été plus clairement exposée, plus sérieusement soutenue que par nos auteurs classiques les plus modernes. Cette idée de *paralysie sénile* est si commode, il fallait si peu de frais de travail et d'observation pour la soutenir, qu'on ne doit pas s'étonner qu'elle ait eu cours à une époque où, en raison du petit nombre de connaissances positives, l'esprit d'hypothèse avait le champ libre ; à une époque, par exemple, où la *nature, l'âme, l'archée*, étaient chargés de rendre compte de tout ce que le corps humain éprouvait de phénomènes morbides. Mais comment s'est-elle propagée jusqu'à nos jours? C'est que le *vitalisme*, qui n'a presque jamais d'autre avantage que celui de couvrir notre ignorance, a assez souvent le grave inconvénient de tromper les médecins eux-mêmes, de les faire croire à la réalité de ce qui n'est qu'un mot, et de les détourner ainsi des sentiers ardus qui pourraient les conduire à la vérité.

Pourquoi, je le demande, la vessie se paralyse-rait-elle plutôt que les autres organes, plutôt que les membres inférieurs qui, uniquement animés par le système nerveux encéphalique, se ressentent ordinairement plus vite de l'épuisement des sources de la vie que ceux de nos organes qui, comme la vessie, reçoivent en même temps des nerfs du système ganglionaire? « La paralysie de la vessie, dit M. Hollard, ne mérite pas moins d'attirer l'attention du physiologiste que celle du médecin. En effet, sa fréquence et son isolement de phénomènes généraux forcent à lui assigner des causes particulières, et à reconnaître sa nature spéciale. Rien n'est plus commun que de voir cette affection se développer chez des hommes âgés à la vérité, mais chez lesquels aucun signe de décrépitude ne s'annonce encore. Là, au milieu d'organes dont les fonctions de tous les instants se sont conservées presque intactes, la vessie est graduellement, ou tout à coup frappée de paralysie, sans que le cerveau ni le rachis semblent y participer en rien; et, pour ne pas sortir des viscères dont l'organisation a le plus d'analogie avec celle de la vessie, l'estomac et les intestins sont très rarement atteints de paralysie soit idiopathique, soit symptomatique (1). » Comment se fait-il que des

(1) Trad. du traité de Sœmmering, p. 211.

réflexions aussi justes n'aient pas conduit leur auteur à des recherches plus complètes et par suite, à une opinion mieux fondée?

De l'aveu même de ceux qui l'ont inventée ou soutenue, cette paralysie serait plus fréquente chez les vieillards replets ; chez ceux qui satisfont le plus à l'*activité* dévorante de leur estomac, chez les enfants de la joie qui ne s'ennuient point à table, comme le disait J. L. Petit. On a même été jusqu'à l'attribuer en grande partie à cet amour immodéré des festins qui empêche de quitter la table pour satisfaire au besoin d'uriner. Selon Boyer, la vessie devenue, comme les autres organes musculaires, moins contractile, n'est plus stimulée par la présence de l'urine ; en conséquence elle se laisse distendre au point que ses fibres allongées n'ont plus assez de force pour surmonter la résistance naturelle que leur oppose le col de la vessie (1). Ici l'auteur s'est totalement trompé, il donne une explication tout à fait fausse d'un fait vrai en lui-même ; aussi, voyez son embarras ; il explique d'abord la distension par le défaut de contractilité, et ensuite le défaut de contractilité par la distension. Il cite à l'appui de sa manière de voir l'exemple de Tycho-Brahé, qui, se trouvant dans un banquet à Prague, s'efforça par scrupule de retenir ses urines, et ne put en-

______

(1) Traité des mal. chirurg., t. IX, p. 176, 4ᵉ éd.

suite les rendre lorsqu'il se trouva dans un lieu propice ; mais on verra dans un des chapitres suivants, comment le fait de ce célèbre mathématicien doit être interprété.

Si les maladies dont nous nous occupons étaient le résultat d'une vie trop sédentaire, et d'une distension habituelle ou trop grande de la vessie, par le seul fait d'une lésion de la vitalité de cet organe, et sans aucune particularité de structure, comment se ferait-il que la femme, qui est bien plus sédentaire que l'homme, et bien plus que lui esclave des préjugés, comment se ferait-il qu'elle en est si rarement atteinte, et que si par hasard on en observe quelques exemples, on peut être presque sûr qu'ils se lient à une affection de l'utérus (1)? Il est vrai qu'on m'a quelquefois objecté que beaucoup de femmes, lorsqu'elles doivent forcément rester étendues sur un lit, sont prises de rétention d'urine : il n'y avait pas d'obstacle, ajoutait-on ; donc la vessie avait perdu son énergie. Mais il n'est pas besoin d'une réflexion bien longue pour s'apercevoir que la conclusion n'est pas tout à fait logique. J'ai vu des cas de ce genre, et je puis assurer qu'il n'y avait pas le moindre signe de pa-

____

(1) Galien avait déjà remarqué, que « lorsqu'une femme est affectée de *dysurie* ou d'*ischurie*, on doit soupçonner que ces affections ont leur source dans la matrice » (**De loc. affect.** t. **VII**, p. 524 de l'édit. de Chartier).

ralysie : la preuve, c'est que lorsqu'on sonde ces femmes, l'urine s'échappe avec force jusqu'à la dernière goutte, à moins que la vessie n'ait été distendue pendant très longtemps, et alors ce n'est que de la fatigue, analogue à celle qui s'empare de tout muscle quand il a été trop longtemps en action, et qui ne tarde pas à se dissiper par le repos (1). J'ai déjà fait voir que nous urinons moins facilement dans le décubitus dorsal ; mais la principale cause de cette rétention d'urine, c'est la difficulté qu'il y a d'adapter un urinal : la crainte qu'ont ces femmes de souiller leur lit provoque chez elle instinctivement, et d'une manière irrésistible, la contraction spasmodique de ces portions des muscles pelviens, que j'ai regardées comme des puissances auxiliaires quand le besoin

(1) C'est ce qui arriva dans une observation d'A. Paré, que l'on cite si souvent pour prouver la possibilité des paralysies vésicales : « Un jeune serviteur, dit-il, revenait des champs, menant en croupe une honneste demoiselle ; et étant à cheval, lui print vouloir de pisser ; toutefois n'osait descendre, et moins encore faire son urine à cheval. Estant arrivé en cette ville, Paris, il voulut pisser, mais il ne put nullement, et avait de très grandes douleurs et espreintes, avec une sueur universelle, et tomba presque en syncope. Et alors l'on m'envoya quérir : et disait-on que c'était une pierre qui l'engardait de pisser : et étant arrivé, lui mis une sonde dedans la vessie et pressai le ventre : et par ce moyen pissa une pinte d'eau, et n'y trouvai aucune pierre ; et *depuis ne s'en est senti.* » (Op. cit. liv. XVIII. ch. 5o).

d'uriner se fait trop vivement sentir. Bien des hommes ne peuvent uriner lorsqu'ils sont couchés sur le dos ; beaucoup de personnes, et même de notre sexe, ne peuvent exécuter cette fonction quand elles songent seulement qu'on les regarde ; ont-elles donc la vessie paralysée ?

Presque tout ce qu'on a dit sur l'organisation des vieillards et sur leurs maladies, est le fruit des préjugés bien plus que de l'observation. C'est ainsi qu'on a prétendu que leur vessie était vaste et amincie (1) ; on a même été jusqu'à dire dans un concours récent, que chez eux le tissu musculaire de cet organe se raréfiait et se transformait en tissu cellulaire (2) ! J'en appelle à tous ceux qui ont ouvert des cadavres de vieillards ; qu'ils disent si leur vessie ne présente pas presque toujours une tunique musculaire infiniment plus épaisse et beaucoup plus rouge que celle des adultes, et cela en proportion du temps depuis lequel cet organe semblait fonctionner avec moins d'énergie. Or, tout muscle paralysé s'atrophie et finit par prendre insensiblement une apparence graisseuse ; pourquoi la vessie ferait-elle seule exception, et acquerrait-elle plus de force apparente, à mesure qu'elle perdrait plus de force réelle ?

D'ailleurs, si vous demandez aux fauteurs de

(1) Rullier, loc. cit., p. 612.
(2) Voyez Gaz. méd., p. 799, année 1839.

l'opinion que je combats comment se produit la rétention d'urine, ils vous repondront : C'est qu'il y a paralysie du corps de la vessie et résistance de son col ; si vous leur demandez en outre comment se produit l'incontinence, ils se hâteront d'ajouter : c'est que la vessie est encore douée de contractilité, et que son col ne l'est plus (1). Si, comme il arrive assez souvent, après une rétention d'urine, ce liquide vient à s'écouler par régorgement, on vous dira : c'est que la paralysie *générale* de la vessie se change en paralysie *spéciale* de son col (2). Mais, si maintenant vous demandez pourquoi on voit si souvent à l'incontinence succéder la rétention, état si différent, alors point de réponse ; car on n'y a pas même fait attention. En supposant que dans ce cas on eût affaire à une paralysie qui se serait étendue du col au corps de la vessie, il ne pourrait en résulter une rétention complète ; l'urine dévrait sortir par régorgement et avec facilité, n'ayant plus de résistance à vaincre.

Une remarque que chacun a pu faire, c'est que bien des fois, chez des vieillards qu'on traite d'une rétention d'urine par des sondes à demeure, on voit ce liquide passer spontanément entre l'ins-

____

(1) Zuber, *Diss. de morbis vesicæ*, cité et appuyé par Sœmmering, p. 69. — Boyer, t. 9, *passim*, etc.

(2) Sœmmering, p. 72.

trument et les parois de l'urèthre. Eh bien, je le demande, observerait-on ce phénomène si la rétention était due à une paralysie de la vessie? La présence d'une sonde dans le canal n'est-elle pas un obstacle de plus?

Ce simple fait, observé avec réflexion, aurait peut-être suffi pour ouvrir les yeux; mais, il n'en a pas été ainsi, tant est grande la force des idées préconçues! A quoi a-t-il servi à M. Richerand de remarquer que les paralysies spontanées de la vessie sont accompagnées de douleurs très vives? « Cela prouve, dit-il, que l'irritabilité peut être complétement éteinte, tandis que la sensibilité existe encore (1) ». D'autres attribuent, au contraire, la distension de la vessie à son insensibilité: quelles contradictions!

Un fait qui a trompé bien des chirurgiens, c'est que souvent on observe que la vessie des personnes affectées de ces dysuries ne se vide qu'imparfaitement, même lorsque la sonde livre à l'urine une issue facile; mais, c'est parce que ce phénomène n'a pas été étudié avec assez de soin qu'il a pu induire en erreur. J'y reviendrai dans plusieurs endroits de cet ouvrage, et j'espère ne plus laisser d'incertitude dans les esprits. Qu'il me suffise pour le moment de dire que, loin d'être cause de la rétention d'urine, il n'en est ordinairement

____

(1) Mém. de la société médicale d'émulation, 1801.

que l'effet, et qu'il tient à ce que certaines altérations consécutives des tuniques de la vessie en détruisent la contractilité.

Je n'ai sans doute pas besoin de faire remarquer qu'il ne s'agit pas ici des paralysies qui accompagnent les affections du système nerveux.

Je ne voudrais pas non plus que de tout ce que je viens de dire, on tirât la conséquence que je n'admets pas que l'âge, sans l'intervention de quelques changements organiques, ne puisse affaiblir la vessie, ainsi qu'il le fait pour beaucoup d'autres organes. Tout ce que je prétends, c'est que cet affaiblissement, lui seul, ne pourrait amener de grands changements dans l'excrétion urinaire, parce que les puissances expulsive et rétentive s'affaiblissant en même temps, elles doivent continuer de se faire équilibre. D'ailleurs, l'observation, qui est plus forte que tous les raisonnements, prouve que tout ce qu'on regardait comme l'effet d'une paralysie essentielle de la vessie ou de son col, dépend d'obstacles matériels au libre exercice de leurs fonctions.

Il y a déjà bien longtemps que cette vérité fut entrevue par les bons observateurs ; ce qui leur manqua, c'est de ne pas l'avoir assez généralisée, c'est de ne l'avoir reconnue que dans les cas extrêmes, dans les cas les plus rares, par conséquent, et les plus réfractaires aux ressources de l'art.

Les sciences d'observation doivent avant tout constater les faits. Hippocrate, qui ne pouvait, comme nous, emprunter le secours de l'anatomie pathologique, a donc fait preuve d'une bien profonde sagesse en s'abstenant de toute explication. Après avoir, ainsi que nous l'avons vu, déclaré que les maladies des voies urinaires sont très fréquentes chez les vieillards, je ne sache pas qu'il ait cherché à en expliquer la cause. Bosquillon pense que dans un de ses Aphorismes, il a voulu parler des gonflements de la prostate (1); mais je crois que c'est à tort, car si l'on compare cet aphorisme avec ceux qui précèdent ou qui suivent, on verra que l'auteur s'occupe d'indiquer bien plutôt le lieu où se produisent les phénomènes dont il parle, que leur cause efficiente (2). Celse et Ga-

(1) Trad. des maladies vén. de B. Bell, t. I, p. 220.

(2) Voici cet aphorisme : Ἢν αἷμα οὐρέῃ καὶ θρόμβους καὶ στραγγουρίην ἔχῃ, καὶ ὀδύνη ἐπίπτῃ ἐς τὸν ὑπογάστριον καὶ ἐς τὸν περιτόναιον, τὰ περὶ τὴν κύστιν πονεῖ (sect. v, aph 80). Philotée pense que ces mots τὰ περὶ τὴν κύστιν signifient τὰ οὐρητικὰ ὄργανα, *les organes urinaires.* Dans les ouvrages de Galien et de tous les commentateurs modernes, ces mots se trouvent traduits par *partes circà vesicam,* c'est-à-dire, *si quelqu'un urine du sang et des grumeaux, s'il est affecté de stranguric et de douleurs vers l'hypogastre, le pubis et le périnée, les parties qui environnent la vessie sont malades.* S'il m'est permis d'exprimer ici mon opinion, je crois que tous ces commentateurs se sont trompés. Dans l'un des aphorismes précédents, Hippocrate dit : *si quelqu'un urine du sang ou du*

lien n'ont rien ajouté à ce qu'a dit Hippocrate, et sans doute qu'il en fut de même de leurs contemporains et de leurs successeurs.

Les auteurs arabes, qui fleurirent dans les Xe,

pus, il y a ulcère des reins ou de la vessie ; puis viennent quatre aphorismes dans lesquels il cherche manifestement à établir le diagnostic entre ces deux cas différents, et enfin, il pose celui dont il est question. N'est-il pas probable qu'il y veut tout simplement parler de la vessie, ainsi qu'il le fait dans l'aphorisme suivant? Les grumeaux dans l'urine, la difficulté d'uriner, les douleurs vers l'hypogastre et le périnée, sont encore regardés comme signes pathognomoniques de l'hématurie vésicale. Hippocrate ne pourrait-il pas avoir mis τὰ περὶ τὴν κύστιν pour exprimer une idée de *périphérie,* pour signifier *les parois de la vessie,* ou même pour indiquer la *vessie,* comme Homère a dit : οἱ περὶ τὸν Ἀγαμέμνονα , pour exprimer *Agamemnon ;* et Plutarque : οἱ περὶ τὸν Φίλιππον καὶ Ἀλεξανδρον, pour indiquer *Philippe* et *Alexandre?* Je sais bien que c'était ordinairement avec les noms propres que les Grecs usaient de cet idiotisme; cependant je me trouve d'accord avec Celse, qui a rendu ainsi cet aphorisme : *At si paulatim distillat, vel si sanguis per hanc editur, et in eo quædam cruenta concreta sunt, idque ipsum cum difficultate redditur, et circa pubem inferiores partes dolent, in eadem vesica vitium est.* (De re medica, lib. II, cap. 7, Edente Valart, p.58). D'ailleurs, la préposition περὶ signifie *autour,* et tous les organes qui sont autour de la vessie ne donnent pas lieu à un pissement de sang. Si Hippocrate eût voulu seulement désigner un organe placé au col de la vessie, il aurait plutôt employé le mot παρὰ, *auprès :* nous avons vu que la prostate fut appelée παραστάτης.

XIe et XIIe siècles, sont un peu plus avancés : ils parlent de la rétention d'urine produite par des chairs exubérantes (1); mais ils ne disent pas à quel âge ces maladies se manifestent ordinairement, ni quel est leur siége habituel. Il y a plus, tout donne lieu de croire qu'ils voulurent parler des rétrécissements de l'uréthre, puisque, suivant eux, ces chairs surviendraient à la suite d'une ulcération, et lorsque le pus commencerait à diminuer (2). Ne reconnaît-on pas là la marche des rétrécissements qui succèdent à la blennorrhagie ? Cette erreur ne saurait nous étonner chez des peuples auxquels leur religion ne permettait pas l'ouverture des cadavres, puisque c'est la même idée qui domine dans les écrits de presque tous les chirurgiens des autres nations qui vécurent à cette époque ou dans les siècles suivants.

Au commencement du XVIe siècle, André Lacuna a écrit un ouvrage où l'on apprend que de son temps les médecins ignoraient la cause de la rétention d'urine, qu'ils l'attribuaient à la pierre, et qu'il leur arrivait même de tailler en vain leurs malades. Il ne croit pas pouvoir faire à Dieu, mort pour le genre humain, d'offrande plus agréable

(1) Carne addita meatus oppilante (*Albucasis*, cap. **X**.)

(2) Diminuente sanie, si incipiat urina difficilis fieri de die in diem alterum, noscas quod caro superflua orietur ibi (*Rhases. lib.* **X**, cap. 3).

que son livre (1). En même temps que Lacuna, et peut-être même avant lui, A. Ferri publia également un petit traité remarquable pour le temps où il fut écrit (2).

A en juger par le titre de ces ouvrages, il est très probable que leurs auteurs n'avaient constaté de leurs yeux que les caroncules qui naissent au col de la vessie ; mais, comme ils n'en connaissaient ni la nature, ni le point de départ, ils ont admis qu'on en pouvait également rencontrer dans l'urèthre (3). Sans doute, ils se disaient, comme Heister l'a fait plus tard : « Si les caroncules peuvent naître derrière le col de la vessie, je ne vois pas pourquoi il ne naîtrait pas d'excroissance semblable dans le col même ou dans l'urèthre, surtout après l'ulcération de ces parties (4). »

C'est là, j'en suis persuadé, l'origine de toutes les erreurs qui ont été débitées sur les prétendues excroissances ou caroncules de l'urèthre ; car, comme l'a dit Celse : « Verisimile est id a quoque prætermissum quod ipse non cognoverit, a nullo id quod non viderit fictum. » Mais il arrive sou-

(1) Methodus cognoscendi extirpandique excrescentes in vesicæ collo carunculas. Romæ, 1551.

(2) De caruncula sive callo quæ cervici vesicæ innascitur. Lugd., 1553.— Il paraît que ce livre fut publié pour la première fois en 1533, et celui de Lacuna en 1534.

(3) Ferri, cap. 3. — Lacuna, p. 8.

(4) Institutiones chir., t. II, p. 835. Amst., 1747.

vent que les hommes laborieux, n'ayant découvert la vérité qu'à demi, ceux qui trouvent plus facile de profiter de leurs travaux que de pousser plus loin leurs recherches, tombent précisément sur ce qu'il y a d'imparfait, exploitent l'erreur et la propagent ; parfois même, il arrive qu'une idée fausse s'enracine tellement, qu'elle devient un préjugé général auquel les meilleurs observateurs ont ensuite de la peine à se soustraire. A. Paré n'a-t-il pas disserté longuement sur les caroncules de l'urèthre (1) ?

Je ne veux cependant pas dire pour cela qu'il ne puisse se former des excroissances dans ce canal ; mais ces maladies sont si rares, qu'il est facile de voir que ceux qui en parlent si souvent, ne les ont jamais cherchées. A l'exemple de Morgagni, je n'accepte pas moins volontiers la caroncule que Gensel dit avoir rencontrée lui-même, que les rétrécissements vus par Brunner et par d'autres ; mais je pourrais presque ajouter avec lui : « Moi, qui ai examiné attentivement un très grand nombre d'urèthres, à peine y ai-je rencontré une seule excroissance charnue (2). » Desault, dans son immense pratique, n'en a jamais vu d'exemple (3). Comme celui que j'ai observé est des plus

(1) Op. cit., liv. XIX.
(2) De sedibus et causis morborum. Epist. XLII, art. 38.
(3) OEuv. chir., t. III, p. 250. Paris, 1803.

remarquables, et qu'il fera voir combien ces excroissances diffèrent des tumeurs qui s'élèvent au col de la vessie, je vais le rapporter :

Obs. I. *Végétations nombreuses dans l'urèthre.* —J'eus occasion d'ouvrir, en 1835, avec mon ex-collègue, le docteur Florimond, actuellement médecin à Calais, le corps d'un vieillard qui, trois ans avant sa mort, avait été affecté pendant un mois d'une rétention d'urine. Dix mois après, nouvelle rétention dont il fut guéri à l'Hôtel-Dieu. Enfin troisième rétention qui le fit entrer à la salle de chirurgie de l'hospice de Bicêtre. On lui mit une sonde à demeure pendant quelques jours ; le cours des urines redevint libre ; mais bientôt une attaque d'apoplexie amena la mort. Nous ne pûmes savoir si cet homme avait eu des maladies vénériennes.

Dans toute l'étendue de l'urèthre, depuis la fosse naviculaire, jusqu'à la portion prostatique exclusivement, nous avons trouvé, semées à égales distances à peu près, 12 ou 13 petites excroissances, ayant presque la couleur des bourgeons charnus qui s'élèvent à la surface d'une plaie. Leur circonférence est très irrégulière, leur sommet découpé, fendillé, comme granuleux, et les granulations sont elles-mêmes hérissées de petites houppes de la même substance : elles sont molles, demi-transparentes, et comme composées de plus de liquides que de solides ; elles semblent dénuées de membrane protectrice. Presque toutes occupent la paroi inférieure du canal et quelques-unes les côtés ; il n'en existe qu'une seule sur la paroi supérieure ; c'est à l'origine de la portion membraneuse. Il y en a qui sont plus longues que larges, et dont le volume pourrait égaler celui d'un grain d'orge, quelques-unes mêmes approchent du double ; d'autres sont arrondies comme une lentille, comme un pois ; presque toutes ne tiennent que par un pédicule très fin et se détachent facilement. Dans leurs intervalles, la muqueuse est pâle et tout à fait naturelle ; seulement elle présente çà et là de très petits points ayant l'aspect et la couleur des végétations dont ils sont certainement le premier degré. Autour d'eux, il n'y a pas la moindre inflammation : on dirait de petites perles rosées qui auraient été jetées sur la muqueuse.

La prostate est assez volumineuse ; la valvule pylorique plus prononcée qu'à l'état normal, et des saillies linéaires assez marquées divergent du veru-montanum vers le col (v. p. 60).

La muqueuse de la vessie offre un grand nombre d'ulcérations qui ont au plus un demi-millim. de diamètre, et sont extrêmement superficielles. Cellules peu nombreuses et peu profondes (voyez 3ᶜ partie).

Je dis donc que les excroissances de l'urèthre sont extrêmement rares ; aussi, était-il impossible qu'il ne s'élevât pas de temps en temps quelques voix contre l'erreur si généralement répandue. C'est effectivement ce que firent C. Brunner (1), Saviard (2), Dionis (3), F. Colot (4). En même temps à peu près que ces derniers, A. Benevoli exprima une opinion différente de toutes celles de ses prédécesseurs ; sans cependant nier l'existence des lésions qu'ils avaient admises, il prétendit, d'après trois ouvertures de cadavres, que la difficulté d'uriner provient du gonflement et de l'ulcération du veru-montanum (5). Mais il est très probable que la véritable cause lui a échappé, et qu'il n'a vu qu'un effet peut-être des moyens employés pour remédier à la rétention d'urine. Il n'est pas rare, en effet, de voir la présence des sondes ou bougies déterminer l'inflammation et le gonflement du veru-montanum ; mais je n'ai jamais vu ce gonflement arriver au point d'oblitérer l'urèthre.

Comme l'idée de caroncules avait toujours été avantageusement exploitée, nous voyons encore vers le milieu du siècle dernier les vendeurs de

(1) Ephem. nat. curiosor. obs. 97.

(2) Rec. d'obs. chir., Paris, 1702. p. 252 de l'éd. de 1784.

(3) Op. de chir., 3ᵉ démonst., p. 227, 3ᵉ édit. 1716.

(4) Traité de l'op. de la taille, p. 256. Paris, 1727.

(5) Nuova proposizione intorno alla caruncula dell' uretra della carnosita, etc. Firenza, 1724.

bougies suppuratives, Daran (1) et André (2), publier plusieurs volumes sur les prétendues carnosités. Nous voyons surtout André s'emporter contre Dibon, qui disait n'avoir pu s'instruire de leur existence « malgré les recherches qu'il avait faites sur le mort ». Peut-être cependant, n'y avait-il qu'un malentendu, car, à la page 216 de la dissertation d'André, nous trouvons ce passage digne d'être noté : « J'ai remarqué que toutes les carnosités qui sont placées depuis l'entrée du canal jusqu'au veru-montanum, sont *pour l'ordinaire d'une substance très solide* ; cependant, qu'elles guérissent mieux que celles qui se trouvent depuis cette caroncule jusqu'à la vessie. » Malgré la mauvaise explication qu'il donne ensuite de ces dernières, on voit ici le germe d'une différence établie entre les rétrécissements de l'urèthre et les maladies dont nous allons bientôt nous occuper. Dans un autre ouvrage, il parle d'un ulcère carcinomateux au col de la vessie chez un homme d'environ 60 ans, et chez un autre de 63 ans, il trouva, au moyen de ses bougies, (car, à en juger par son livre, il aurait guéri tous ses malades), un œdème squirrheux, « un gonflement œdémateux du col de la vessie, qui, en s'adossant, fermait, sans

(1) Obs. chir. sur les mal. de l'urèthre. Avignon, 1745.
(2) Dissert. sur les mal. de l'urèthre, etc. Paris, 1751.

autres corps étrangers, ni aucunes carnosités, la
sortie des urines (1). »

L'idée de squirrhe est déjà ancienne, et s'est
reproduite sous plusieurs formes ; j'aurai occasion
d'y revenir (chap. III). M. A. Séverin dit avoir
trouvé derrière le col de la vessie une callosité
énorme et inégale, et Duret parle de chairs spongieuses (2) ; mais l'opinion la plus ancienne que
l'on eût sur les excroissances qui naissent au col
de la vessie, ou à l'origine de l'urèthre, c'est que
ce sont des chairs exubérantes s'élevant sur un
ou plusieurs ulcères dont ces parties ont été primitivement le siége. Ainsi pensèrent Alp. Ferri,
A. Lacuna, Heister et beaucoup d'autres, qu'il me
serait trop long d'énumérer.

Th. Bartholin, qui florissait vers le milieu du
XVIIe siècle, a remarqué que des excroissances
qu'il rencontra au col de la vessie étaient de substance *glanduleuse* (3). Santorini en vit également
qui étaient formées de *glandes agglomérées* (4).
Mais Riolan avait déjà observé ce fait avant eux,
et il était même allé beaucoup plus loin, car il
avait dit que le col de la vessie peut être obstrué

<hr>

(1) Obs. prat. sur les mal. de l'urèthre, p. 46 et 235, 1756.
(2) Bonnet, Sepulch., lib. III, sect. XXIV, obs. 13 et 18.
(3) Cent. II, hist. 52. — *Vid.* Sepulch., l. III, s. XXIV,
obs. 12, § 9.
(4) Obs. anat., lib. X, § 22, Venet, 1724.

par une tumeur des *glandes prostates* (1). C'est
là la première trace que j'aie trouvée de la connaissance véritable de ces tumeurs. A l'anatomiste
français, Morgagni ajoute Muralto, Dolœus, Rei-
selius (2); mais c'est lui-même qui me paraît
avoir démontré le fait de la manière la plus péremptoire. Il a constaté que c'est chez les vieillards que se font les gonflements de la prostate (3), et, de plus, que cette glande n'est pas
toujours entièrement gonflée. Il n'est pas rare,
suivant lui, de ne voir que la partie supérieure
affectée, ou bien dans tout son pourtour, ou bien
dans un seul endroit; c'est ordinairement derrière le col de la vessie (4). Elle forme alors une
tumeur qui, si on la coupe en même temps que
la partie voisine de la prostate, n'en est manifestement qu'une continuation (5).

Cependant, malgré des indications aussi positives, très souvent depuis lors, les tumeurs de la
prostate furent encore méconnues : soit parce qu'on
ne voyait que la superficie des choses, soit par habitude ou par préjugé, on continua de décrire sous

---

(1) Anthropogr., lib. II, chap. 28. 1649. La première édition est de 1618 — Encheiridion anat., p. 165 de l'édit. de
1677.

(2) Epist. anat.-med. 41, art. 17.

(3) Epist. 66, art. 12.

(4) Epist. 41, art. 17, 19.

(5) Ibid., art. 18.

les noms de polypes, de fongus de la vessie, de squirrhes, de carcinomes, etc., des tumeurs qui certainement appartenaient à la prostate. Peut-être des calculs, des sondes avaient-ils, dans quelques circonstances, déchiré, ulcéré leur surface; mais cela suffit-il pour en changer la nature? Prenez l'ouvrage de Desault, il vous dira : « Ces excroissances fongueuses se forment indistinctement sur tous les points de la vessie. Le sommet de ce viscère n'en est pas plus exempt que son bas-fond ; mais ce sont particulièrement celles qui croissent *près de son col, et que quelques auteurs ont pris pour un gonflement de la luette vésicale*, qui occasionnent la rétention d'urine » (1). Il est évident que ces dernières appartenaient à la prostate ; quant aux autres, il y a lieu de croire, d'après ce qu'il dit, que « quelquefois la cavité de la vessie est remplie d'excroissances polypeuses ; que l'intérieur de la vessie est parsemé d'un grand nombre de petites caroncules » ; il y a lieu, dis-je, de croire qu'il voulait parler de mamelons que je décrirai quand je traiterai de l'inflammation de la vessie, et qui se produisent constamment quand la membrane muqueuse est épaissie par l'inflammation, et la tunique musculeuse contractée. Boyer est peut-être encore plus inconséquent que Desault : à l'exem-

(1) OEuv. chir., t. III, p. 175. Paris, 1803.

ple de Chopart (1), il dit, que le siége ordinaire des fongus de la vessie est au trigone et au col de cet organe ; suivant lui, ces fongus attaquent plus souvent les *hommes* que les femmes ; les adultes et les vieillards y sont plus exposés que les enfants, qui n'en sont presque jamais atteints. Il est vrai qu'il ajoute : « Dans beaucoup de cas, ils sont continus à la prostate, et semblent tirer d'elle leur origine. » Mais alors, pourquoi confondre ces tumeurs prostatiques avec des maladies si différentes ? pourquoi leur donner un nom qui fasse complétement oublier leur nature, et commencer leur histoire en disant : « Il se forme assez souvent dans l'intérieur de la vessie, comme dans les fosses nasales, le vagin et le rectum, des tumeurs ou excroissances charnues auxquelles on donne le nom de fongus ? (2) »

Je ne parlerai pas d'un ouvrage publié il y a peu d'années, et qui dénote dans son auteur l'ignorance la plus profonde de la nature de la maladie qui en fait le sujet (3).

Qu'on fasse bien attention que je ne reproche

(1) Traité des mal. des voies urin., t. II, p. 277, 1791.

(2) Traité des mal. chir, t. IX, p. 67, 4e édit. 1834.

(3) Traité sur les polypes de l'urèthre et de la vessie, par P. L. A. Nicod. Paris , 1835. — Ce livre peut servir à démontrer l'efficacité d'un traitement rationnel, puisque des manœuvres très peu méthodiques furent suivies de succès.

pas aux auteurs d'avoir admis des polypes, des fongus, des squirrhes, des cancers de la vessie, etc.; car j'en ai rencontré moi-même. Ainsi, j'ai vu plusieurs cas de véritables polypes vésicaux à la société anatomique, et notamment le suivant, qui fut présenté, en 1838, par M. Helye, interne des hôpitaux.

Obs. II. — *Polype de la vessie.* — Un homme de 63 ans avait été pris d'hématurie 3 ans avant sa mort, sans cause connue et sans douleur. Depuis, elle a reparu à de fréquents intervalles, et a souvent donné lieu à des écoulements de sang considérables. Après l'entrée de cet homme à l'hôpital Beaujon, son urine, qui était trouble et sanguinolente, devint claire et transparente; traitée alors par l'acide nitrique, elle offrit un précipité abondant, et le calorique y détermina la formation d'un grand nombre de petits corps blanchâtres. Une infiltration, qui débuta par les membres inférieurs, devint bientôt générale. Une gêne de la respiration qui augmenta peu à peu, empêchait le malade de se coucher dans une position horizontale et de se livrer à des exercices fatigants.

Après la mort, on trouva à l'intérieur des reins une coloration jaune, blafarde, un peu plus pâle en arrière, au voisinage de la scissure. Leur substance corticale était hypertrophiée, mais sans granulations et sans altération; les pyramides étaient atrophiées. — On observait dans la cavité de la vessie, à 25 millim. en arrière et en dehors de l'uretère droit, une végétation vésiculeuse, molle, pulpeuse, demi-transparente, dans laquelle se trouvaient un grand nombre d'arborisations vasculaires. Elle était pédiculée, et se continuait avec la muqueuse. — Il y avait en outre une cirrhose du foie, un œdème du poumon droit et une inflammation du lobe inférieur du poumon gauche.

Dans un autre cas de polype vésical également pédiculé, j'eus occasion de remarquer que le sommet, qui en était la partie la plus volumineuse, contenait une matière noirâtre, semblable à la substance colorante du sang, et s'écrasant sous le doigt : quatre ou cinq polypes de l'estomac que j'ai rencontrés sur deux sujets différents étaient formés d'une matière semblable ; ce qui me porterait à croire qu'ils avaient débuté par un épanchement de sang sous la muqueuse, et que peu à peu celle-ci s'était allongée pour leur former un pédicule.

Obs. III. — *Tumeur fongueuse de la vessie.* — L. Tabouroux, âgé de 75 ans, avait été cuisinier du duc de Bassano jusqu'à 60. Dans sa jeunesse, il avait suivi son maître aux armées ; mais il était sédentaire depuis 28 ou 30 ans. Il jouissait d'un très grand embonpoint avant sa maladie ; il a toujours été facilement à la selle ; il n'a jamais eu la goutte ; seulement il s'est plaint d'une douleur qu'il éprouvait de temps en temps dans le genou gauche, et qui remontait quelquefois jusqu'à l'aine ; elle ne s'accompagnait jamais de gonflement.

Au commencement de 1837, la vessie fonctionnait convenablement ; il gardait très bien ses urines pendant la nuit, seulement il les rendait un peu plus souvent pendant le jour ; mais depuis 6 ou 7 mois déjà, elles étaient devenues troubles, puis sanguinolentes. C'est au mois de juin qu'il commença à uriner involontairement. Des picotements se faisaient alors sentir dans le fondement ; du reste, la défécation n'augmentait pas les douleurs. Au mois de septembre, le malade éprouva des douleurs très vives dans le bas-ventre, le fondement et les reins, surtout à gauche ; en même temps, il rendait du sang presque pur. On lui fi' une saignée ; mais les accidents ayant persisté, il entra à la Charité. Là on lui fit prendre des bains, de l'eau de Vichy, on lui mit des cataplasmes sur le ventre : les douleurs se calmèrent, l'hématurie disparut, l'urine cessa même d'être trouble et de s'écouler involontairement. Le malade sortit, et son amélioration persista jusqu'au mois de janvier 1838.

Ayant alors voyagé en diligence et eu froid, les mêmes accidents reparurent : hématurie, miction continuelle et involontaire, picotements dans le fondement, etc. Tout cela persista, et le 21 avril, Tabouroux revint à la Charité.

Ses urines étaient alors troubles, épaisses, mélées de caillots de sang. Parfois, elles s'écoulaient involontairement pendant le sommeil, et elles s'échappaient pendant le jour au moindre besoin : des picotements se faisaient toujours sentir dans le fondement quand elles s'écoulaient. Bientôt il survint une diarrhée continuelle, et ses matières, ainsi que ses urines, étaient tellement infectes, qu'on fut obligé de l'isoler. La langue était sèche et rouge. Le 12 mai, les idées se troublèrent, bien qu'il n'y eût pas cependant de fièvre bien marquée. Le malade accusait à l'hypogastre, et surtout à gauche, une douleur assez vive, qui augmentait par la toux et la percussion. Il y avait de la sonoréité dans toute cette région, moins cependant à gauche qu'à droite. Le 13, il se manifesta des sueurs abondantes, la langue se trouva moins rouge et les urines moins foncées ; mais la diarrhée persistant toujours avec une grande intensité, la mort survint bientôt.

A l'ouverture du corps, je trouvai la vessie peu large, et sa tunique charnue un peu épaissie. La muqueuse était ridée, formait des mamelons peu saillants dont le sommet était de couleur noirâtre : dans les intervalles, cette membrane avait une teinte presque naturelle. Dans le bas-fond, existait un boursoufflement fongueux qui commençait à 8 ou 10 millim. de l'orifice uréthral, et s'étendait à 6 ou 8 millim. au-dessus de l'embouchure des uretères, qu'il dépassait aussi un peu latéralement. Ce boursoufflement s'élevait bien à 10 ou 12 millim., au-dessus des parties environnantes, et s'avançait en avant en forme de champignon. Son sommet était mollasse, pulpeux, d'un rouge foncé, livide; les uretères venaient s'y ouvrir. Près du gauche, on remarquait un pertuis par où la pression faisait sortir une matière analogue à du pus.

Je n'incisai pas immédiatement cette tumeur, je la fis dessiner; mais pendant ce temps on fut obligé de la mettre dans l'alcool, qui fit disparaître en grande partie sa couleur. Pour lors, je la trouvai formée entièrement d'un tissu aréolaire, et ses aréoles contenaient une matière épaisse, blanchâtre.

Les lobes latéraux de la prostate n'avaient que très peu augmenté de volume; seulement ils faisaient tous deux une légère saillie du côté de l'urèthre. La portion sus-montanale était un peu plus développée proportionnellement, surtout dans son diamètre transversal; de sorte que le col de la vessie était réellement évasé. On y remarquait de petites saillies linéaires et divergentes (p. 61).

Les reins et les intestins ne purent être examinés; mais les douleurs abdominales qui se manifestèrent, surtout dans le côté gauche de l'hypogastre, me donnent lieu de croire qu'il y avait une inflammation assez vive du tube digestif, au moins de sa terminaison.

Obs. IV.—*Cancer de la vessie.*— Pendant l'année 1834, un vieillard fut envoyé de la deuxième salle de médecine de l'infirmerie de Bicêtre, à la salle de chirurgie, parce que, disait-on, il était affecté de rétention d'urine, et qu'on ne pouvait parvenir à le sonder. Il rendait presque continuellement par l'urèthre du sang à peu près pur. On sentait manifestement, à travers les parois abdominales amaigries, une tuméfaction bien circonscrite à la région de la vessie avec matité ; j'en conclus immédiatement qu'il y avait rétention et que le sang provenait d'une fausse route. Le chirurgien en chef étant absent, j'essayai si je ne serais pas plus heureux que ceux qui avaient tenté le cathétérisme avant moi ; mais, après avoir introduit la sonde avec toute la circonspection possible, il ne sortit que du sang pur, et la tumeur de l'hypogastre ne s'affaissa pas. La pression sur cette tumeur imprimait des mouvements à la sonde. Je crus m'être engagé dans la fausse route, et d'autres essais ne furent pas suivis d'un meilleur résultat.

Comme le malade était à l'agonie, nous jugeâmes inutile de continuer nos tentatives, et nous l'abandonnâmes à son malheureux sort.

A l'autopsie, nous ne trouvâmes point de fausse route, l'urèthre était sain ; la cavité de la vessie était presque entièrement effacée ; sa paroi postérieure était le siége d'une tumeur cancéreuse qui avait plus que le volume du poing, et était formée de tissu encéphaloïde. La surface vésicale de cette tumeur était fongueuse et noirâtre. La couche musculaire, qui était hypertrophiée et rouge, tapissait sa face postérieure ; ce n'était que tout près de la ligne médiane qu'elle participait à l'affection, et encore remarquait-on que ses fibres étaient envahies d'autant moins loin qu'elles étaient plus superficielles. Près du sommet de la vessie, le péritoine était soulevé par quelques bosselures qu'on sentait pendant la vie, et qui auraient pu servir à nous tirer de notre erreur. — Les autres viscères étaient sains.

Je donnai cette vessie à M. Cruveilhier, qui me dit quelque temps après, avoir trouvé de la matière cancéreuse dans les veines voisines.

Les cancers primitivement développés dans la vessie, sans être fréquents, le sont cependant plus que les polypes et les fongus. Je ne rapporterai pas une observation de Desault qui ne me paraît pas offrir tous les caractères de l'évidence, parce qu'elle est incomplétement décrite (*l. c.*, p.177) ; mais celle que Chopart a consignée dans son ouvrage ne laisse pas le moindre doute : c'était une tumeur squirrheuse existant à l'embouchure de l'uretère gauche, ulcérée et saignante à sa surface. Le col de la vessie était sain (*loc. cit.*, p. 161). M. Howship en a publié deux cas (1).

____

(1) **A** pract. treatise on the most important complaints that

Dans le second, il est vrai, le sujet était une femme; mais l'utérus n'était pas malade. Derniè-rement, M. Piédagnel et M. Tirard, son interne, actuellement chirurgien dans l'armée d'Afrique, me donnèrent la vessie d'un homme affecté de-puis nombre d'années, d'un rétrécissement de la portion membraneuse de l'urèthre, et dont les urines étaient assez souvent sanguinolentes. Une masse encéphaloïde existait en haut de la paroi postérieure de cet organe, entre la muqueuse et la musculeuse. Dans cet endroit, et partout ailleurs, il existait de petites alvéoles tapissées par la muqueuse qui y avait une couleur noirâtre; de sorte que nous eûmes lieu de croire que le sang ne venait pas seulement de la partie cancéreuse.

Je cite ces faits, parce qu'ils sont bons à mettre en opposition avec ce que dit Sœmmering, qu'il n'a jamais vu le cancer de la vessie qu'avec celui de l'utérus, et qu'il ne l'a jamais observé chez l'homme (*op. cit.*, p. 13).

On voit donc que je ne nie pas la possibilité des polypes, des fongus et des cancers de la vessie : tout ce que je soutiens, c'est que ces affections sont beaucoup plus rares qu'on ne le pense géné-ralement, et que ce qu'on a pris pour ces mala-dies n'était le plus souvent que des tuméfactions

affect the secretion and excretion of the urine ; p. 196 et 198. London, 1823.

de la prostate déchirées dans quelques cas par des tentatives de cathétérisme, ou ulcérées soit par le contact des sondes, soit par des calculs. D'ailleurs, il est digne de remarque, que dans aucun de ces cas, le col de la vessie n'avait été envahi par la maladie.

C'est sans doute aussi à ces gonflements et à une inflammation chronique de l'orifice uréthro-vésical, qu'il faut rapporter les rétentions que Chopart, Desault, Boyer, de Montègre, etc., ont attribuées aux varices du col de la vessie. Je ne m'arrêterai pas à ce qu'en dit Cœlius Aurelianus, parce que sa théorie ne repose que sur la ressemblance qu'il avait cru trouver entre certaines hématuries et les flux hémorrhoïdaux (1). Mais on a été plus loin, et on a cru se baser sur les faits en disant qu'il se forme en cet endroit des tumeurs hémorrhoïdales semblables à celles du rectum ; que les unes sont celluleuses, et les autres variqueuses (2). Cette distinction est bonne à conserver pour apprécier les faits à leur juste valeur.

Les tumeurs celluleuses qui ont été comparées aux marisques ne sont bien certainement que des tumeurs résultant de l'hypertrophie des granu-

(1) Tardarum passionum, lib. V, cap. 4.

(2) De Montègre, Traité des hémorrhoïdes, p. 327, Paris, 1819.

lations prostatiques ; c'est l'accroissement isolé de quelques-unes de ces granulations qui détermine ces inégalités. Quelquefois, il est vrai, la substance qui les forme a une couleur noirâtre ; mais, c'est qu'alors le frottement des sondes, des calculs ou une autre cause quelconque y a déterminé une inflammation. Toute autre partie de la glande présente le même aspect quand elle est enflammée depuis un certain temps et à certain degré. D'ailleurs, pourquoi ne rencontrerait-on pas chez les femmes des tumeurs semblables? or, je n'en connais pas d'exemple. Celui que Montègre a extrait de Morgagni, et qu'il regarde comme une preuve indubitable de son assertion, n'était rien moins qu'une maladie de ce genre. Les parois vésicales étaient presque en totalité formées d'une substance blanche, dure, et elles étaient épaisses comme le doigt. L'uréthre présentait une dégénérescence semblable, et son orifice vésical était surmonté de deux tubercules de même substance. Pour moi, je ne vois là qu'une affection squirrheuse, d'autant plus que le col de l'utérus était inégal, et creusé de profondes ulcérations ; que les parois du vagin, *à summo ad imum fermè*, étaient plus épaisses, blanches et dures. D'ailleurs, l'auteur dit dans son observation : *Intima vesicæ facies sana erat, tenuibus duntaxat et raris sanguiferis vasculis distincta nonnullis locis ; ut vesicæ orificium, ad quod sæpè conferta esse so-*

lent, iis vasculis omninò careret (1). Qu'aurait donc dû dire de plus Morgagni pour prévenir l'interprétation de Montègre? Voici un fait qui me paraît avoir beaucoup d'analogie avec le précédent.

Obs. V. — *Rétention d'urine par affection squirrheuse de l'urèthre chez une femme.* — Il n'y a que quelques mois que j'ai été appelé en consultation à Dammartin, ville peu distante de Paris, pour une dame d'un certain âge, qui était affectée d'une rétention d'urine complète ; cependant, elle se sondait avec facilité, et l'urine jaillissait avec force ; ce qui excluait l'idée d'une paralysie de la vessie. Le col de l'utérus était dur et bosselé, sans être très tuméfié ; il saignait au moindre contact ; toute la paroi antérieure du vagin présentait la même dégénérescence. J'introduisis la sonde très facilement ; mais on sentait qu'elle traversait un canal peu uni, et à parois assez dures ; en outre, lorsqu'elle était dans la vessie, au lieu de se diriger de haut en bas et d'arrière en avant, comme cela doit avoir lieu chez les femmes, elle se dirigeait sensiblement d'avant en arrière.

Toutes ces raisons nous donnèrent lieu de conclure que l'urèthre participait à l'affection squirrheuse, qu'il n'était pas rétréci ; mais fermé par

(1) Epist. **XXXIX**, art. 33.

un développement morbide, existant au bord postérieur de son orifice vésical.

Il m'eût été facile de faire disparaître cet obstacle ; mais comme le canal était induré, et que ses parois n'avaient plus la souplesse nécessaire pour qu'il pût se fermer hermétiquement, il était à craindre qu'une incontinence d'urine ne succédât à la rétention, et la nouvelle infirmité aurait été plus grave que la première, puisque cette dame se sondait aisément. Nous fûmes donc tous d'accord, les chirurgiens de la malade et moi, de ne rien faire pour rétablir le cours des urines.

Je reviens à mon sujet, et je dis que je n'ai jamais vu, et que je ne pense pas qu'il ait jamais existé au col de la vessie, des tumeurs comparables aux marisques du rectum.

Mais peut-il s'y former des tumeurs véritablement variqueuses, c'est-à-dire résultant de la dilatation des veines par du sang ? Voici quelques-uns des faits sur lesquels les auteurs se fondent : Bonet rapporte qu'après la mort d'un homme qui avait eu pendant longtemps les symptômes ordinaires aux calculeux, on trouva seulement les veines du col de la vessie variqueuses et très distendues par le sang (1). Morgagni cite l'observation d'un domestique, âgé d'environ 60 ans, adonné à l'ivrognerie avec fureur, et affecté avant

______

(1) Sepul., lib. III, sect. 25, addit. obs. 22.

sa mort d'une gonorrhée virulente. Les tuniques de la vessie étaient épaissies ; à l'intérieur, on voyait se rendre vers l'orifice uréthral des vaisseaux sanguins si nombreux, tellement distendus par le sang, qu'on aurait dit, au premier aspect, que ce lieu était recouvert d'autant d'hémorrhoïdes qu'il y avait d'amas de vaisseaux parallèles (1). Voilà, dit Chopart, les faits les plus authentiques que nous ayons trouvés dans les observateurs sur les varices de la vessie (*loc. cit.*, p. 246). Eh bien, ces faits ne me paraissent nullement militer en faveur de l'opinion que je combats. Il y avait, on ne peut en douter, dilatation des vaisseaux ; mais est-il bien certain que cette dilatation dût suffire pour causer une rétention d'urine ? D'abord, il n'est question de cet accident, ni dans l'un, ni dans l'autre cas, et ensuite, comment concevoir que le sang ne se déplacerait pas sous les efforts redoublés de la vessie et des muscles abdominaux ? Pour moi, j'ai rencontré bien des faits de ce genre, et quelques-uns même avec rétention d'urine ; mais tandis que d'autres n'y voyaient que la dilatation des vaisseaux, j'y rencontrais, en outre, une saillie particulière de la valvule pylorique, qui me paraît avoir échappé à la plupart des observateurs. Un fait rapporté par Chopart (*loc. cit.*, p. 36) ne laisse pas de doute à cet

(1) Epist. LXIII, art. 13.

égard ; il en est à peu près de même d'un autre, consigné dans l'ouvrage de Montègre ; car il y est dit qu'indépendamment d'un nombre prodigieux de petits vaisseaux qu'on voyait serpenter, *le col et les portions environnantes étaient plus gonflés que de coutume* (*loc. cit.*, p. 322). Voici ce qui se passe alors, suivant moi : il y a d'abord rétention d'urine par obstacle au col de la vessie ; par suite, cet orifice s'enflamme, et ses vaisseaux prennent un plus grand développement : Chopart convient que cet état est souvent accompagné de symptômes inflammatoires (*loc. cit.*, p. 249). Le gonflement qui résulte de cette inflammation, ou même une simple turgescence vasculaire peuvent augmenter les accidents en transformant, en rétention complète, ce qui n'était qu'une difficulté d'uriner ; mais cette dernière a préexisté à l'inflammation, et même ordinairement, c'est elle qui l'a produite.

On voit par ce qui précède, que j'admets le développement variqueux des capillaires de la vessie ; mais que je n'admets pas le rôle qu'on leur a fait jouer. J. Howship qui les regarde comme pouvant quelquefois produire la rétention d'urine, convient qu'il ne les a jamais vus faire, dans la cavité de la vessie, ces nodosités saillantes dont parle Desault (*loc. cit.*, p. 298).

Au moins les opinions que nous venons de passer en revue avaient quelque apparence de raison, et étaient basées sur des faits. Le tort qu'on avait eu, c'était de n'avoir étudié ces faits qu'incomplétement, et de les avoir mal interprétés ; mais que penser de ceux qui ont admis une ischurie par catarrhe de la vessie ? Du mucus, du pus empêcheraient l'urine de couler par un canal parfaitement libre (1) ! En vérité, je ne me sens pas le courage de réfuter une pareille assertion. Ici encore on a pris l'effet pour la cause. Un vieillard est pris peu à peu de difficulté d'uriner dont il ne s'aperçoit souvent pas, à cause de la lenteur avec laquelle elle survient, la vessie ne se vide qu'incomplétement, l'urine s'altère, irrite la membrane avec laquelle elle se trouve en contact : de là une sécrétion muqueuse plus abondante, et quelquefois même puriforme ; enfin, l'obstacle continuant de s'accroître, la rétention devient complète. Voilà quelle est, dans ces cas, la marche de la maladie ; y a-t-il rien de plus simple ? et c'est là cependant, ce que beaucoup de médecins n'ont pas compris. Le lecteur ne me blâmera donc pas de lui faire grâce de certaines opinions qui sont encore moins fondées.

---

(1) Voyez Sauvages, *Nosologia methodica*, et les auteurs qu'il cite. — Je dois faire observer qu'il n'est pas question ici de quelques cas où l'on dit que l'urine, extrêmement épaisse et tenace, prenait en sortant une forme vermiculaire. Ces cas doivent être extrêmement rares ; je n'en ai jamais vu.

Je résume la substance de ce chapitre en disant :

1° Les maladies de l'appareil urinaire sont très fréquentes chez les hommes âgés, tandis qu'elles sont rares dans l'autre sexe ;

2° Presque toutes proviennent d'obstacles matériels au libre écoulement de l'urine ;

3° Ces obstacles résultent le plus souvent d'une tuméfaction de la prostate, organe qui n'existe pas chez la femme.

J'ajouterai, qu'il n'est pas rare de rencontrer au col de la vessie une affection d'une autre nature, qui est à peu près inconnue, et qui, quoique n'étant pas exclusive à la vieillesse, devra cependant nous occuper.

Mais je ne dirai rien des rétrécissements de l'urèthre ; non qu'ils ne se rencontrent jamais dans la vieillesse ; mais parce qu'ils y sont assez rares. Cette maladie se forme dans la plupart des cas à un autre âge, et souvent, ainsi que je l'ai déjà dit, elle abrège la durée de la vie. D'ailleurs, je me propose d'en traiter très longuement dans un ouvrage spécial *sur les maladies de l'urèthre et des organes de la génération.*

CHAPITRE II.

DE LA TUMÉFACTION SÉNILE DE LA PROSTATE ET DE SES DIFFÉRENTES FORMES.

La prostate, comme tous les autres organes, je pourrais même dire plus que la plupart des autres organes, subit avec l'âge des changements qu'il serait utile et curieux de suivre depuis les principes de la vie jusqu'aux limites de l'existence ; mais cela m'entraînerait dans bien des digressions étrangères à mon sujet. Maintenant, que nous avons étudié cette glande chez l'adulte, nous nous contenterons de rechercher ce qu'elle devient dans un âge plus avancé.

Dès qu'un homme a dépassé 50 ans, on peut être presque certain que sa prostate a augmenté de volume ; car il est très rare que chez les vieillards cet organe reste ce qu'il était pendant l'âge adulte, plus rare encore qu'il diminue. Cette dernière circonstance ne s'est offerte qu'une seule fois à mon observation d'une manière un peu marquée. Les portions latérales étaient tellement petites que je crus d'abord qu'elles n'existaient pas ; cependant, avec de l'attention, je pus m'assurer

10

que la glande avait, de chaque côté de l'urèthre, environ 8 millim. d'épaisseur. Eh bien, chez ce vieillard, sur cette prostate si peu développée, la portion sus-montanale (moyenne des auteurs) s'était accrue au point de former du côté de la vessie une tumeur du volume d'une noix, d'oblitérer l'orifice de l'urèthre, et de causer la rétention d'urine. Aussi cette tuméfaction partielle me porterait à croire que le peu de volume des lobes latéraux tenait plutôt à un défaut originel de développement qu'à une atrophie accidentelle. C'est donc bien à tort que de Graaf, dont l'ouvrage renferme cependant de bonnes choses, a dit d'une manière générale, que la prostate est plus petite chez les vieillards. Certainement, ce n'est pas l'observation qui l'a conduit à un si étrange résultat, mais le préjugé. Rangeant, comme le font tous les physiologistes, la prostate parmi les organes de la génération, il en avait conclu *à priori*, que ces organes s'atrophient tous à mesure que la fonction perd de son activité. Il suffit de lire sa phrase pour se convaincre de cette vérité ; il dit, en parlant de ce corps glanduleux : Magnitudinem habet instar majoris nucis juglandis ; minus est in senibus et iis qui veneri multum non sunt additi, majus vero in salacioribus statim ante vel post coitum interfectis (*op. cit.*, p. 102). L'analogie, qui peut être un guide si fidèle, avait égaré de Graaf, parcequ'il n'avait pas pris l'observation pour point de départ. C'est sans doute la même raison qui a fait commettre à Portal la même erreur (Anat., t. V, p. 457).

Si tous ceux qui ont écrit sur la nature des tuméfactions de la prostate avaient pris plus de soin d'étudier les changements que cette glande éprouve dans sa structure, peut-être n'auraient-ils pas émis sur ce sujet toutes les erreurs qui encombrent la science. C'était cependant par là qu'il fallait commencer ; car, comment disserter sainement sur une chose qu'on ne connaît pas, ou du moins sur laquelle on n'a que des notions imparfaites, et, comme une maladie ne se révèle toujours à nous que par ses effets, comment en connaître la nature, si l'on ne connaît auparavant ses modes de manifestation ?

Le gonflement de la prostate peut se présenter sous deux états différents : dans l'un elle est *molle*, dans l'autre elle est *dure*, sans que cela paraisse dépendre de l'ancienneté de la maladie. Je crois qu'on peut dire d'une manière générale, que c'est dans le premier cas qu'elle acquiert le volume le plus considérable, et qu'elle se développe avec le plus d'uniformité. Lorsque la tuméfaction se présente sous le premier état, le tissu de la glande cède très facilement sous le doigt qui le presse, en produisant une sensation d'élasticité ; on sent même alors, que ce n'est pas une substance homogène, mais une agglomération de granulations arrondies ou ovalaires, ayant souvent le volume de grains de raisin. Avec un peu de précaution, on peut isoler chacune d'elles, les énucléer, pour ainsi dire, de manière à ce qu'elles n'adhèrent plus que par un pédicule, probablement formé par les vaisseaux afférents et efférents. Chaque granulation paraît alors lisse et blanche extérieurement, tandis que si on la coupe par le milieu, on la trouve entièrement formée par un tissu aréolaire, spongieux comme de la moelle de jonc. Chacune de ces aréoles, dont la capacité dépasse rarement le volume de grains de millet, est remplie d'un liquide lactescent, semblable à celui que la pression fait suinter dans l'urèthre par les conduits qui, de la prostate, vont se rendre autour du veru-montanum. D'autres fois, ce liquide est brun-jaunâtre, ce qui fait que la coupe a alors une couleur assez foncée. Il est même probable que c'est de la condensation de ce liquide, que proviennent ces petites concrétions, que l'on a désignées sous le nom de *calculs de la prostate*; car elles ne sont pas formées par couches, j'en ai trouvé qui n'avaient que la consistance de la cire, et toutes ont une couleur brun-jaunâtre plus ou moins foncée, qui fait que, suivant la remarque du docteur Marcet (1), on les confon-

(1) Des affections calculeuses, trad. de l'anglais par J. Riffault, p. 92. Paris, 1823.

drait infailliblement avec des calculs d'acide uri-
que, si la chimie ne venait éclairer sur leur nature. Wollaston a démontré qu'elles sont toutes
composées de phosphate de chaux neutre (1). La
grosseur de ces concrétions varie entre celui d'une
tête d'épingle et celui d'une noisette ; leur forme
est plus ou moins sphéroïdale. Morgagni les a
souvent comparées à un grain de tabac (2). Tantôt elles sont arrêtées aux orifices des conduits
prostatiques , et font saillies dans l'urèthre, tantôt
elles sont contenues dans les cellules dilatées de
la glande ; quelquefois une cellule en contient
plusieurs. M. Marcet a donné la figure des organes urinaires d'un homme dont la prostate
contenait plus de cent calculs (pl. IX).

Dans quelques cas, j'ai trouvé, au milieu d'une
prostate de consistance molle , une ou plusieurs
granulations, aussi faciles à énucléer que les autres, mais parfaitement semblables pour la texture
et la compacité à celles dont sont formées les
prostates de la seconde variété.

Lorsque la tuméfaction prostatique se présente
sous le second état, l'organe offre généralement
plus d'irrégularité, que dans le précédent. Si on
le presse, on éprouve une grande résistance, et on

(1) Philosophical transactions, 1797.
(2) Adv. anat. IV, anim. 14. — Ep. anat. - med. VII,
art. 11. — Ep. XXIV, art. 6. — Ep. XLIV, art. 20 et 21.

ne sent pas les granulations centrales. Lorsqu'on le coupe, il a une consistance lardacée, et crie sous le scalpel : Morgagni dit l'avoir vu tenir le milieu entre le ligament et le cartilage (1) ; on dit même lui avoir vu une consistance osseuse (2). Ordinairement, son tissu est d'un blanc mat, quelquefois un peu jaunâtre, peu aréolaire. Baillie prétend qu'il est d'une couleur brune, blanchâtre (3). Peut-être ne voulait-il parler que de la première espèce. Sœmmering dit que souvent il est blanc et tendineux dans plusieurs endroits, et noir dans d'autres (*loc. cit.*). Sa description ne laisse pas d'incertitude ; mais il est probable que, s'il eût examiné avec attention, il aurait vu que cette teinte noire était due à la vascularité, quelquefois augmentée, du tissu fibreux de la prostate (voyez, p. 26, 30 et 31). Je pourrais citer, à l'appui de ce que j'avance, cette phrase de l'observation de Morgagni que je viens de rappeler : « Alba erat (prostata), nisi quod locis quibusdam, præsertim vero in utraque *superficie,* a stagnante in vasis sanguine *nigricabat.* »

Quant à la partie glanduleuse elle-même, il est

(1) Epist. anat.-med., XLI, art. 13.

(2) Philosophical transact., vol. 25. n⁰ 308 — Sœmmering, p. 151.

(3) Anat. path. du corps hum., trad. de l'anglais, par Ferrall. p. 321, 1803.

extrêmement rare qu'elle offre un homogénéité parfaite, si jamais elle en a présenté ; il est même remarquable que les granulations sont bien plus distinctes chez le vieillard que chez l'adulte. Elles le sont, en effet, très peu chez ce dernier ; et la coupe qu'on pratique à une prostate présente des surfaces assez lisses ; tandis que dans le cas qui nous occupe, au contraire, les granulations, quoique en général moins volumineuses que dans les engorgements mous, sont presque toujours assez faciles à isoler, séparées les unes des autres par des lames assez épaisses du tissu fibro-cellu-leux qui les entoure. La section qu'on y prati-que n'est jamais lisse, parce que chaque granula-tion est douée d'une certaine élasticité qui lui fait faire relief au-dessus des cloisons qui la séparent des granulations voisines. Il semble que chacune d'elles se trouvait arrêtée dans son développement, emprisonnée, pour ainsi dire, par le tissu qui l'entoure, et qu'elle tend à s'échapper dès qu'une incision la met à découvert. Dans les engorge-ments mous, cette élasticité n'est pas aussi ma-nifeste, ce qui s'explique très bien, ainsi que la mollesse et le volume que l'organe acquiert ordi-nairement alors, en admettant que le tissu qui forme la charpente de la prostate oppose peu de résistance à l'expansion de la partie glanduleuse.

Presse-t-on une prostate affectée d'engorge-ment dur, après l'avoir divisée, il découle de chaque granulation une petite quantité de liquide blanchâtre, assez semblable à du lait étendu d'eau. Cette liqueur est bien moins abondante que dans la première espèce ; ce qui sans doute a donné lieu à cette opinion, que la sécrétion de la prostate diminue dans un âge avancé (1) ; mais, même dans ce cas, cette croyance est une erreur ; car la sécrétion est encore plus abondante que dans l'état normal. Des auteurs pensent qu'elle est en même temps épaissie et tenace : Howship le dit positivement (*loc. cit.*, p. 300). E. Home avait également signalé ce fait ; il avait même dit avoir vu dans une occasion cette humeur presque égale en quantité à l'urine versée, et si gluante que, déposée au fond du vase, elle filait de deux pieds de long lorsqu'on l'en tirait. Pour prouver qu'elle venait de la prostate, il cite un cas où il trouva une extrémité filamenteuse qui flottait *dans la vessie* d'un cadavre, tandis que l'autre extrémité, divisée en petits filaments, allait aboutir dans les orifices des conduits excréteurs de la glande (*loc. cit.*, p. 24). Outre que cette preuve ne me paraît pas péremptoire, je ne crois pas qu'un ou deux faits puissent suffire pour en tirer des conclusions aussi générales. Ce dernier dit, en outre, que ce liquide est quelquefois si irritant, que la membrane de l'urèthre sur laquelle il passe en

____

(1) Dict. de méd., 2ᵉ édit., t. I, p. 612.

est excoriée. L'inflammation et l'excoriation n'auraient-elles pas dans ces cas préexisté à l'augmentation de la sécrétion? c'est ce que quelques faits
me porteraient à croire. Ainsi, sauf certains cas,
le fluide prostatique, dans les engorgements séniles, n'est pas plus visqueux que dans l'état naturel.

Dans les engorgements durs dont il s'agit, on
ne voit ordinairement, qu'en y regardant de très
près, les aréoles ou les vaisseaux d'où le liquide
s'échappe; quelquefois, cependant, on y rencontre
des cavités beaucoup plus larges : Morgagni en a
vu une qui avait les dimensions et la figure d'un
grain de raisin, et dont les parois, de la même
couleur que le reste de la glande, étaient revêtues
d'une membrane mince (1). Il dit que cette cavité
ne contenait rien; celles que j'ai vues (et quelques-unes étaient plus grandes encore) contenaient
toutes un liquide laiteux, semblable à celui que j'ai
décrit il n'y a qu'un instant, liquide qu'on aurait
pu prendre pour du pus séreux, si on ne l'eût examiné avec attention. Ces cavités ne sont probablement que des aréoles dilatées par suite de l'o-
blitération de leur conduit ; et je ne crois pas me
tromper en disant qu'elles se rencontrent le plus
souvent dans des prostates dont la tuméfaction est
accompagnée d'induration, tandis que c'est, au

____

1) Epist. anat.-med. XLIV, art. 19.

contraire, dans celles dont le tissu est dépourvu de compacité que se trouvent ordinairement les calculs.

L'accroissement du corps de la prostate résulte de l'accroisssment de ses granulations ; aussi, la tuméfaction sera *générale et uniforme*, si toutes se sont accrues dans la même proportion ; elle sera *générale et irrégulière*, si toutes ont grossi, mais dans des proportions différentes ; enfin, j'appellerai *partielle*, celle où une partie seulement des granulations aura augmenté de volume.

Dans le premier cas, la prostate peut acquérir une grosseur considérable ; plusieurs observateurs, et J. L. Petit entre autres (1), en ont vu de la grosseur du poing : j'en ai rencontré d'aussi volumineuses. Au rapport de Sœmmering, **Ed.** Ford en a vu une qui pesait jusqu'à 9 onces (2), et Bartholin dit même en avoir trouvé une dont le volume égalait une tête d'homme (3), ce qui me semble empreint d'exagération, car le petit bassin n'aurait pu la contenir. Quoi qu'il en soit, cette glande se trouvant arrêtée en bas par le muscle pelvien et par l'aponévrose moyenne du périnée, et en avant par la symphyse pubienne, c'est sur-

---

(1) Mal. chir., t. III. 1790 ; — p. 760 de l'édit. de 1837.
(2) Phys. and medical journal ; March, 1802.
(3) Hist. cent. I, hist. 1.

tout en haut et en arrière qu'elle se porte dans son développement.

Dans ce cas, les lobes latéraux s'accroissent dans tous les sens, et surtout en haut; j'en dirai autant de la portion sus-montanale; mais, en outre, celle-ci s'avance au-dessus de l'urèthre, et il est rare qu'elle ne s'élève pas un peu au-dessus du niveau de la partie la plus élevée des lobes latéraux. Parfois, alors, le col de la vessie se trouve comme soulevé dans toute sa circonférence, de manière à former un bourrelet tout autour de l'orifice uréthral. Tel était, à ce qu'il paraît, le cas du célèbre Casaubon (1).

Comme le tissu fibreux ne participe que peu à l'accroissement des granulations, il en résulte, qu'au devant du canal et derrière, l'épaisseur n'augmente que fort peu : ainsi, même dans des cas de tuméfaction très considérable, je ne l'ai jamais vue de plus de 10 à 12 millim. au devant du canal, et de 5 à 6 derrière, au niveau et au dessous du veru-montanum, bien entendu; car, au-dessus, voici ce qu'on remarque : comme la portion sus-montanale est ordinairement séparée des latérales par du tissu commun ne contenant pas

____

(1) Collum interius... introrsùm tumens, elatum *instar podicis gallinæ*, *vel colli interioris uteri*, ita ut in ambitu esset veluti sulcus seu cavitas per quam circumduci poterat digitus (Thorius., Sepulch. de Bonnet, lib. III, sect. 25, obs. 3).

de granulations, elle se trouve presque toujours, lorsqu'elle se développe, limitée en arrière et en avant par deux sillons latéraux plus ou moins profonds, écartés en haut, et convergeant en bas vers le trajet des canaux éjaculateurs (v. p. 29). Voilà pourquoi elle fait si souvent saillie dans la vessie sous forme de tumeurs circonscrites, tandis qu'elle se termine graduellement en pointe vers le veru-montanum.

Cette tuméfaction de la portion sus-montanale fait que la distance du col de la vessie au veru-montanum est très sujette à varier. Il est très commun de trouver entre eux 25 ou 30 millim.; il n'est même pas rare d'y trouver beaucoup plus. Par opposition, comme la paroi postérieure du canal ne contient pas de granulations au-dessous du veru-montanum, la distance de cette dernière éminence à la portion membraneuse change peu ; elle est rarement de plus de 10 à 12 millim. La connaissance exacte de ces rapports est, comme nous le verrons, de la plus haute importance pour le traitement.

Le gonflement, véritablement uniforme de la prostate, est assez rare ; le plus souvent il est irrégulier, c'est-à-dire que quelques parties ont pris un développement plus rapide que les autres. Le plus souvent, c'est la portion sus-montanale qui présente ce défaut de rapport, et alors, tantôt elle forme une valvule à peine apparente du côté de la

vessie, et s'avançant beaucoup en avant, au-dessus
de l'urèthre, de manière à fermer complétement
son ouverture, valvule qui aurait la forme d'un
croissant à convexité postérieure, si son bord antérieur n'était lui-même dans la plupart des cas un
peu plus saillant sur le milieu que sur les côtés ;
tantôt c'est une véritable tumeur, s'élevant derrière le col de la vessie, à base plus ou moins
large, et rarement pédiculée. Ces tumeurs sont
ordinairement arrondies, parfois leur diamètre
vertical est le plus étendu, dans d'autres cas c'est
le transversal. Chez quelques-uns, elles sont inégales, bosselées, et chez d'autres multiples (1).
Le plus souvent, elles ont le volume d'une noisette, d'une noix ; j'en ai rencontré de la grosseur
d'une orange moyenne ; Zacutus (2), J.-L. Petit
(*loc. cit.*, p. 756) et P. Franck (3) en ont vu qui
égalaient un œuf d'oie. On en aurait même
trouvé de plus volumineuses encore, si l'on en
croit certaines observations dépourvues des détails ou de l'authenticité nécessaires.

Ainsi, la tuméfaction de la portion sus-montanale peut se présenter sous la forme de tumeurs
et sous celle de valvules : les tumeurs devaient
nécessairement frapper les yeux les moins clair-

(1) Morgagni, Epist. XLII, art. 11.
(2) Praxeos admir. lib. II, obs. 71.
(3) De curandis hom. morbis, lib. V, parte 1, p. 206, 1794.

voyants ; aussi, est-ce à elles que doit être presque entièrement rapporté tout ce qui a été dit sur les gonflements séniles de la prostate : ce sont elles que beaucoup d'auteurs désignent sous le nom de *gonflement de la luette vésicale*, et qui font le sujet presque exclusif de l'ouvrage d'E. Home. Avant mon mémoire *sur la prostate des vieillards*, à peine si la forme valvulaire avait attiré l'attention des praticiens, et cependant cette forme est très fréquente, et de toutes la plus facile à guérir.

Morgagni dit n'avoir jamais rencontré ces tumeurs que derrière le col de la vessie (*Epist.* XLI, art. 19); mais d'autres observateurs ont été mieux servis par les circonstances. Ainsi, Th. Bartholin en a vu, dans la vessie d'un homme de 49 ans, deux, qui, ayant la forme et la grosseur des testicules, siégeaient de chaque côté de l'urèthre, s'inclinaient également au-dessus de son orifice, se laissaient soulever lorsqu'on introduisait la sonde, et retombaient à leur première place quand on la retirait (1). E. Home a vu deux fois une tumeur s'élever sur le lobe latéral gauche (*loc. cit.*, p. 124 et 128), et deux fois sur le droit (p. 268 et 271). Je possède un bel exemple du premier genre ; M. Boudet en a pré-

______

(1) Cent. II, hist. 52. — Boneti Sepulch., lib. III, sect. XXIV, obs. 12, § 9.

senté un autre tout à fait semblable à la Société anatomique (1); je possède dans ma collection une pièce extrêmement curieuse que M. Cruveilhier a fait dessiner pour son grand ouvrage d'anatomie pathologique, et sur laquelle on voit, derrière le col vésical, un peu à droite, une tumeur du volume d'une petite pomme, et à large base. Il s'en trouve une autre de la grosseur d'une noix et pédiculée, sur le lobe gauche, tout près du bord antérieur de l'orifice uréthral. Sur une autre pièce que j'ai également recueillie, il se trouvait quatre tumeurs du volume d'une noisette : deux existaient derrière le col de la vessie, une s'élevait sur son côté gauche et une autre sur le droit; toutes quatre se soutenaient mutuellement au-dessus de l'entrée du canal. On n'en rencontre jamais au-devant même de l'urèthre, par la raison qu'il n'existe pas là de granulations glanduleuses.

Les tumeurs qui s'élèvent sur les lobes latéraux sont rares ; mais il n'en est pas tout à fait de même du mode de tuméfaction que je vais décrire. Il consiste dans le développement des granulations centrales d'un de ces lobes. Celui-ci présente alors du côté de l'urèthre une bosse plus ou moins saillante, jamais pédiculée, s'effaçant presque toujours graduellement sur sa circon-

(1) Bull. de 1839.

férence : j'en ai vues qui étaient plus abruptes en arrière qu'en avant. Presque toujours le lobe opposé se trouve déprimé, comme creusé dans son centre pour s'adapter à cette éminence; de sorte que, dans ces cas, les deux moitiés latérales de la prostate peuvent présenter une grande différence d'épaisseur d'un côté à l'autre : ainsi, j'ai publié une observation dans laquelle le diamètre transversal du lobe gauche étant de 20 millim., celui qui passait par la partie la plus saillante du lobe droit était de 34. Lorsque je mis au jour les résultats de ma première série de recherches, j'ai dit n'avoir jamais rencontré ce mode de développement qu'à droite; mais depuis je l'ai vu à gauche : c'est ainsi qu'E. Home dans son premier travail avait dit n'avoir jamais rencontré de tumeurs latérales qu'au côté gauche du col de la vessie, et qu'il fût obligé de revenir sur cette proposition dans le second. Il est important dans la pratique de savoir que ces diverses formes peuvent se présenter des deux côtés, et même simultanément. C'est ainsi que j'ai vu deux ou trois fois, au moins, les lobes latéraux faire tous deux saillie du côté de l'urèthre, de manière que les tumeurs se correspondissent par leur sommet : j'en rapporterai des exemples.

La tuméfaction véritablement partielle, c'est-à-dire bornée à une, ou à un petit nombre de granulations, est la plus rare de toutes. Du reste, tout ce que je viens de dire du gonflement irrégulier lui est applicable. La seule différence consiste en ce qu'un nombre plus ou moins considérable de granulations conservent encore leurs caractères primitifs ; de sorte que si l'on vient à faire une coupe qui intéresse à la fois les parties qui sont à l'état normal et celles qui n'y sont plus, on retrouve sur la même glande, et bien exactement limitées, les différences que nous avons reconnues entre une prostate saine et celle qui est affectée d'engorgement. Ce qui distingue pardessus tout les granulations tuméfiées, c'est leur élasticité, c'est la cloison fibreuse qui les entoure, et qui devient elle-même plus apparente ; de sorte qu'on pourrait croire à une production morbide enkystée, si elles ne présentaient tous les autres caractères du tissu glanduleux, et si l'on n'en faisait suinter par la pression un liquide semblable à celui des autres parties. Ajoutons, que la portion susmontanale étant plus que toute autre sujette à ces engorgements partiels, ces apparences ont dû contribuer beaucoup à la faire regarder comme parfaitement distincte et isolée du reste.

Lorsque cette portion est seule tuméfiée, c'est le plus souvent sous forme de valvule ; et ordinairement son bord antérieur est plus ou moins inégal, plus ou moins ondulé d'un côté à l'autre ; parfois, cependant, de véritables tumeurs s'y développent, ainsi qu'en offrait un exemple cette

11

prostate si petite que je citais en commençant ce chapitre. Je n'ai jamais vu de tumeur, ainsi circonscrite, s'élever sur l'extrémité vésicale des lobes latéraux; mais j'ai fait dessiner et je conserve encore une prostate qui, bien qu'elle provienne d'un sexagénaire, conserve à peu près ses dimensions normales; une seule granulation du lobe gauche a augmenté de grosseur, de manière à faire dans l'urèthre une tumeur bien circonscrite, du volume et de la forme d'une moitié de cerise. Parfois, il se développe des tumeurs sur la périphérie de la glande; mais ce cas est extrêmement rare : il ne s'est présenté que deux fois à E. Home (*op. cit.*, p. 146), et je ne me rappelle pas l'avoir vu plus souvent.

Les tuméfactions irrégulières et partielles sont presque toujours, je le répète, accompagnées d'une augmentation de consistance.

Lorsque la maladie n'a pas été accompagnée d'accidents particuliers, que le cathétérisme a été pratiqué convenablement, et qu'on n'a pas laissé pendant longtemps des sondes à demeure, les tissus qui recouvrent la partie malade ne subissent que peu de changements : seulement, dans certains cas, la portion sus-montanale, en se développant, soulève les fibres musculaires qui la recouvrent, et fait faire à celles du muscle uréthro-vésical de petites saillies linéaires qui montent en divergeant du veru-montanum au bord postérieur du col vésical, et qui ont été décrites à tort comme existant dans l'état ordinaire (v. p. 60). Lorsqu'il y a une tumeur médiane, ces fibres forment quelquefois une véritable bride qui semble entraîner la tumeur en bas, ou le veru-montanum en haut. Le soulèvement de celles des fibres du plan trigono-pariétal qui recouvrent cette partie contribue pour beaucoup, dans certaines circonstances, à la formation des valvules transversales. Tantôt on trouve une couche musculaire assez épaisse, entre la substance glanduleuse et la membrane muqueuse, tantôt on en rencontre à peine des traces.

La muqueuse ne subit aussi que très peu de changements : E. Home a dit que la partie tuméfiée, en s'étendant, lui communiquait par contact immédiat l'inflammation qui avait développé son engorgement (*op. cit.*, p. 16); mais c'est ce que l'observation ne m'a pas démontré ; car, sauf complication, j'ai presque toujours trouvé cette membrane d'une pâleur remarquable. Mais lorsque la rétention d'urine a duré pendant longtemps, la muqueuse du col peut s'enflammer comme celle de la vessie, et c'est alors que ses vaisseaux se développent, prennent une apparence variqueuse. Dans quelques cas, ce sont des fausses routes; dans d'autres, c'est le séjour permanent des sondes dans le canal, qui ont déterminé cette inflammation, et, ce qui le prouve, c'est que celle-ci est souvent bornée aux points lésés ou fortement comprimés. Chez un homme qui pendant quelque temps avait eu une sonde à demeure pour une tumeur uréthrale d'un des lobes de la prostate, le sommet seul de cette tumeur était enflammé. Il n'est même pas rare de trouver les tissus détruits en certains points par la compression de ces instruments, surtout au bord postérieur du col vésical. On trouve alors un sillon longitudinal, moulé sur l'instrument, et dont le fond est formé ou par de la substance glanduleuse, ou par des fibres transversales du muscle que j'ai nommé trigono-pariétal. Une fois même, j'ai rencontré derrière cet orifice une tumeur de la grosseur d'une noix qui, creusée, sapée, pour ainsi dire, par l'un des côtés de sa base, ne tenait plus par l'autre qu'au moyen de quelques lambeaux de muqueuse. Dans d'autres circonstances, c'est le sommet de ces tumeurs qui a été labouré par les sondes, ou détruit par des calculs, ou simplement par une inflammation longtemps prolongée. Si l'ulcération dure depuis longtemps, alors il n'est pas rare de voir la substance glanduleuse enflammée profondement, et avoir une mollesse, une couleur noirâtre qui plus d'une fois sans doute, ont donné lieu de croire qu'on avait un fongus sous les yeux ; mais avec tant soit peu d'habitude, on reconnaît le tissu de la glande, et d'ailleurs, j'ai vu les mêmes causes irritantes donner lieu à des abcès dans l'épaisseur des lobes latéraux ; et alors la substance prostatique avait tout autour la même consistance et la même couleur (v. obs. IX).

Les tuméfactions séniles de la prostate s'accompagnent ordinairement d'un développement notable de ses vaisseaux ; les plexus veineux qui couvrent ses faces antérieure et latérales, prennent une grande amplitude (1) ; il n'est même pas rare de trouver dans leur intérieur de petites concrétions pétrées, blanchâtres, qui m'ont paru avoir ordinairement la forme et le volume d'un pois, et ont reçu le nom de *phlébolithes* (φλέψ, *gen.* φλεβός, veine et λίθος pierre).

(1) Cette amplitude contribue beaucoup aux dangers qui accompagnent la taille périnéale chez les vieillards ; car si l'on vient à diviser ces veines, le sang passe avec la plus grande facilité dans leur intérieur, à travers le corps caverneux, d'où résultent des hémorrhagies qu'il est difficile et quelquefois même impossible d'arrêter, et qu'on a attribuées, dans bien des cas, à des anomalies artérielles. En outre l'urine, facilement absorbée par leurs ouvertures béantes, ne tarde pas à produire une infection générale du sang, des phlébites, et une mort rapide. La lithotritie a fait évanouir tous ces dangers ; mais malheureusement elle n'était que rarement applicable chez les vieillards, à cause des obstacles que les tuméfactions de la prostate opposent à l'issue des fragments. Je crois donc avoir rendu un grand service à l'humanité en imaginant un instrument fort simple au moyen duquel on peut extraire depuis les débris les plus impalpables jusqu'à des fragments de 6 millim. de diamètre, lors même qu'il y a obturation du col

CHAPITRE III.

SUR LA NATURE DE LA TUMÉFACTION SÉNILE DE LA PROSTATE.

Je ne sache pas que qui que ce soit ait recherché d'une manière bien sérieuse la nature des
changements que nous venons d'étudier. Les auteurs n'ont avancé sur ce sujet que de simples as-
sertions dénuées presque toujours de preuves, et
plus souvent encore de fondements. Cette recherche est cependant de la plus haute importance ; car, ainsi que l'a dit Galien, *la nature des
maladies nous indique le traitement.*

L'idée la plus ancienne, peut-être, c'est que les
tuméfactions de la prostate sont de nature *squirrheuse.* Déjà Riolan l'avait exprimée (1), et dans
ces derniers temps, elle fut adoptée par nos plus
grands chirurgiens. Chopart y croit fermement (2);

de la vessie, inertie complète de ses parois et rétention d'u-
rine. Le succès a déjà confirmé mes espérances.

(1) *Loc. cit.* — (2) T. II, p. 379.

suivant Desault, l'induration squirrheuse de la prostate est une maladie très commune chez les vieillards (1) ; Boyer s'exprime à peu près dans les mêmes termes (2) ; Sœmmering (3), Howship (4), et beaucoup d'autres sont du même avis.

Cependant, à moins qu'on ne veuille confondre les choses les plus dissemblables, rien n'est plus rare qu'une dégénérescence squirrheuse de cette glande ; et c'est ce que chacun aurait vu si on eût pris la peine d'étudier le tissu des prostates ainsi engorgées, avec autant de soin que nous venons de le faire ; on eût vu qu'il présente même cela de particulier, qu'il s'éloigne d'autant plus des caractères du squirrhe, que son engorgement est plus avancé, puisqu'il perd de plus en plus de cette homogénéité apparente. qui aurait pu l'en rapprocher. On me dira peut-être que ces auteurs n'ont pas attaché au mot *squirrhe* la même signification que nous, qu'ils ne s'en sont servis que pour exprimer une idée d'induration ; mais Baillié, autre fauteur de cette opinion, s'exprime assez clairement pour ne laisser aucun doute à cet égard : « La prostate, dit-il, est plus souvent affectée de squirrhe que d'aucune maladie... elle peut alors acquérir le volume du poing. Cette augmentation de volume n'en change pas la tex-

(1) T. III, p. 238. — (2) T. IX, p. 199. — (3) P. 149. — (4) P. 299.

ture extérieurement ; mais en l'incisant, on voit intérieurement une substance ferme, d'une couleur brune blanchâtre, divisée par des cloisons membraneuses fortes qui la traversent en différentes directions : *on voit enfin les caractères propres et constants du squirrhe dans toutes les parties du corps.* » Plus loin Baillie ajoute : « Il ne paraît dans cet état de la glande aucune disposition à l'ulcération : cette maladie de la prostate diffère donc de celles de quelques autres parties du corps où la même altération pathologique paraît avoir lieu, mais où l'ulcération est fréquente (*loc. cit.*, p. 321 et 323).» Cette remarque est fort juste; il est rare de trouver les tumeurs de la prostate ulcérées, à moins que ce ne soit mécaniquement par des sondes ou par des calculs, ainsi que nous l'avons vu. Une différence aussi tranchée dans la marche de ces maladies n'aurait-elle pas dû indiquer à Baillie qu'elles doivent aussi différer par leur nature? Les idées de Sœmmering sont plus saines ; mais il a été inconséquent avec lui-même; car, après avoir dit que nous devons à Baillie les détails les plus exacts que nous possédions sur la nature de cette affection, il ajoute, quelques pages plus loin :« Il est cependant un fait bien consolant et qui repose sur une expérience journalière, c'est que la maladie dont nous parlons n'est que la conséquence d'un développement plus considérable de la prostate, et qu'on ne doit pas y voir l'effet d'une de ces diathèses morbides, dont l'ignorance a surchargé jusqu'ici l'histoire des maladies » (*loc. cit.*, p. 149 et 154).

Bien que, malgré mes longues et laborieuses recherches, je n'aie jamais vu de cancer qui se fût primitivement développé dans la prostate ; bien que j'aie même remarqué que dans la plupart des cancers de la vessie que j'ai vus ou dont j'ai lu la description, cette glande ne participait pas à la dégénérescence (v. p. 134), je suis loin de prétendre que celle-ci ne puisse jamais y être rencontrée, et à ce sujet, je rapporterai le fait suivant que m'a communiqué M. Contour, interne distingué des hôpitaux.

Obs. VI. — *Cancer de la prostate et de l'estomac.* — Au mois de mai 1839, il est entré à l'Hôtel-Dieu, salle Saint-Jean, un vieillard de 70 ans, d'une taille moyenne, d'une constitution détériorée, et dans un état de maigreur très grande. Cet homme, d'une intelligence obtuse, répondait vaguement aux questions que je lui fis, et il me fut impossible de savoir quelque chose d'exact sur les antécédents de sa maladie : il se plaignait d'uriner difficilement, et faisait remonter cette difficulté à 18 mois ; les urines étaient peu abondantes, sales, bourbeuses, et vers les derniers temps, elles présentèrent une coloration noirâtre, qui me fit croire à la présence d'une certaine quantité de sang. Il n'avait jamais eu dans le cours de son

existence aucune maladie du côté des voies urinaires.

Pendant les deux premiers jours de son entrée
à l'hôpital, il fut simplement traité par les émol-
lients (bain tiède, cataplasmes sur l'hypogastre, ti-
sanes légèrement diurétiques). Le troisième jour,
je le sondai, et bien que je crusse être arrivé dans
la vessie, il ne sortit pas d'urine. M. Breschet pratiqua aussi le cathétérisme, pénétra dans une cavité dont on sentait parfaitement les parois, en
communiquant de légers mouvements de rotation
à la sonde, et quoiqu'il ne sortît pas d'urine, il crut
être dans la vessie, dont il supposait les parois
affaissées. Quelques jours après, le malade tomba
dans une prostration très grande; il mourut
treize jours après son entrée.

A l'autopsie, faite trente-six heures après la
mort, je trouvai la vessie médiocrement distendue par une urine noirâtre, et empruntant bien
évidemment sa coloration à une certaine quantité
de sang dont j'indiquerai plus bas la source. Les
parois de la vessie étaient épaisses; sa muqueuse
avait une coloration ardoisée, et, dans deux
points différents, elle était soulevée par un peu de
pus tendant à quitter l'état liquide. La prostate
avait le volume d'un œuf d'autruche, et était entièrement dégénérée en cancer; elle présentait, et
cela au plus haut degré d'évidence, tous les caractères du tissu encéphaloïde ramolli, ce qui fut

parfaitement constaté par plusieurs personnes,
entre autres par M. Letenneur, membre de la société anatomique. Dans l'un et l'autre lobes de la
prostate, existait un foyer sanguin, tout à fait
semblable à ceux qu'on rencontre dans le cerveau, dans les cas d'apoplexie : de ces deux foyers,
celui du côté droit aurait pu contenir deux grosses noix dans son intérieur, l'autre, plus petit,
communiquait par un petit pertuis avec la cavité
de la vessie qui, dans toute la partie avoisinant la
prostate, était aussi dégénérée. Ces deux foyers
renfermaient du sang en caillots dont la coloration noire et la faible consistance attestaient le
peu d'ancienneté ; leurs parois étaient inégales,
légèrement anfractueuses, déchiquetées, tout à
fait semblables à un foyer sanguin qui vient de
se former dans le cerveau. Ces deux foyers com-
muniquaient entre eux par un petit conduit transversal, passant au-dessous d'une espèce de pont.
Le canal de l'urèthre, dans cet endroit, n'existait
plus, à proprement parler ; c'était une bouillie
molle, pulpeuse, à travers laquelle la sonde s'était
frayé une fausse route qui aboutissait au plus
grand foyer ; ce qui explique pourquoi le cathétérisme, tout en faisant croire à l'entrée de la sonde
dans la vessie, n'a pas donné lieu à l'évacuation
de l'urine. Il existait encore un cancer encéphaloïde ramolli, occupant une partie de la petite
courbure de l'estomac, et se présentant sous la

forme d'un champignon. Le malade ne s'était pas plaint de l'estomac, et jusque dans les derniers temps, ses digestions se faisaient bien. Quelques tubercules pulmonaires complétaient ce que j'ai trouvé à l'autopsie de cet homme.

Ici point de doutes : la prostate était convertie en substance encéphaloïde, et chacun sait ce qu'on entend aujourd'hui par ce mot : on sait que des foyers sanguins se produisent souvent dans cette substance ; et d'ailleurs, ce cancer de l'estomac nous est une preuve que le malade se trouvait sous l'influence d'une diathèse cancéreuse. Mais, je le répète, c'est le seul fait bien avéré de ce genre que je connaisse.

Beaucoup d'auteurs ont signalé l'influence du *vice scrofuleux* sur les développements séniles de la prostate. C'est ainsi qu'en parlant de son induration, Desault dit qu'elle est quelquefois l'effet caché d'une disposition scrofuleuse (*loc. cit.,* p. 238). Sœmmering, dans son *Traité des maladies de la vessie et de l'urèthre des vieillards,* a fait un chapitre sur l'état scrofuleux de la prostate (p. 160) ; mais l'observation du premier est purement gratuite, il ne s'appuie ni sur l'observation, ni sur l'analogie ; le second ne rapporte aucun fait qui lui soit propre, et ne se base que sur des observations dans lesquelles l'âge du sujet n'est pas même indiqué. C'était cependant un point très important ; car les scrofules sont aussi rares dans la vieillesse qu'elles sont fréquentes chez les jeunes gens, et les affections scrofuleuses de la prostate ne font pas exception à cette loi : je ne les ai jamais rencontrées que chez ces derniers, et alors elles ont des caractères qui ne permettent pas d'établir entre elles et les affections séniles le moindre rapprochement. Comme ces maladies sont excessivement graves et très peu connues, je me propose d'en traiter dans un autre travail. En attendant, je rapporterai un fait qui me paraît extrêmement curieux, et dont nous chercherons ensuite à apprécier la nature.

Obs. VII. — *Affection scrofuleuse de la prostate, et d'une vésicule séminale chez un vieillard* (J. Howship, *op. cit.*, p. 361). — Un homme, âgé de 66 ans, me fit appeler en février 1817. Il me dit que depuis quelques années il éprouvait une diminution progressive dans le jet de l'urine ; mais que, peu attentif sur lui-même, il n'en éprouva qu'une faible incommodité jusqu'en juin 1816, époque où la miction devint fréquente et pénible. Dans un violent effort pour vider sa vessie, il sentit un écoulement subit de liquide par l'anus, que d'abord il ne put comprendre. Cependant, il se trouva soulagé, et pendant les trois mois suivants, la majeure partie de son urine passa par cette nouvelle voie. Il supposa alors que l'ouverture s'était fermée, parce que l'urine se remit à passer entièrement par l'urèthre, avec peine il est vrai, et toutes les deux heures.

14 janvier 1817. La maladie a augmenté, et dans des efforts pour vider la vessie, l'urine se fit de nouveau jour dans le rectum, et continua de couler par cet intestin avec ténesme et irritation au col de la vessie. Une petite bougie bien lisse s'arrêta à quatre pouces et demi; mais fit tant souffrir le malade qu'il ne voulut plus en entendre parler.

17 mars. La maladie s'aggravait progressivement; l'urine passait toujours par le rectum. La douleur provenant de l'irritabilité de la vessie, de l'urèthre et des intestins, ne laissait aucun répit, nonobstant les narcotiques et autres calmants. J'examinai le rectum, mais je ne pus trouver un accroissement manifeste de la prostate, bien qu'il y eût lieu de penser qu'elle était affectée. Le silence extrême et la réserve du malade empêchèrent de pouvoir se former une opinion satisfaisante sur sa maladie, bien qu'elle fût accompagnée de l'irritation la plus vive.

19 avril. Son mal augmentant sous tous les rapports, je lui répétai plusieurs fois, mais en vain, la proposition de lui introduire des bougies. Ainsi réduit aux seuls secours de la médecine, il s'affaissa de plus en plus, et mourut le 19 mai.

A l'ouverture, la vessie fut trouvée un peu épaissie, mais saine; seulement à sa surface interne existaient de petites taches étoilées, les unes d'un gris obscur, d'autres écarlate; un petit nombre, existant derrière le col de la vessie, étaient recouvertes de petits flocons de lymphe épanchée, semblables à des grains de millet.

L'uréthre était sans rétrécissement, et large jusqu'à la portion membraneuse où existait un léger degré de resserrement, bien que la principale cause de l'obstruction pendant la vie ait été bien évidemment le résultat d'un spasme.

D'après la sensation que donnaient les parties pendant qu'on les détachait, il était présumable que la prostate était engorgée; mais une dissection patiente et laborieuse prouva que la tumeur était presque entièrement formée par une augmentation et une induration considérables de la vésicule séminale gauche. Son tissu était ferme comme un gésier, et il paraissait tellement altéré que le véritable siége de la maladie ne put être déterminé qu'en examinant avec soin ses connexions. Une section longitudinale, ayant été faite dans son épaisseur, les tuniques de la vésicule parurent excessivement épaisses; ses cellules, très élargies, étaient remplies d'une substance caséeuse, d'un jaune pâle, plus consistante que ne l'est ordinairement la matière scrofuleuse, quoiqu'elle lui ressemblât. L'autre vésicule, du côté de son orifice, était épaissie, tandis que son fond était sans altération; il n'y avait aucune trace de matière coagulable dans ses cellules qui étaient, au contraire, en partie remplies du fluide clair et brunâtre qu'on trouve naturellement dans ces cavités.

La plus grande partie de la substance prostatique était détruite par ulcération. Le veru-montanum était dans son état naturel; mais il existait dans la portion prostatique de l'urèthre, de chaque côté de la ligne médiane, une large ouverture communiquant avec un abcès dont la glande était creusée, et qui était enduit d'une matière coagulable, semblable à celle des scrofules.

Cet abcès communiquait en arrière avec le rectum par une petite ulcération qui s'ouvrait à un pouce du sphincter. L'espace compris entre cette ulcération et l'anus, offrait un grand nombre de veines élargies et variqueuses.

Le canal déférent gauche était dilaté près de sa terminaison, et rempli d'une matière semblable à celle de la vésicule correspondante; ses tuniques, dans cet endroit, étaient très épaissies.

Quoique cette observation manque de certains détails très importants, quoiqu'on ne signale dans aucun autre organe la présence de la matière tuberculeuse qui est, pour ainsi dire, le cachet des affections scrofuleuses, je suis cependant porté à croire que telle était la nature de la maladie précédente. Ma principale raison, c'est la lenteur et l'obscurité des symptômes qui précédèrent le moment où le pus et l'urine se firent jour dans le rectum. Je n'ai jamais vu d'abcès inflammatoires de la prostate marcher de la sorte. Ensuite, l'apparence du pus, la matière contenue dans la vésicule séminale et le canal déférent gauches, leur hypertrophie, les ulcérations du trigone, voilà des caractères que j'ai rencontrés bien des fois réunis dans les affections tuberculeuses de la prostate des jeunes gens, et dans ces cas seulement. Mais quand même je ne me tromperais pas sur les conséquences que j'en tire ici, en serait-il moins vrai qu'on a eu tort de dire que le gonflement de la prostate qui survient chez les vieillards, peut être l'effet d'une disposition scrofuleuse, sans dire un seul mot de l'excessive rareté de ces cas?

Une opinion encore très enracinée, c'est que ce gonflement est dû au virus *syphilitique*, et ici je mettrai en première ligne J. L. Petit (1). Indépendamment des causes examinées précédemment, Desault admet cette influence ; ce qui revient à dire que, selon lui, le même effet peut résulter de causes très différentes.

L'examen de cette opinion n'est pas indifférent, car il domine, comme on le voit, la thérapeutique. Or, sur quoi se fonde-t-on ? « Presque tous ceux qui sont affectés de cette maladie, a dit

(1) *Loc. cit.*, p. 757.

J. L. Petit, ont été attaqués de chaudes-pisses et très peu en avaient été méthodiquement traités.» Que beaucoup ait eu la chaude-pisse, rien d'étonnant, car ceux qui l'ont eue sont nombreux, et certes je ne la regarde pas comme une prime d'assurance contre la tuméfaction sénile de la prostate. Mais si celle-ci était l'effet d'un virus, la présence de cet agent serait indispensable; car une affection spéciale reconnaît toujours une cause spéciale, et dès-lors comment J. L. Petit aurait-il expliqué les exceptions qu'il paraît avoir rencontrées, si l'on en juge par la phrase précitée, à moins qu'il n'eût dit comme André : « Il suffira pour nous convaincre que la cause de leur maladie dépend d'une cause vénérienne, si les malades se sont exposés au danger dont ils auront entièrement perdu le souvenir (Dissert., etc., p. 46). » Mais de paisibles habitants des campagnes qui n'ont jamais approché de la coupe empoisonnée, de pieux ecclésiastiques qui n'ont jamais enfreint leurs vœux de chasteté, Fothergill, ce célèbre médecin de Londres, qui n'avait jamais eu de commerce avec les femmes, pourquoi en ont-ils été victimes? C'est ce qu'André aurait bien dû nous dire. Peut-être pour trouver la source du mal nous aurait-il fait remonter jusqu'aux ascendants du troisième ou quatrième degré; mais aujourd'hui de pareilles raisons ne seraient plus acceptées. Il devrait suffire de se rappeler que les engorgements de la prostate se manifestent ordinairement à l'âge où depuis longtemps le calme des passions préserve du danger, pour faire sentir qu'il faut chercher une autre cause. Qu'un virus circule pendant quelque temps dans l'économie, sans manifester sa présence par des effets, cela peut se concevoir ; mais qu'il reste pendant 25 ou 30 ans à l'état latent, au milieu de liquides et de solides qui se renouvellent continuellement, pour enfanter dans la vieillesse, et seulement alors, des accidents aussi graves, voilà ce qui dépasse l'imagination. Toutefois ne nous en rapportons qu'à l'expérience, et nous acquerrons bientôt la certitude morale que la maladie dont nous nous occupons ne dépend pas du virus syphilitique. J'aurais pu rapporter ici nombre de faits à l'appui de ce que j'avance ; mais comme on pourrait toujours m'accuser de m'être laissé trompé par mes malades, malgré le soin que j'ai mis à les interroger, je renvoie le lecteur à l'observation elle-même, persuadé qu'il ne tardera pas à partager ma conviction.

On me dira peut-être que le traitement est la pierre de touche des maladies, et que J. L. Petit guérissait ses malades par le mercure. A cela je répondrai d'abord que le mercure n'est pas seulement anti-syphilitique, et que bien des praticiens l'emploient aujourd'hui dans l'unique but de faire disparaître certains engorgements chroniques ; ensuite qu'il faut faire la part des préoccupations de l'auteur et qu'il ne rapporte dans son ouvrage aucun fait qui prouve l'efficacité du remède qu'il préconise ; enfin j'opposerai à J. L. Petit une autorité non moins compétente en pareille matière ; car voici ce que dit B. Bell : « Dès que j'ai commencé à pratiquer, j'ai eu de fréquentes occasions d'observer cette maladie (les tumeurs de la prostate) ; les entretiens que j'avais eus avec différents praticiens, m'ayant convaincu qu'on devait essentiellement compter sur le mercure, j'en fis hardiment usage pendant plusieurs années ; mais je suis obligé d'avouer que je n'en ai jamais vu résulter aucun avantage et que, dans quelques cas même, cette pratique a été évidemment nuisible (1). » Bosquillon a vu souvent ce remède aggraver le mal, et déterminer quelquefois une suppression d'urine mortelle.

Des pathologistes ayant observé que le gonflement sénile de la prostate survient dans des cas où il n'est pas possible de soupçonner la moindre influence vénérienne, et, ne pouvant complétement secouer le joug des opinions dominantes, ont admis que le virus syphilitique pouvait le produire, mais seulement comme cause irritante : tels sont Swe-

____

(1) Traité de la gonorrhée, etc., trad. par Bosquillon, t. 1. p. 151, 1802. —(2) *Ibid.*, p. 218

diaur (1), B. Bell (2), M. Nauche (3), etc. Pour
eux cette maladie est une inflammation lente dans
sa marche, obscure dans ses symptômes ; quelques-uns même la décrivent sous le nom de *prostatite chronique* (4). Aussi, suivant eux, tout ce
qui peut irriter la prostate peut devenir cause de
son engorgement. Ces causes seraient les excès
des plaisirs vénériens ou des jouissances solitaires,
les inflammations chroniques de l'uréthre et surtout de la région qui traverse cette glande, les
contusions sur le périnée fréquemment répétées,
la présence des sondes à demeure, les rétrécissements du canal, les calculs de la vessie, la cystotomie périnéale, etc. Pour apprécier la valeur de
ces causes, reprenons les chacune en particulier.

Sir A. Cooper a dit que le gonflement de la
prostate est toujours le résultat d'une vie licen-
cieuse, qu'il provient de ce que les vieillards se
livrent quelquefois à un degré d'excitation plus
grand que leur constitution ne peut le suppor-
ter (5).

J'avoue que l'influence des excès des plaisirs

(1) Des mal. syphilitiq. t. I, p. 208, 5ᵉ édition. 1805.
(2) *Loc. cit.* sect. VI, p. 145 et seq.
(3) Des mal. de vessie, etc. p. 140. 1810.
(4) Begin, dict. de méd. et chir. prat. t. XIII, p. 597.
(5) Lectures on the principles and practice of surgery, p.
585. London, 1835.

vénériens ou des jouissances solitaires n'est pas très facile à apprécier ; car il est difficile de savoir quelle fut au juste la mesure de chacun ; cependant si l'on fait attention que ce gonflement n'arrive pas à l'âge des excès, chez ceux même qui s'y adonnent avec une sorte de fureur, qu'il survient au contraire à une époque où non-seulement la raison, mais encore la nature imposent depuis longtemps à l'homme une continence presque absolue, on aura déjà de fortes présomptions pour assigner une autre cause à ces maladies. D'ailleurs, j'ai vu des hommes de la campagne arrachés à leurs travaux par l'excès de leurs souffrances, j'ai vu des maris vertueux qui n'avaient jamais stimulé leurs forces par les attraits du changement, j'ai vu de ces hommes libres en paroles qui auraient été plus disposés à exagérer leurs exploits qu'à les couvrir du voile d'une pudeur malentendue ; souvent, pour obtenir des aveux, je faisais entrevoir qu'on pourrait en tirer des conséquences très utiles pour le traitement, et de tout ceci résulta pour moi cette conviction que les excès dont nous parlons n'ont pas, ou n'ont que très peu d'influence sur le développement ultérieur de la maladie.

Un fait qui ne s'accorderait guère avec l'assertion dont il s'agit, c'est que les hommes qui s'adonnent fortement aux travaux de cabinet sont plus exposés que les autres à être affectés, pen-

dant leur vieillesse, de maladies des voies urinaires, chacun le sait ; or, la nullité de la plupart de
ces hommes en amour n'est-elle pas une vérité
pour ainsi dire proverbiale?

Quant aux inflammations chroniques de l'urèthre, ce que j'ai dit de la syphilis et des excès vénériens peut jusqu'à un certain point trouver ici
son application. Je ne nie pas que la blennorrhagie chronique ne puisse amener l'inflammation
de la prostate, et par conséquent son augmentation
de volume ; loin de là, car voici ce que j'ai déjà dit
à ce sujet : « Si je m'en rapporte à quelques autopsies de blennorrhagies chroniques que j'ai eu
occasion de faire, il me semblerait que c'est dans
la région membraneuse et dans la partie prostatique du canal que l'inflammation se retranche,
ce qui tient sans doute à ce que du moment que
le tissu glanduleux de la prostate est malade, il
revient difficilement à son état normal, et entre-
tient une irritation perpétuelle dans les parties de
de l'urèthre qui l'avoisinent, de même qu'une
amygdalite chronique devient une cause incessante de maux de gorge chez les personnes qui
en sont affectées (1). »

L'anatomie avait déjà enseigné à Littre que les

____

(1) **De l'influence que les rétrécissements organiques de
l'urèthre exercent dans l'application de la lithotritie et de la
cystotomie**, p. 14 ; Paris, 1839.

prostates sont souvent le siége des gonorrhées (1), et plusieurs auteurs depuis lui ont fait la même remarque ; mais il est rare que le gonflement qui résulte de cette inflammation acquière un volume considérable ; il est même rare qu'il en résulte une ischurie complète, car il est bien entendu que je ne veux pas parler de la prostatite aiguë et de ses suites ; personne n'a été tenté jusqu'à présent de l'assimiler aux engorgements séniles : dans ceux-ci, l'aspect des tissus est tout à fait différent ; que dis-je ? il diffère même complétement de ce qu'il est dans les inflammations chroniques. On pourra en juger par le fait suivant, si remarquable sous tant de rapports, et qui prouve jusqu'où va l'audace des charlatans et les conséquences de leur sordide industrie.

Obs. VIII. — *Blennorrhagie chronique ; traitement prétendu végétal ; gangrène mercurielle de la bouche ; asphyxie ; trachéotomie ; mort ; inflammation chronique de la prostate.* —

P. Dubois, maçon, âgé de 38 ans, entra à la Charité, salle Saint-Ferdinand, n° 8, le 2 juillet 1838.

Il nous raconta que deux mois auparavant il avait été pris, à la suite d'un coït impur, d'une blennorrhagie intense pour laquelle il consulta un de ces médicastres dont les affiches couvrent

____

(1) Mém. de l'Acad. des sciences ; ann. 1710.

les murailles, et qui le soumit au *traitement végétal dépuratif sans mercure ;* à cette époque les
douleurs pendant l'émission des urines étaient
devenues tolérables. Pendant qu'il prenait les liqueurs et les poudres que son guérisseur lui ven-
dait, le malade voyait son écoulement diminuer ;
mais des douleurs de plus en plus vives se firent
sentir vers la bouche, les gencives se boursoufflè-
rent, une salivation abondante et fétide survint,
puis de la tuméfaction et de la douleur dans les
parotides et les glandes sous-maxillaires, avec
frissons, céphalalgie, anorexie, fièvre ardente,
gêne de la déglutition, difficulté extrême de res-
pirer, étouffements, menaces de suffocation. C'est
alors que le malade effrayé entra à l'hôpital.

A la visite du 3 juillet, voici ce que nous observons : pâleur extrême de la face, couleur jaunâtre et terreuse de la peau ; quoique bien mus-
clé, cet homme paraît affecté d'une lésion organi-
ganique profonde. Gonflement considérable des
parotides et des glandes sous-maxillaires, sans
changement de couleur à la peau ; la bouche ne
s'ouvre qu'avec une extrême difficulté et aussitôt
une salive abondante s'en écoule. La langue est
presque double de son volume normal ; sa face
supérieure est convertie en une eschare brunâtre ;
toute la muqueuse buccale est recouverte d'une
pseudo-membrane blanchâtre, de plusieurs lignes
d'épaisseur dans certains points. En grattant cette

couche, on voit, au-dessous, la muqueuse rouge, violette, brunâtre et granulée dans quelques endroits. Les gencives sont boursouflées, molles et saignantes, les dents chargées de tartre. La luette, les parois du pharynx et l'épiglotte sont rouges, gonflées. Haleine fétide, déglutition difficile, douloureuse , anorexie, abdomen indolore, constipation opiniâtre ; respiration laborieuse ; fièvre. Le pouls bat 95 fois par minute ; cependant ses pulsations sont assez régulières et les bruits du cœur normaux ; céphalalgie légère. La muqueuse uréthrale laisse à peine suinter quelques gouttes de liquide blanchâtre. *Prescription :* lin guimauve ; gargarisme émollient ; deux verres d'eau de Sedlitz dans la journée ; lavement simple le soir.

Le 4, la salivation est des plus abondantes ; l'eschare commence à se détacher sur les bords ; quelques accès de suffocation. L'eau de Sedlitz a provoqué deux évacuations de matière dure et grumeleuse. La fièvre persiste ainsi que la céphalalgie. On ajoute quelques gouttes d'acide hydrochlorique au gargarisme. .

Le 5, même état. L'eschare continue de se détacher. Dyspnée parfois effroyable ; la déglutition provoque des accès de toux fort douloureux ; voix altérée. Fièvre, anorexie, pas de selles. Le gargarisme a provoqué d'assez vives douleurs.

Le 6, l'inflammation éliminatrice a presque entièrement détaché l'eschare ; les amygdales sont

violemment enflammées ; la respiration est sifflante ; le pouls est petit, irrégulier, on compte
100 pulsations. L'anorexie et la constipation persistent, ainsi que la salivation qui est toujours
très intense. La couche pseudo-membraneuse est
un peu moins épaisse et a même disparu dans
certains points. M. Mercier excise une portion
de l'eschare et le malade respire plus librement.
Prescription : Même tisane, gargar. émoll.; une
bouteille d'eau de Sedlitz ; lavement le soir.

Le 7, le malade a eu deux selles abondantes ;
mais les mêmes symptômes persistent. Une autre
portion de l'eschare est détachée. La langue paraît alors creusée d'un profond sillon dans lequel
on pourrait loger le pouce.

Le 8 et le 9, la salivation, les douleurs et la
fièvre ont un peu diminué ; mais le reste persiste.
Nouvelle excision. Même traitement.

Le 10, la respiration a été haute et sifflante
toute la nuit. A la visite, au moment où l'on s'ap-
proche de son lit pour l'examiner, le malade est
subitement pris de mouvements épileptiformes
dans tout le côté droit du corps : les muscles de
la face et des quatre membres s'agitent instantanément ; mais bientôt ces mouvements désor-
donnés cessent, les parties naguère en convulsion
tombent en résolution complète, deux ou trois
profondes inspirations et expirations ses uccèdent,
et la face devient cadavéreuse. M. Sandras fait

alors ouvrir la veine ; mais il en sort à peine quelques gouttes de sang ; il ordonne la trachéotomie qui est immédiatement pratiquée par M. Mercier. On s'efforce soit par des insufflations faites avec précaution au moyen d'une sonde dans la trachée, soit par des pressions alternatives sur les parois thoraciques, de rétablir la respiration et de rappeler la vie ; mais c'en était fait, le malade était mort.

Nécropsie. — Les parois de la bouche sont rouges et encore recouvertes, dans certains endroits, de lames pseudo-membraneuses plus ou moins épaisses. Les glandes salivaires sont dures et volumineuses. La base de la langue présente encore une eschare de 6 millim. d'épaisseur, de près de 3 centim. de largeur et de 5 de longueur. Au-dessous se trouve une surface ulcérée, grisâtre, et dont les bords sont tuméfiés, œdémateux ; l'épiglotte et surtout les replis aryténo-épiglottiques sont le siège d'un œdème très prononcé ; les cordes vocales sont également gonflées ; cependant il n'y a pas oblitération complète de la glotte : tous ces tissus sont d'ailleurs mous et contiennent peu de sang.

Les poumons sont sains et crépitants ; mais presque exsangues. Les diverses cavités du cœur et les grosses veines ne contiennent que très peu de sang. Le tissu du foie est à l'état normal, mais décoloré.

L'urèthre est sain dans toute son étendue, seulement il a une couleur un peu plus foncée dans la région prostatique.

La prostate ne dépasse que très peu son volume ordinaire, ses diamètres ont au plus 4 ou 5 millim. plus que l'âge du malade ne le comporte. Les coupes qu'on y pratique sont parfaitement lisses ; elles présentent, en quelque endroit que ce soit, des marbrures bleuâtres limitant de petits espaces nombreux et arrondis, de 1 à 3 millim. de diamètre et d'une teinte jaune grisâtre ou blanc sale, comme s'il y avait là infiltration de pus concret ; la pression n'en exprime qu'une très petite quantité de liquide trouble et assez épais.

Le reste des organes urinaires est sain. (Obs. rec. par M. Recours, int. des hôpitaux.)

On voit par cette observation qu'il y a une bien grande différence sous le rapport anatomique, entre une inflammation, même chronique, de la prostate et son engorgement sénile. Dans la prostatite la blancheur générale a disparu, les cloisons fibreuses sont le siége d'une injection sanguine plus ou moins prononcée ; les granulations n'ont point d'élasticité, elles ont une couleur terne particulière, leur sécrétion est peu abondante et presque puriforme. Quelquefois même, lorsque l'inflammation est plus vive, leur couleur est la même que celle du tissu qui les entoure.

Il est vrai qu'on rencontre parfois ces caractères dans des prostates évidemment affectées d'intumescence sénile; mais alors il est facile de voir qu'ils sont tout à fait accidentels et dépendants de causes particulières, presque toujours faciles à saisir, telles que calculs, sondes à demeure, fausses routes, etc. Il est rare qu'on les rencontre dans toute l'étendue de l'organe, et qu'il n'en reste pas encore quelques parties qui, exemptes de complication, ne présentent d'autres caractères que ceux que j'ai décrits dans le chapitre précédent.

Obs. IX. — *Rétention d'urine, sondes à demeure pendant trois mois, perforations de la vessie, tuméfaction générale de la prostate, inflammation et abcès de son lobe gauche.*— Le 4 avril 1838, M. Letenneur présenta à la société anatomique les organes urinaires d'un vieillard qui, entré à l'Hôtel-Dieu pour une rétention d'urine, porta des sondes dans le canal pendant trois mois, au bout desquels il mourut. — La muqueuse de la vessie était enflammée, surtout en arrière. Là existaient trois perforations : deux, larges de 6 à 8 millim., aboutissaient dans un foyer purulent situé entre le plan musculaire superficiel postérieur et les plans sous-jacents. La muqueuse était détruite sur le bord de ces perforations. La troisième, placée à côté des précédentes, mais moins large, conduisait dans un foyer distinct du précédent ; la muqueuse se renversait encore un peu sur ses bords (1).—La prostate était le siége d'une tuméfaction générale ; cependant le lobe gauche était un peu plus volumineux que le droit, et comme il présentait une mollesse particulière, j'emportai cette pièce pour l'examiner. Je trouvai au centre de ce lobe une cavité capable de contenir une noix et remplie de pus rougeâtre, de consistance crêmeuse ; ses parois étaient assez lisses. Tout autour, le tissu prostatique avait une teinte noire uniforme, et ce n'était qu'insensiblement que cette couleur disparaissait. Le reste de la glande avait les caractères que j'ai décrits sous le nom de tuméfaction molle. — La portion prostatique de l'urèthre était enflammée, et le bord postérieur du col ulcéré superficiellement par la pression de la sonde. Au niveau et un peu au-devant du ligament suspenseur, cet instrument avait ulcéré la paroi inférieure du canal dans une étendue de 20 millim., et au-dessous se trouvait un foyer un peu plus large, formé par le tissu fibreux externe de l'urèthre qui n'était pas encore détruit (2).

(1) Voyez mon mémoire *Sur certaines perforations spontanées de la vessie non décrites jusqu'à ce jour* (Gaz. méd., avril, 1836). Je reviendrai longuement sur ce sujet dans ma troisième partie.

(2) Voyez mon mémoire *Sur les inflammations et fistules de l'urèthre produites et entretenues par le séjour des sondes*

Il est tellement vrai que ces inflammations de la prostate sont indépendantes de son engorgement, qu'elles peuvent disparaître complétement lorsque la cause qui les a produites a cessé d'agir, sans que l'engorgement cesse d'exister. L'observation d'un homme que j'avais guéri de sa rétention d'urine malgré l'état le plus fâcheux, malgré les délabrements qu'on lui avait fait éprouver, et qui mourut d'une autre maladie, va nous en fournir la preuve : comme elle est remarquable sous bien des rapports, je la donnerai avec détails :

Obs. X. — *Rétention d'urine par une tumeur de la portion sus-montanale de la prostate, plusieurs fausses routes. Traitement par la compression, guérison. Phlébite de la jambe, mort.* — Vasseur, de Nogent-le-Rotrou, âgé de 61 ans, avait été toute sa vie conducteur de bœufs; il fut toujours sobre, n'eut pas la moindre affection vénérienne; il voyageait continuellement à pieds et ne fit jamais d'état sédentaire. Il y a 3 ans, sans qu'il se fût aperçu que le jet de son urine eût diminué jusqu'alors, il fut pris d'une rétention complète, après avoir bu une demi-bouteille de cidre. Il resta 3 jours sans rendre une seule goutte de liquide, malgré les bains qu'on lui fit prendre. Un second chirurgien le sonda, et cette opéra-

dans ce canal (Journ. des conn. médico-chir., avril, 1840). Je reviendrai également sur ce sujet dans ma quatrième partie.

tion ayant été répétée chaque fois qu'il était nécessaire, au bout de 8 jours l'urine reprit insensiblement son cours. Six mois se passèrent sans
accidents ; mais au bout de ce temps, nouvelle
rétention qui disparut après un seul cathétérisme.

Depuis six mois, les rétentions sont devenues
plus fréquentes, surtout quand il faisait des marches forcées. Le jet de l'urine était très fin et cessait même quelquefois complétement quand il faisait de grands efforts ; mais les épreintes étaient
tellement vives qu'il ne pouvait s'en empêcher.
Il éprouvait alors des douleurs dans le fondement;
mais il n'eût jamais ni tumeurs ni fluxions hémorrhoïdales. Il a uriné 8 ou 9 fois du sang, sans avoir
été sondé. Lors de ces hémorrhagies, la dysurie
devenait plus intense.

Le 16 août 1838, sans autre cause que des
marches longues, la rétention devint complète.
Alors le malade s'arrêta dans un village où, pendant deux jours, un chirurgien essaya 14 ou 15
fois de le sonder sans y parvenir ; chaque fois il
sortait du sang en abondance. Enfin Vasseur se
fit amener à Paris et entra à la Charité, le 21
août 1838, salle St.-Ferdinand, n° 18, dans le service de mon savant et respectable maître, M. Bally.
On le sonda immédiatement et on retira deux li-
tres et demi d'urine sale, foncée en couleur et
rougissant fortement le papier de tournesol, quoi-

qu'elle eût au plus haut degré l'odeur dite *am-moniacale.*

On continua ainsi de le sonder. Presque toujours on sentait des rugosités derrière le col de la vessie, et le moyen le plus sûr de pénétrer aisément, était de ne jamais abandonner la paroi antéro-supérieure du canal. Souvent, pour que l'urine sortît, il fallait abaisser la sonde jusqu'à ce que son pavillon fût dans l'axe du corps, ce qui me donna lieu de croire que ses yeux, avant d'arriver dans la vessie, se trouvaient coiffés par des tissus qu'ils traversaient, présomption que l'autopsie justifia. La vessie jouissait toujours d'une très grande dilatabilité ; elle chassait l'urine avec peu de force par la sonde , mais jusqu'à la dernière goutte ; ce liquide conserva toujours un peu de son odeur forte, mais il s'éclaircit peu à peu et finit par n'être plus trouble que vers la fin de l'évacuation. Il suintait continuellement de l'urèthre du mucus puriforme en abondance. Douleurs dans la région des reins, surtout à droite. Pendant le cathétérisme, le malade souffrait beaucoup vers la prostate. Le 28 août, il survint un gonflement du testicule droit ; la douleur sourde dont il était le siége s'étendait sur le trajet du canal déférent.

Le 4 septembre, malgré l'usage d'un suspensoir et de cataplasmes, le testicule avait acquis le volume d'un œuf de poule ; scrotum œdématié.

Le 12, vu la difficulté du cathétérisme, on mit à demeure une sonde n° 11.—Le 13, un peu d'urine sortit entre le canal et la sonde.

Le 16, des douleurs vives au col de la vessie obligèrent d'ôter cet instrument. Dès-lors il sortit spontanément quelques gouttes d'urine ; mais malgré cela on fut toujours obligé de recourir chaque jour au cathétérisme.

Le 25, l'émission ne se faisait pas mieux, cependant les douleurs de la vessie et le gonflement testiculaire avaient diminué. A l'aide de mon cathéter explorateur, je diagnostiquai une augmentation de la portion sus-montanale faisant, du côté de la vessie, une tumeur à large base. Cette dernière circonstance, jointe aux fausses routes que j'avais reconnues dans le canal firent que je ne cherchai qu'à renverser cette tumeur en arrière. Je fis donc une application de mon compresseur en baleine pendant dix minutes, après quoi l'écoulement de l'urine se fit un peu mieux ; mais cette amélioration ne dura qu'un jour. Les besoins d'uriner continuèrent d'être très fréquents et la vessie ne se vidait que fort incomplétement.

Le 2 octobre, deuxième application pendant une heure et demie, et bien que l'extrémité externe de l'instrument fût tenue perpendiculairement à l'axe du tronc, le malade le supporta facilement : il n'éprouvait qu'un peu de douleur au col de la vessie et au niveau de la symphyse pubienne. Dès-lors l'urine sortit par un jet qui n'était pas même bifurqué, mais seulement entortillé.

Le 4, je fis uriner le malade en ma présence, puis je le sondai : je ne trouvai pas même un verre d'urine dans la vessie. Je remarquai cependant que le liquide ne sortait pas par un jet continu ; mais qu'il s'arrêtait deux ou trois fois pour recommencer ensuite. Troisième application pendant une heure et demie. Le jet devint plus gros, non interrompu ; mais il restait encore près d'un verre d'urine dans la vessie.

Le 7, application de mon compresseur en acier pendant une heure au moins. La douleur au col de la vessie fut plus vive, mais très supportable. A partir de ce moment l'urine sortit à plein canal, et, ce qu'il y eut de remarquable, c'est que sa quantité surpassait de beaucoup celle qu'on rend habituellement.

Tout allait très bien, la vessie se vidait complétement, et le testicule était presque revenu à son volume et à sa consistance normale. On fit une pétition à l'administration dans le but d'obtenir les frais de voiture nécessaires pour que le malade pût retourner dans son pays ; la réponse s'étant fait attendre pendant quelques jours, il passait son temps à se promener dans les salles ou dans le jardin.

Mais le 15, il resta longtemps dans le jardin par un temps très froid, et lorsqu'il se coucha le soir, il eut beaucoup de peine à se réchauffer. Le 16, il y eut de la douleur et du gonflement dans le mollet droit; mais il ne nous en parla pas. Il paraît aussi qu'à partir de ce moment il lui arriva, ce qui n'avait jamais eu lieu depuis son arrivée à Paris, qu'au moindre besoin d'uriner, il était obligé d'y satisfaire. Il se levait alors brusquement; mais il n'arrivait pas assez vite au bassin placé à la tête de son lit, pour n'en pas laisser échapper quelques gouttes sur le parquet.

Ce n'est que le 18 au soir qu'il me dit éprouver une douleur extrêmement vive dans le genou gauche, sans qu'il y eût le moindre gonflement; il me paraissait en proie à une angoisse extrême. Alors craignant qu'il n'y eut quelque nouvel accident du côté de la vessie, je le sondai; mais je trouvai cet organe parfaitement vide : le malade venait d'uriner. Cataplasme sur le genou.

Le 19, accidents bien plus formidables. Pendant la nuit, il avait vomi deux ou trois fois et avait eu une selle en devoiement. Le matin, la voix était lente, presque éteinte, la face et les autres parties d'un rouge violet; le pouls était faible, la circulation capillaire languissante, l'impression des doigts ne disparaissait qu'avec lenteur; le mollet gauche était gonflé, dur, tendu, plus violet que le reste, très douloureux à la moindre pression. Cet homme, dans son angoisse, se tenait encore sur son séant, mais tantôt sa tête se renversait en arrière, tantôt elle tombait en avant. *Prescription :* cataplasmes sur le mollet; frictions avec un liniment excitant sur les membres; applications chaudes souvent renouvelées sur le ventre.

Il n'y eut plus ni diarrhée ni vomissements; mais tous les autres accidents persistèrent, et la mort survint à 1 heure du soir.

Autopsie le 24. — Rien dans le cerveau. Poumons parfaitement sains, non sensiblement cyanosés. Les cavités du cœur contenaient beaucoup de sang en caillots, les uns noirs et grumeleux, les autres blancs et fibrineux. La veine cave inférieure ne contenait qu'un peu de sang noir et grumeleux, ainsi que les veines du membre inférieur droit. Celles du gauche avaient les parois plus rouges et renfermaient des caillots moins noirs, mieux liés, mieux organisés et plus anciens selon toutes les apparences; au niveau du mollet on trouva du pus mêlé avec le sang; on ne rencontra pas d'adhérences entre les caillots et les vaisseaux.

Assez grande quantité d'urine limpide dans la vessie; les parois de cet organe étaient entièrement saines, et sa muqueuse de pâleur normale; la musculeuse, peu hypertrophiée, ne formait que quelques saillies peu prononcées.

Prostate du volume d'une orange; sa substance

était molle, et cédait facilement à la pression; en passant le doigt sur ses diverses faces, on sentait très distinctement ses granulations. Toutes ses parties avaient à peu près également augmenté de volume, seulement la portion sus-montanale avait encore pris, proportionnellement, beaucoup plus d'accroissement que le reste : outre qu'elle formait une valvule très saillante, tendue entre les lobes latéraux, sa face vésicale s'élevait, sous forme de tumeur à base large, mais beaucoup plus transversalement que d'avant en arrière; son sommet dépassait de 25 millim. (1 p⁰.) le niveau du bord antérieur du col. La face antérieure de cette éminence avait été fortement déprimée; il semblait qu'on se fût efforcé de la plier de manière à rapprocher ses deux bords latéraux l'un de l'autre.

Le développement de la portion sus-montanale déterminait au-dessous d'elle un cul-de-sac très prononcé au fond duquel commençaient, un peu plus à droite qu'à gauche, deux fausses routes qui aboutissaient dans la vessie par un orifice unique au sommet de la tumeur. Pas la moindre trace d'inflammation dans toutes ces parties. La muqueuse de toute la portion prostatique de l'uréthre était remarquable par sa pâleur, même au pourtour des fausses routes. Le veru-montanum ne présentait rien de particulier. Rien dans le reste du canal.

Le testicule droit n'était presque pas plus gros que l'autre ; leur couleur à l'intérieur ne présentait presque aucune différence. Cependant la substance du premier paraissait comme infiltrée d'une petite quantité d'humeur gélatineuse, et ses tubes se rompaient plus facilement par les tractions. La tête de l'épididyme paraissait plus vasculaire, et sa substance était parcourue d'un lacis de vaisseaux noirâtres.

Rien dans le foie ni dans la rate. J'ai oublié d'examiner les reins.

Cette observation abonde en circonstances extrêmement curieuses que je signalerai à mesure que nous avancerons : il me suffira pour le moment de faire remarquer la pâleur des tissus de la région prostatique après les délabrements qu'on y avait pratiqués, les douleurs que le malade y avait souffertes, la sécrétion puriforme dont elle avait été le siége et l'orchite dont elle avait été le point de départ. Si cette inflammation aiguë eût été entée sur une inflammation chronique, aurait-elle ainsi disparu en aussi peu de temps, malgré l'emploi de certains moyens qui, dans cette supposition, l'auraient plutôt aggravée que guérie. Dernièrement on a présenté à la Société anatomique une prostate affectée de tuméfaction molle, et dont le lobe droit, un plus volumineux que le gauche, avait été traversé complétement de bas en haut par une sonde. Cette fausse route était parfaitement organisée, et revêtue d'une muqueuse blanche et fine que soulevaient çà et là les granulations sous-jacentes. J'aurais pu citer quelques autres faits semblables, si celui-ci n'avait été constaté par un grand nombre d'anatomistes, et en particulier par MM. Cruveilhier et Chassaignac. Pense-t-on que ces fausses routes se fussent ainsi organisées, si elles eussent été faites dans une prostate affectée d'inflammation chronique ; et que ne doit-on pas espérer d'opérations méthodiques faites sur une très petite surface et rétablissant le cours des urines, si des lésions aussi étendues, non suivies d'aucun bon résultat, se sont aussi bien cicatrisées ?

Pour en revenir à l'influence des divers agents sur la tuméfaction sénile de la prostate, je dirai que celle des sondes à demeure pourrait bien avoir été imaginée par les fauteurs de la paralysie essentielle de la vessie. Voici ce qui est sans doute arrivé bien des fois : Un homme est pris de rétention d'urine, on le sonde ; l'instrument ne rencontre pas d'obstacle, on croit à une paralysie de la vessie ; puis on laisse la sonde à demeure ; le malade succombe, et on trouve un engorgement de la prostate. Maintenant quelle fut la cause de la rétention ? Les uns diront que c'est l'affection de la prostate ; mais les esprits prévenus, ne voulant pas revenir sur leur premier jugement, diront au contraire que l'affection prostatique fut causée par la présence de la sonde. Mais si ces instruments produisaient de tels effets, verrait-on aussi souvent leur séjour prolongé suivi du rétablissement, au moins momentané, du cours de l'urine. Home avait déjà remarqué que les abrasions qu'elles peuvent occasioner n'apportent aucune disposition à l'augmentation de la glande en grosseur (*loc. cit.*, p. 185). Pour moi, je partage cette manière de voir, et je pense que si parfois les sondes augmentent la tuméfaction en déterminant une inflammation aiguë, ce surcroît ne tarde pas à se dissiper dès que l'inflammation accidentelle a pu disparaître; c'est ce que mes moyens d'exploration m'ont permis de constater bien des fois.

Quiconque pensera que l'affection dont nous nous occupons est de nature inflammatoire, devra presque nécessairement croire qu'elle accompgne souvent les rétrécissements uréthraux qui sont, pour la prostate, une cause incessante d'irritation. Aussi telle est l'opinion de presque tous les auteurs, et telle est même celle d'E. Home. « Puisqu'il arrive, dit-il, que des individus qui n'ont pas eu préalablement des maladies des organes génitaux sont sujets à l'engorgement de la prostate, il est raisonnable de croire que ceux qui dans leur jeunesse ont eu des rétrécissements du canal de l'uréthre qu'ils ont négligés, y seront bien plus sujets, et c'est effectivement ce qui a lieu (*loc. cit.*, p. 87). » Après ces derniers mots, on se croira sans doute en droit d'attendre de l'auteur, dont la pratique était si étendue, des observations nombreuses et concluantes ; nullement : il n'en rapporte que six, et toutes sans autopsies. Dans toutes, les phénomènes peuvent très aisément s'expliquer par la seule présence d'un rétrécissement ancien ; dans aucune on ne s'est livré à la moindre exploration qui puisse inspirer quelque confiance ; seulement, dans la troisième il est dit qu'après avoir traversé les rétrécissements, la sonde rencontrait un obstacle au col de la vessie. Quel esprit serait assez peu sévère pour se contenter d'une preuve aussi insignifiante ? Et d'ailleurs, quand ces hommes auraient eu un engorgement de la prostate, qu'y aurait-il d'étonnant, quatre d'entre eux étaient septuagénaires et l'autre avait 67 ans quand il les vit (*Ibid.*, p. 94, *et seq*). Dans la sixième, il est vrai, le sujet n'avait que 48 ans ; mais rien de moins probant que ce fait (p. 102,. Dans sa deuxième partie, l'auteur rapporte une nouvelle observation avec autopsie ; mais le sujet avait 76 ans, et, malgré une fausse route déjà ancienne et la présence d'abcès dans son voisinage, l'état de la prostate était tel que l'auteur ne pût s'empêcher d'ajouter les réflexions suivantes : « Il est digne de remarque que, dans une maladie où les lobes latéraux et moyen étaient assez affectés pour exiger que l'urine fût évacuée pendant huit ans au moyen du cathétérisme, l'engorgement pendant cette période n'ait pas acquis un plus grand développement; cela tenait probablement au rétrécissement de l'urèthre et aux contractions spasmodiques auxquelles il était sujet, qui empêchaient une pression trop violente sur les parties projetées de la glande (p. 217). » Et ailleurs : « Il est curieux et digne de remarque que.... les cas dans lesquels le moyen lobe a (l'engorgement étant assez considérable pour produire la supression d'urine) demeuré stationnaire, ou presque tel, jusqu'à la mort de l'individu ; ces cas, dis-je, ont été compliqués de rétrécissements du canal de l'urèthre, sans jamais avoir été entiérement guéris, mais seulement palliés de temps en temps par l'usage de petites bougies. J'ai eu si souvent occasion d'observer ce fait, que je ne puis nullement douter de cette remarque. Voici comment je l'explique : lorsque dans la première période de l'engorgement du lobe moyen, l'urine s'échappe de la vessie, et qu'elle arrive au rétrécissement, elle trouve là un obstacle ; et comme l'urèthre est rempli en cette partie, la pression qu'elle exerce sur le côté extérieur du lobe réagit sur l'autre côté, de telle sorte que l'effort de l'expulsion de l'urine n'est point fait où il devrait avoir lieu, mais bien sur le rétrécissement, et que pendant ce temps, une des plus grandes causes de l'engorgement cesse d'agir (p. 183). » Malgré ce léger correctif, bien des personnes, je crois, trouveront assez extraordinaire que les rétrécissements de l'urèthre puissent être à la fois pour la prostate une cause fréquente de développement, et un obstacle à ce que ce développement puisse devenir considérable.

D'un autre côté, M. Civiale professe une opinion tout-à-fait contraire. « Je me suis assuré, dit-il, par des explorations spéciales, que la prostate était saine chez un grand nombre d'hommes attaqués depuis longtemps de rétrécissements de l'urèthre. Assez souvent aussi il m'arriva de trouver, après la mort, cette glande dans l'état normal, quoique les désordres auxquels la rétention d'urine avait donné lieu, fussent portés au plus haut degré (1). » Il y a déjà quelque temps que j'émis une opinion plus explicite encore ; voici mes expressions : « D'après ce qu'on a dit de la nature inflammatoire de l'hypertrophie dont cette glande est si souvent le siége dans un âge avancé, il semblerait que cette altération dût être fréquente lorsque l'urèthre est affecté de rétrécissement ; c'est effectivement ce qu'on a dit, et c'est à tort, selon moi. J'ai même remarqué, y avait-il seulement coïncidence ? j'ai remarqué que chez certains vieillards affectés de rétrécissements, et dont

____

(1) Trait. des malad. de l'urèthre, p. 116.

j'ai fait l'autopsie, la prostate était moins volumineuse, son tissu moins altéré que l'âge seul du défunt aurait dû le faire supposer (1). » Si plusieurs des faits dont je parle ici ne devaient trouver place ailleurs, j'en pourrais rapporter au moins 5 ou 6, tandis que je n'en ai jamais vu où une tuméfaction sénile de la prostate un peu considérable eut coïncidé avec la présence d'un rétrécissement. Mes amis, les docteurs Perrochaud, de Boulogne-sur-Mer, et Bardinet, de Limoges, m'ont communiqué chacun une pièce anatomique de ce genre, et je conserve encore la dernière. Dans toutes deux le rétrécissement était presque capillaire, et la prostate non tuméfiée, bien que toutes deux eussent appartenu à des sexagénaires.

Si de nouvelles observations venaient confirmer les miennes, j'attribuerais ce fait singulier à ce que l'urine, arrêtée par le rétrécissement, exerce une forte pression sur la prostate de dedans en dehors, et l'empêche ainsi de prendre de l'accroissement. On voit que mon explication n'est pas la même que celle d'E. Home, ou plutôt qu'elle en diffère totalement.

S'il est une cause capable de produire une inflammation chronique de la prostate, ce devrait être assurément la cystotomie périnéale, opération dans laquelle cette glande se trouve coupée,

____

(1) De l'influence des rétréciss.; etc., p. 17.

meurtrie, déchirée par le passage des instruments et des calculs, irritée par l'écoulement de l'urine qui se fait par l'ouverture artificielle pendant plusieurs jours, ou même pendant plusieurs semaines. Or, j'ai fait à l'Hôtel-Dieu, le 5 février 1836, l'autopsie d'un homme de 32 ans, qui, taillé le 29 décembre précédent, ne me présenta pas une augmentation notable de cette glande, bien que, pendant tout ce temps, la plaie eût été en suppuration. Depuis que je suis à la recherche des affections prostatiques, je n'ai jamais rencontré de malade qui eut subi cette opération à une époque antérieure au développement de cet engorgement, et cette circonstance ne se trouve mentionnée dans aucune des observations que renferme l'ouvrage d'E. Home. Est-ce que par hasard la taille produirait un effet précisément inverse de celui qu'on lui attribue? En conséquence de mes idées sur l'influence de l'inflammation prolongée sur quelques tissus, je ne serais pas éloigné de le croire : M. Guthrie dit même avoir vu la prostate diminuer après une opération de ce genre (*loc. cit.*, p. 251). Toutefois je me garderai de me prononcer ici, et j'en appelle à des recherches ultérieures. Il me suffira aujourd'hui d'établir en fait que les violences que la prostate éprouve pendant les manœuvres de la taille périnéale ne paraissent nullement la disposer à l'intumescence sénile. Nous avons déjà vu ce que pense E. Home des blessures que lui fait souvent éprouver les pas-sage des sondes.

En est-il de même des calculs vésicaux? C'est une question plus difficile à juger; car il n'est malheureusement que trop commun de rencontrer des calculs chez des vieillards affectés de gonfle-ment de la prostate. Mais conclure de là, comme l'ont fait MM. Amussat (1) et Leroy (2), que les calculs sont causes de l'engorgement, n'est-ce pas juger avec une extrême précipitation? Je sais bien que quelques faits pourraient tendre à le faire supposer: ainsi E. Home rapporte qu'un homme de 35 ans avait en même temps plusieurs calculs dans la vessie et un engorgement considérable de toute la prostate; la portion sus-montanale avait la grosseur d'un œuf de poule et formait dans le réservoir urinaire une tumeur pyramidale (*loc. cit.*, p. 119); mais malgré l'âge peu avancé du sujet, rien ne prouve que l'engorgement ait suc-cédé aux calculs. Le docteur M. Marini a publié l'observation d'un enfant de 3 ans qui était affecté de stranguries fréquentes et chez lequel plusieurs chirurgiens constatèrent, à plusieurs reprises, l'existence d'une pierre. On l'opéra par la mé-thode recto-vésicale; mais malgré les recherches les plus exactes, on ne trouva rien. L'enfant affai-

(1) Leçons sur les rétent. d'urine, p. 208. Paris, 1832.
(2) De la lithotripsie, p. 101. Paris, 1836.

bli par de longues souffrances auxquelles vinrent s'ajouter celles de l'opération et celles nécessaires à la recherche du canal, mourut au bout de dix heures. « On trouva à l'autopsie un calcul ar-rondi, du volume d'une fève ordinaire, caché vers un des côtés de la prostate, entre les plis de la tunique muqueuse de la vessie et les fibres musculaires sous-jacentes. La pierre était entou-rée dans les deux tiers de son étendue par une fausse membrane qui semblait une production, ou pour mieux dire un prolongement de la mem-brane villeuse elle-même. La prostate était hyper-trophiée, avait perdu sa couleur normale et acquis une grande consistance. L'urèthre était, dans ce point, considérablement induré, presque cartilagineux ; toutefois il est bon d'ajouter que le cathétérisme avait toujours été facile (1). » Nous voyons clairement dans cette observation un cal-cul chatonné avec un engorgement de la prostate, chez un enfant de 3 ans. Quelle est l'affection pre-mière ? c'est ce que nous allons voir. D'abord, si nous faisons attention que le calcul n'était pas mobile et ne pouvait venir se mettre en contact avec la prostate, nous serons portés à croire qu'il n'a pu exercer sur elle aucune influence ; ensuite, si nous admettons, ce qui sera démontré plus tard, et ce qui d'ailleurs est facile à comprendre, que

(1) Il raccoglitore medico, 1839.—Gaz. méd., p. 92, 1840

la cellule qui logeait cette pierre n'était autre chose qu'une hernie de la membrane muqueuse à travers les faisceaux musculaires, et que ces hernies sont l'effet d'un obstacle plus ou moins prononcé au cours de l'urine, nous en conclurons que la maladie prostatique qui causa la strangurie et par suite la cellule, a dû nécessairement précéder le pierre qui s'est formée dans cette cellule, bien loin d'en être l'effet. M. Perrochaud, que je citais il n'y a qu'un instant, m'a fait voir un calcul pareillement chatonné dans une vessie, qu'il avait recueilli chez un homme déjà âgé et affecté d'un rétrécissement uréthral très ancien et très étroit ; la prostate avait son volume normal. Cette pièce aurait pu servir de démonstration à la précédente ; surtout si l'on y joint ce que dit sir A. Cooper, d'un enfant qui fut admis dans un hôpital, ayant des symptômes de pierre. Cet enfant fut sondé et la cystotomie devait lui être pratiquée ; mais le cathétérisme ayant amené une cystite et la mort, on trouva que tous les symptômes étaient dus à un engorgement de la prostate (*Op. cit.*, p. 487). Celui-ci peut donc survenir, même chez des enfants, sans avoir été précédé de calcul.

Voici maintenant ce qu'on rencontre chez les les vieillards affectés à la fois de ces deux maladies.

Tantôt les calculs occupent les calices, les bassinets, les uretères, sans qu'il y en ait un seul dans la vessie : il est raisonnable de croire que ce ne sont pas eux qui ont occasionné le développement de la glande.

Tantôt ces calculs se rencontrent dans des poches ou des cellules de la vessie, ce qui prouve que, non-seulement ils n'ont pas produit ce développement, mais qu'ils lui sont postérieurs.

Tantôt ces calculs se trouvent en contact avec le col de la vessie, derrière une tumeur de la prostate ; mais leur forme même indique qu'ils sont postérieurs à la formation de cette tumeur : ainsi, j'en ai vu plusieurs fois qui avaient la forme d'un croissant et embrassaient la tumeur dans leur concavité. On trouve dans l'ouvrage d'E. Home un exemple de ce genre (p. 124). Bien plus, Montagnon, de Nîmes, après avoir diagnostiqué une pierre chez un homme de 65 ans, rencontra dans la vessie, après la mort, un *fongus* de la grosseur d'un petit œuf, dont la surface, inégale, était incrustée de graviers (1). On m'a rapporté que M. Laugier avait rencontré, derrière le col de la vessie, une tumeur recouverte également par une couche de substance lithique. Dans ces différents cas, peut il s'élever le moindre doute ?

D'autres fois, la nature chimique des calculs indique elle-même leur filiation : ainsi, quand nous saurons que le catarrhe vésical est presque toujours

(1) Traité de Chopart, t. II, p. 282.

l'effet d'une dysurie plus ou moins marquée, et que certains calculs ne se forment que sous l'influence d'une affection catarrhale, pourrons-nous, lorsque nous rencontrerons à la fois ces calculs avec un gonflement prostatique, comme cela avait lieu chez un employé de la caisse d'amortissement que j'ai lithotritié il y a quelque temps, sous les yeux de M. Bally, médecin de l'hôpital de la Charité, pourrons-nous, dis-je, croire que les premiers ont été cause du second ?

Enfin, il est des cas, j'en conviens, où la succession n'est pas aussi facile à saisir ; mais, même alors, il existe presque toujours quelques circonstances qui donnent lieu de penser que l'affection de la prostate n'a pas été étrangère, sinon à la formation, du moins à l'accroissement des calculs. Ainsi, dernièrement j'ai lithotritié deux sexagénaires, l'un de Saint-Martin-Chennetron, près Provins, et l'autre d'Abbeville : tous deux éprouvaient depuis plusieurs années un dérangement dans l'excrétion urinaire, lorsque tout à coup ils rendirent spontanément un grand nombre de graviers. Jamais ils n'en avaient rendu jusqu'alors, et au bout de quelque temps ils n'en virent plus reparaître un seul ; mais la dysurie et les douleurs vésicales augmentant toujours, ils s'adressèrent à moi. Je trouvai chez tous deux un engorgement de la portion sus-montanale de la prostate, et en outre, chez le premier, un calcul de 22 millim. de diamètre; chez le second, j'en rencontrai trois, peut-être quatre, de 25 à 27 mill. Je fus obligé de pratiquer l'extraction artificielle de presque tous les fragments chez le premier, et d'une partie chez le second. N'y a-t-il pas lieu de croire que chez ces deux malades les premiers dérangements des voies urinaires furent le résultat de la tuméfaction prostatique; qu'au bout d'un certain temps, sous une influence quelconque, il se forma des graviers dans les reins; que la plupart de ces graviers parvinrent à sortir; mais que d'autres, arrêtés par la tuméfaction du col vésical, n'ont pu s'échapper, et sont devenus les noyaux des calculs que j'ai rencontrés plus tard? Dans la quantité considérable de fragments rendus par le dernier de ces calculeux, il s'en trouvait quatre qui avaient échappé à l'écrasement; chacun d'eux avait la forme et le volume d'une vesce, et ressemblait parfaitement aux graviers que le malade avait rendus cinq ans auparavant.

Maintenant, si nous défalquons tous les faits qui rentrent dans l'une ou l'autre de ces catégories, nous verrons qu'il en est très peu dans lesquels la tuméfaction de la prostate n'ait précédé la formation des calculs; si, en outre, nous réfléchissons, qu'en supposant un calcul formé, il n'y a pas de raison pour que cette glande ne prenne pas avec l'âge son accroissement ordinaire, indépendamment de l'affection calculeuse; si nous ajoutons que ces corps étrangers séjournent souvent dans la vessie des adultes pendant nombre d'années, sans que la prostate présente le moindre des caractères de la tuméfaction sénile, tandis que celle-ci se présente plus tôt ou plus tard chez presque tous les vieillards dont la très grande majorité n'a pas de calculs, nous en conclurons que l'opinion dont il s'agit ne repose sur aucune base. Aussi je connais des chirurgiens qui ont éprouvé des mécomptes pour avoir espéré voir l'affection prostatique disparaître après l'issue de la pierre.

En résumé, de toutes les causes d'inflammation admises par les auteurs, il n'en est aucune dont le rôle soit démontré, et la thérapeutique qui découlait naturellement de leur opinion doit être réprouvée comme débilitant les malades, sans apporter le moindre changement dans l'excrétion urinaire.

M. Velpeau a émis une opinion autre que toutes celles qui précèdent; il pense que la portion moyenne, ainsi que les autres tumeurs de la prostate, n'existent pas dans l'état naturel : « Ce sont, dit-il, des corps globuleux qui ont de l'analogie avec les corps fibreux de la matrice; ils semblent avoir un noyau de fibrine épanchée pour origine... Denses, élastiques, de la même couleur que la glande, ils lui donnent un aspect bosselé et peuvent être confondus avec son propre tis-

su » (1). Mais, je dois le dire, cette idée ne me
semble avoir pris naissance que d'une supposition inexacte et d'une observation incomplète.
En effet, ce n'est pas la prostate qu'on a regardée
jusqu'à ce jour comme étant, chez l'homme, l'analogue de la matrice chez la femme, ce sont les vésicules séminales, et à bien plus juste titre ; car
il n'existe pas la moindre analogie entre l'utérus
et la prostate, soit pour la structure, soit pour
les fonctions.

Lorsqu'une seule granulation a augmenté de
volume, et qu'elle est, ainsi que nous l'avons vu,
environnée d'une lamelle cellulo-fibreuse qui
semble l'isoler du reste, sans doute on pourrait
croire à l'existence d'un tissu accidentel au milieu
de la glande ; mais si l'on fait attention, qu'en
pressant cette petite masse il en sort un liquide
semblable au fluide prostatique, qu'elle ressemble
tout-à-fait, ainsi que la cloison qui l'entoure, à
ce qu'on rencontre dans toute la glande, quand
celle-ci est affectée de tuméfaction générale, on
devra en conclure qu'il n'y a d'autre différence
que celle qui existe entre la partie et le tout, et
on ne pourra sortir de cette alternative : ou bien,
dans les deux cas, la tuméfaction résulte du développement des granulations, ou bien, si le gonflement partiel est l'effet d'un dépôt anormal, il

(1) Anat. chir., t. II, p. 281. Paris, 1833.

faut admettre que, dans le gonflement général, toute la glande a fait place à **un produit de même nature** ; mais alors pourquoi la sécrétion de cet organe continuerait-elle toujours de se faire, et même en plus grande abondance ?

Au reste, l'opinion de M. Velpeau n'est qu'une métamorphose, peut-être même une reproduction de celle d'E. Home. Cet auteur pensa d'abord, il est vrai, que ce gonflement tenait à une inflammation (*p.* 16 *de la trad.*) ; mais considérant ensuite que le sang que contiennent les veines du bassin ne revenait que difficilement au cœur, et ayant observé que dans un cas, après une promenade à cheval, une d'elles s'était rompue près de la surface externe du moyen lobe, il en conclut, dans son deuxième ouvrage, que l'engorgement de la prostate peut être la suite de la rupture de quelques-uns des plus petits vaisseaux, et qu'il y a la plus grande analogie entre cette maladie et l'apoplexie cérébrale. A en juger par les propres expressions de cet auteur, son opinion ne reposerait que sur la dissection d'une seule prostate engorgée (*Ibid.*, p. 181 et 186).

Maintenant, si nous admettons que la tuméfaction sénile de la prostate n'est ni l'effet d'une diathèse, ni le résultat d'une inflammation ; surtout si nous faisons attention que le tissu de la glande n'a ni disparu, ni changé de nature, qu'il n'a qu'augmenté de volume, et que sa sécrétion

s'est accrue en proportion ; si nous remarquons,
en outre, que cet accroissement se fait sans douleur, sans que le malade en soit averti autrement
que par le dérangement mécanique qu'il amène
dans les fonctions des organes voisins, nous serons portés à croire, qu'il n'y a là qu'augmenta-
du travail naturel de composition, qu'il n'y a
qu'excès de nutrition, en un mot, *hypertrophie*
(ὑπέρ, *prép. qui marque* excès, τροφή, nourriture).

CHAPITRE IV.

CAUSES DE L'HYPERTROPHIE DE LA PROSTATE.

Bien que l'âge adulte et même l'enfance puissent être affectés d'hypertrophie de la prostate (voyez p. 209), les exemples en sont si rares, qu'on doit regarder cette maladie comme appartenant presque exclusivement à la vieillesse (1). Mais pourquoi cette glande prend-elle de l'accroissement, lorsque presque tous les autres organes diminuent? voilà un problème bien difficile à résoudre. Essayons cependant si, malgré la difficulté du sujet, nous ne pourrions pas parvenir à dévoiller quelque peu ce mystère.

Depuis longtemps on a observé la prédominance du système veineux chez les personnes âgées; cela est surtout évident dans les parties déclives: ce qui tient sans doute à ce que ces vaisseaux, per-

---

(1) Je rappellerai même qu'il faut éviter de prendre pour des hypertrophies les gonflements scrofuleux de la prostate qui ne sont pas rares dans les premières périodes de la vie.

dant de leur élasticité avec l'âge, se laissent distendre par le sang qui est obligé de remonter contre son propre poids. J'ai noté le développement considérable des plexus veineux du bassin (voyez p. 165), et en cela je n'ai fait que confirmer ce qui avait été observé par tous ceux qui, avant moi, avaient fait des recherches cadavériques avec quelque soin : E. Home, en particulier, a insisté sur ce point (*loc. cit.*, p. 84).

Si maintenant nous recherchons quelles sont les constitutions individuelles et les circonstances sous l'influence desquelles la prostate semble s'hypertrophier le plus souvent et le plus vite, nous trouverons que ce sont celles qui favorisent le plus cette stagnation du sang.

Les personnes molles et lymphatiques, à systèmes cellulaire et graisseux très développés, ont en général le tissu veineux très lâche et peu résistant : or, l'observation prouve que ce sont elles qui sont le plus sujettes aux engorgements prostatiques. Combien de fois ne rencontre-t-on pas des maladies de l'appareil urinaire chez les vieillards obèses, chez ceux qui ont des varices, des varicocèles ? et ces hydrocèles indolentes dont elles sont si souvent accompagnées, n'annoncent-elles pas une lenteur de la circulation veineuse ? Je pourrais ajouter que la plupart de ceux qui réclament nos soins pour des maladies de la prostate, ou plutôt pour les accidents qui en résultent, ont des hémorrhoïdes (1). Chez les uns, cette dernière affection a manifestement précédé celle des voies urinaires ; mais, il faut le dire, chez d'autres la succession ne paraît pas aussi claire, et même quelques malades attribuent le développement de leurs hémorrhoïdes aux efforts qu'ils sont obligés de faire depuis plusieurs années pour expulser l'urine. Malgré cela, je crois pouvoir établir un certain rapport entre la faiblesse naturelle des veines inférieures et l'hypertrophie de la prostate ; ce qui nous explique pourquoi cette affection paraît quelquefois héréditaire, et pourquoi on voit presque tous les membres de certaines familles en devenir victimes.

Ici je dois prémunir contre une circonstance qui pourrait entraîner dans l'erreur : il arrivera souvent de rencontrer des vieillards qui, affectés de dysurie par tuméfaction prostatique, ne se trouveront pas dans les conditions que je viens d'exposer, et d'autres qui, bien que les présentant au plus haut degré, urineront cependant avec facilité. C'est qu'il s'en faut de beaucoup que la miction soit en rapport exact avec le gonflement de la prostate. Il suffit souvent qu'un point très

(1) J.-L. Petit a été jusqu'à dire que les hémorrhoïdes étaient souvent cause de rétention d'urine, en comprimant l'urèthre (*loc. cit.*, p. 764). Il n'y a pas de doute que la véritable cause lui a échappé ; mais cela prouve au moins que la coïncidence est fréquente.

circonscrit de cette glande se soit tant soit peu
développé, pour amener de la dysurie, tandis que
l'urine peut sortir avec une grande facilité à travers une prostate énorme, singularités que j'expliquerai incessamment. Il faudra donc, pour juger si le rapport que je viens d'établir est exact
dans la majorité des cas, ne pas se contenter d'une
observation aussi superficielle, et, en outre, se
rappeler que certaines circonstances extrinsèques
peuvent amener chez quelques-uns ce que la
constitution produit chez d'autres.

Ainsi tous ceux qui ont écrit sur les maladies
des voies urinaires chez les personnes âgées, ont
dit que ce sont les hommes sédentaires, les gens
de bureau ou adonnés fortement aux travaux de
cabinet, qui y sont le plus exposés. Cette assertion
est de la plus grande justesse, et si elle n'était pas
aussi bien étayée, je ne serais pas embarrassé
pour en fournir de nouvelles preuves, et même
des preuves vivantes. Eh bien, on conviendra
que la position assise longtemps prolongée, que la
chaleur d'un siége, que l'inclinaison de la partie
supérieure du tronc en avant, et l'immobilité résultant d'une trop grande application doivent singulièrement favoriser la stase du sang veineux
dans le bassin. J.-L. Petit a beaucoup parlé des
amis de la bonne chére (*loc. cit.*, p. 770) : ne
se trouvent-ils pas à peu près dans les mêmes
conditions, et n'ont-ils pas, en outre, pour gêner

le retour du sang vers le cœur, cette réplétion habituelle de l'estomac et l'amas de graisse épiploï-
que qui coïncide ordinairement avec une nourriture trop abondante et le défaut d'exercice ? E.
Home a insisté beaucoup sur l'équitation et en
produit de nombreux exemples : cette habitude
n'agit-elle pas encore de la même manière ?

Considérons la population de nos hôpitaux,
nous verrons que la plupart de ceux qui s'y présentent avec des engorgements de la prostate faisaient des états sédentaires. Les cordonniers forment plus que le tiers de mes observations, et ce
sont eux qui généralement m'ont paru atteints de
cette affection à l'âge le moins avancé : l'un d'eux
n'avait que 45 ans lorsqu'il en mourut. Après les
cordonniers viennent les portiers, les tisseurs ; les
tailleurs y sont aussi très exposés ; cependant, à en
juger par mes notes, ils le seraient bien moins
que les cordonniers, quoique leur position habituelle les place à peu près dans les mêmes conditions : cela vient peut-être de ce qu'ils acquièrent
une aisance plus grande qui leur permet de ne
pas recourir aussi souvent aux secours de la charité publique, ou d'une autre cause que je ne puis
saisir. J'ai fait, avec M. Vigla, à l'Hôtel-Dieu,
en 1836, l'autopsie d'un tailleur cul-de-jatte qui
avait succombé aux effets d'une tuméfaction prostatique ; mais il faut dire que cet homme avait 70
ans. Je dois ajouter aussi que j'ai rencontré des

malades qui ne restaient pas habituellement assis; quelques-uns mêmes étaient continuellement debout, tels que serruriers, menuisiers, charrons, sabotiers, etc.; mais ils sont peu nombreux, eu égard à ceux de la première catégorie. Il se pourrait même qu'une position verticale trop longtems prolongée produisît les mêmes effets que la position assise, surtout si elle se joint à une disposition constitutionnelle.

Ainsi, abstraction faite des opinions des auteurs, il résulte de leurs observations et des miennes qu'on rencontre constamment avec l'hypertrophie de la prostate un développement considérable des veines du bassin et que cette hypertrophie paraît ordinairement se développer sous l'influence des causes qui favorisent la stagnation du sang veineux dans cette région; ce qui me semble devoir faire reconnaître entre ces deux circonstances un rapport de causalité. Or, maintenant il nous resterait à démontrer d'une manière directe ou par analogie, que ce rapport existe bien réellement; mais le premier moyen est impossible, et le second ne pourrait reposer que sur des faits très imparfaitement étudiés et susceptibles peut-être d'une autre interprétation. Souvent une maladie dont la nature est difficile à saisir a de l'analogie avec une autre dont les causes bien connues nous éclairent sur celles de la première; mais ici cette lumière nous manque; point de fil qui nous conduise dans ce dédale. Cependant, après avoir prévenu le lecteur de ne lire ce qui suit qu'avec circonspection, je ne négligerai aucun moyen de corroborer mon opinion : voyons donc s'il n'existe pas d'autres hypertrophies qu'on puisse rapporter à la stagnation du sang dans l'organe qui en devient le siége.

Il est une altération particulière du foie dans laquelle ce viscère, quelquefois plus volumineux que dans l'état naturel, mais ordinairement plus petit, inégal, comme ratatiné, est formé d'une multitude de masses arrondies, variables, pour le volume, depuis celui d'un grain de millet jusqu'à celui d'une noisette. Ces petites masses ont une couleur plus ou moins verte ou jaune ; elles sont ordinairement isolées les unes des autres par des cloisons celluleuses ; on peut facilement les énucléer et elles ne tiennent au reste que par un pédicule très fin. Leur tissu, examiné à la loupe, paraît spongieux comme de la moelle de jonc, et ses aréoles sont remplies de bile, qu'on peut en exprimer par la pression. Laennec a désigné cet état sous le nom de cirrhose (κιῤῥός, jaune) ; il regardait ces petites masses arrondies comme formées d'un tissu accidentel (1) ; mais MM. Boulland (2) et Andral (3) démontrèrent qu'il s'était trompé.

(1) J'ai lieu de croire qu'il n'a rien fait imprimer sur ce sujet.
(2) Mém. de la Soc. méd. d'émulation, t. IX, 1826.
(3) Précis d'anat. patholog., t. II, p. 585. 1832.

Toutefois personne ne me paraît avoir émis sur ce point des idées aussi exactes que M. Cruveilhier, qui regarde ces granulations comme une simple hypertrophie des grains glanduleux dont le foie est naturellement composé (1). Toutes mes recherches sur ce point, et elles sont nombreuses, confirment cette manière de voir.

Eh bien, s'il est une maladie avec laquelle l'hypertrophie de la prostate ait quelque analogie, c'est, ce me semble, celle que je viens de décrire. Il suffit, pour s'en convaincre, de se rappeler les bosselures de cette glande, ses granulations arrondies et séparées par des cloisons, leur pédicule, leur tissu aréolaire et rempli du produit de leur sécrétion. Si Laennec regardait la cirrhose comme un tissu accidentel, E. Home et M. Velpeau en ont fait autant pour les tumeurs de la prostate. Une seule différence existe, qui paraît capitale au premier abord, c'est que de l'hypertrophie des granulations de la prostate résulte une augmentation de son volume, tandis que l'hypertrophie de celles du foie coïncide presque toujours avec une diminution de la masse totale ; mais cette différence est peut-être bien moins importante qu'elle ne le paraît, et pourrait bien ne dépendre que de la manière dont ces organes reçoivent le fluide nourricier. Les granulations pé-

(1) Anat. pathol., avec pl. coloriées, in-fol., 12ᵉ liv., pl. I.

riphériques du foie ne reçoivent le sang que de vaisseaux qui, provenant du sillon transverse, ont traversé toute la masse de cet organe. Une granulation ne peut donc guère prendre d'accroissement sans exercer une pression sur quelques-uns de ces vaisseaux (1), et sans déterminer, par conséquent, l'atrophie des granulations auxquelles ces vaisseaux vont se rendre. Or, cette atrophie de quelques granulations, coïncidant avec l'hypertrophie des autres, résulte précisément des recherches de M. Cruveilhier ; seulement il pense que la seconde succède à la première, c'est-à-dire que certaines granulations augmentent de volume pour suppléer aux fonctions de celles qui sont atrophiées, tandis que, pour moi, c'est le contraire, c'est l'hypertrophie des unes qui cause l'atrophie des autres. Si l'opinion de M. Cruveilhier était vraie, le foie devrait reprendre son volume à mesure que la cirrhose deviendrait plus ancienne, et c'est précisément le contraire que nous observons, ce qui s'accorde avec ma manière de voir. Quoi qu'il en soit, on conçoit que si la diminution provenant de l'atrophie des unes l'emporte sur l'augmentation résultant de l'hypertrophie des autres, il y aura

(1) M. Boulland a remarqué, ainsi que presque tous ceux qui se sont occupés après lui du même sujet, que ces vaisseaux deviennent moins perméables aux injections. D'ailleurs n'est-ce pas à la compression des divisions de la veine porte qu'est due l'ascite qui se produit presque toujours alors ?

diminution de la masse totale; et, en effet, s'il est des foies granuleux dont le volume est augmenté, ce sont ceux où l'altération est la moins prononcée. Plus, au contraire, les granulations sont distinctes, volumineuses, plus l'organe est ratatiné.

Considérons maintenant la prostate, nous verrons que cette cause d'atrophie n'existe pas pour elle. Comme elle reçoit des vaisseaux par ses faces interne et périphérique, mais surtout par la dernière, ceux-ci ne sont pas exposés à être comprimés, comme s'ils parcouraient un long trajet dans l'épaisseur de la glande. Si donc il n'y a pas de raison pour que quelques-unes de ses granulations s'atrophient par suite de l'hypertrophie des autres, il doit nécessairement en résulter une augmentation de la masse totale.

Si le rapprochement que je viens de faire est bien fondé, on doit en conclure que les deux états morbides en question dépendent de circonstances analogues ; or, les causes de la cirrhose du foie sont-elle bien connues? Malheureusement non ; jusque dans ces derniers temps les auteurs s'en sont à peine occupés ; ils n'ont étudié cette altération qu'anatomiquement.

Il y a déjà plus d'un an que, dans mon cours de l'École pratique, j'ai énoncé publiquement tout ce que je viens de dire, c'était au mois de mai 1839. Alors aussi je rapportai ces deux affections à des congestions sanguines prolongées ou souvent répétées. Dernièrement M. A. Becquerel, dans des recherches sur la cirrhose du foie (1), a insisté beaucoup sur l'influence que les maladies du cœur et des poumons exercent dans la production de cette affection, par la gêne qu'elles amènent dans la circulation hépatique. Les raisonnements et les faits qui abondent dans son mémoire en font un travail fort remarquable; toutefois il est une autre cause que j'ai signalée et dont il n'a pas parlé, ce sont les fièvres intermittentes prolongées, ce dont j'ai présenté un bel exemple à la société anatomique, pendant l'année 1838 (2). Dans l'une des deux observations de cirrhose que Laennec a consignées dans son ouvrage (3), le sujet a succombé à une pleurésie chronique; mais il avait eu, 20 ans avant sa mort, une fièvre tierce qui avait duré 9 mois, et l'état granuleux du foie était des mieux caractérisé.

Chacun sait combien les ascites sont fréquentes à la suite des fièvres intermittentes prolongées; on sait aussi que la plupart des auteurs les attribuent la tuméfaction de la rate, que la congestion sanguine produit si souvent alors. Je doute que cette assertion soit bien fondée, car j'ai vu plusieurs

(1) Arch. gén. de méd.; mai et juin, 1840.
(2) Voyez les bull. de cette année, p. 102.
(3) Traité de l'auscultation, t. II, p. 361, et t. III, p. 229, 3e édition.

maladies différentes de cet organe, jusqu'à sa ré-
duction en un simple noyau calcaire, sans qu'il y
eût la moindre quantité de liquide dans le péritoine. Nous comprenons très bien qu'une altération,
même légère du tissu du foie, pourvu qu'elle soit
générale, détermine l'hydropisie abdominale , en
gênant la circulation dans les divisions hépatiques
de la veine porte, tandis que nous comprendrions
bien moins comment la tuméfaction de la rate
pourrait la produire. Cette raison, je l'avoue, n'est
pas péremptoire ; mais jointe à d'autres, elle acquiert un certain poids. Qu'on remarque bien que
je ne suis pas le premier à signaler une altération
du foie dans cette sorte de fièvre. Spigel dit qu'il
n'y avait aucun de ceux qu'il a ouverts en pareil
cas, qui n'eût les poumons et le foie en mauvais
état (1). Il est vrai qu'il parle de sphacèle, de gangrène ; mais il se pourrait bien qu'il n'eût eu sous
les yeux que les caractères anatomiques de fortes
congestions, et cela est d'autant plus probable,
qu'il signale la même altération dans tous les viscères splanchniques. D'ailleurs quelques auteurs ont
désigné la cirrhose d'une manière assez claire pour
qu'on ne puisse la méconnaître. «Dans des circonstances, dit J. Frank, on trouve le foie blanc,
comme exsangue et macéré, quelquefois augmenté
de volume, induré, *parsemé de glandes jaunes,*

(1) De semi-tertiana lib.

engorgé d'un sang très noir (1). » Je reconnais là précisément la marche de la cirrhose ; seulement ses diverses périodes n'ont pas été décrites suivant leur ordre de succession, parce que l'auteur ne comprenait pas la liaison des différents phénomènes qu'il avait observés.

Maintenant, si l'on admet ce que je viens d'exposer, il ne me reste plus qu'à rechercher comment la fièvre intermittente produit l'hypertrophie des granulations hépatiques.

Les phénomènes les plus saillants de cette affection sont le ralentissement de la force du cœur, l'anhémie de toutes les parties périphériques et la stase du sang à l'intérieur, pendant le froid de l'accès. Sous cette influence, il s'opère une tuméfaction des viscères splanchniques, particulièrement du foie et de la rate, tuméfaction qu'il est facile d'apprécier, surtout par la percussion ; la bile est sécrétée très abondamment (Frank, *loc. cit.*, p. 110) et souvent même elle est vomie (*Ibid.*, p. 103). Que conclure de ceci ? C'est que la stase du sang dans le foie rend sa sécrétion plus abondante. C'est probablement aussi pour la même raison que l'urine est alors si copieuse et si claire ; peut-être en est-il de même du pancréas, qu'on a aussi trouvé hypertrophié et induré (*squirrheux*,

(5) Praxeos med. univ. præcepta. — Traduction française, t. I, p. 110. Paris. 1835.

suivant des auteurs ; *ibid.*, p. 110). Serait-il donc étonnant que, la sécrétion du foie étant activée par la congestion, il survînt une hypertrophie des granulations qui en sont les agents, lorsque nous voyons cette même congestion produire, je ne dis pas seulement des gonflements , mais des hypertrophies considérables de la rate?

En résumé, voici comment je conçois la production de la cirrhose du foie : 1° congestion veineuse de l'organe; 2° augmentation de sa secrétion ; 3° hypertrophie de ses granulations et tuméfaction générale ; 4° atrophie d'un grand nombre d'entre elles consécutivement à la compression de leurs vaisseaux nourriciers par les autres, diminution du volume total, ratatinement.

Ainsi, du rapprochement que je viens de faire, de même que l'étude des circonstances sous l'influence desquelles la prostate s'hypertrophie, je suis amené à conclure que c'est à la stase du sang veineux qu'est dû cet accroissement exagéré.

Si ce n'était m'éloigner trop longtemps de mon sujet, j'aurais encore pu rapprocher de ces affections certaines formes de l'altération granuleuse des reins découverte par M. Bright (1) en Angleterre, et si bien étudiée en France par M. Rayer (2) et par d'autres observateurs ; j'aurais pu faire voir que cette

(1) Reports of medical cases, London, 1827.
(2) Traité des maladies des reins, t. II; Paris, 1840.

dernière suit la même marche et succède souvent aux mêmes causes. M. Rayer avait déjà reconnu l'influence qu'ont sur sa production les maladies du cœur et des poumons (*loc. cit.*, p. 234 et 282), et même les fièvres intermittentes (p. 468 ; mais le nom de *néphrite albumineuse* qu'il lui donne fait voir qu'il la regarde comme étant constamment le résultat d'une congestion active et jamais d'une congestion passive, comme je serais porté à croire que cela a lieu quelquefois (1).

J'aurais encore à démontrer pourquoi la portion sus-montanale est plus souvent et plus tôt que toute autre affectée d'hypertrophie ; mais si cette différence ne tient pas à ce que rien ne gêne son développement, à ce que les fibres musculaires qui l'avoisinent ne produisent pas sur elle une pression semblable à celle que les muscles pelviens exercent sur les portions latérales, je me déclare impuissant à l'expliquer (nous avons déjà

(1) On m'objectera peut-être qu'il résulte des observations des auteurs, et en particulier de celles de mon ex-collégue et ami le docteur Landouzy, de Reims (*Du varicocèle*, etc., Paris, 1838), que le varicocèle s'accompagne souvent d'atrophie du testicule ; mais je ferai observer, 1o qu'il n'y a point de comparaison à établir entre le tissu du testicule et celui des glandes dont il vient d'être question ; 2o que l'atrophie du testicule n'est pas rare à la suite de son inflammation, et que celle-ci survient fréquemment quand il existe un varicocèle. Ce sujet me paraît exiger de nouvelles recherches.

vu, p. 206, quels sont les effets d'une pression continue).

Enfin il me resterait à dire comment agit la stagnation du sang veineux, dont l'influence au moins me paraît indubitable : augmenterait-elle l'action de l'organe de manière que sa nutrition fût plus active, comme un membre qu'on exerce beaucoup acquiert un plus grand développement; ou bien ralentirait-elle le travail de décomposition, en rendant moins facile la séparation de matériaux qui sans cela seraient éliminés? Voilà des questions qui, comme toutes les hautes questions d'étiologie, échapperont probablement encore longtemps à nos recherches. Je ne m'engagerai donc pas dans ce dédale; je suis déjà las, je l'avoue, de m'être aventuré dans des régions aussi inexplorées. Déjà peut-être quelques-uns me crieront-ils que je m'égare ; mais je les prie de me tenir compte de ma bonne volonté. D'ailleurs, je ne raconte qu'avec une sorte d'hésitation ce que je crois entrevoir, et je suis tout prêt à rentrer dans une meilleure voie sitôt qu'on me la montrera : je me hâte même de reprendre le fil plus sûr de l'observation.

CHAPITRE V.

DES DÉFORMATIONS DE L'URÈTHRE PAR HYPERTRO-PHIE DE LA PROSTATE. — COMMENT IL PEUT EN RÉSULTER L'INCONTINENCE, LA RÉTENTION ET LE REGORGEMENT D'URINE (1).

Les changements qui surviennent dans les diverses parties de la prostate en amènent nécessairement dans la longueur, la largeur, la forme et la direction de la portion prostatique de l'urèthre. Examinons successivement les différents cas qui peuvent se rencontrer.

§ 1er. *Effets de l'hypertrophie des portions laterales.*

1° De l'accroissement du diamètre vertical de ces lobes résulte une augmentation en longueur de la portion du canal qui passe entre eux. Cette augmentation de longueur ne me paraît avoir aucune influence sur l'excrétion urinaire.

(1 Un extrait a été lu à l'Acad. des sciences, le 10 juin 1839, et inséré dans la *Gaz. méd.* du 30 mai dernier.

2° Comme les portions de la prostate qui se trouvent devant et derrière l'urèthre n'augmentent pas notablement d'épaisseur (*voyez* p. 155), il résulte nécessairement de l'accroissement antéro-postérieur des lobes latéraux, que le canal acquiert un diamètre plus considérable d'avant en arrière ; celui-ci égale précisément le diamètre recto-pubien de la glande, moins l'épaisseur des portions dont je viens de parler à l'instant : aussi l'ai-je vu de 25 et même de 30 millim. L'urèthre a donc beaucoup augmenté de largeur, bien qu'il n'ait, pour ainsi dire, pas de parois antérieure et postérieure. Cette augmentation avait été remarquée par J. Hunter (*op. cit.* p. 368) et Baillie (*op. cit.*, p. 321). C'est donc bien à tort que Desault (*loc. cit.*, p. 220), Portal (*loc. cit.*, p. 457), Boyer (*loc. cit.*, p. 202), etc., ont dit que la tuméfaction sénile de la prostate rétrécissait le canal et produisait ainsi la rétention d'urine. Le col de la vessie participe à ce changement, de manière que son orifice prend la forme d'une fente allongée d'avant en arrière ; mais quoiqu'il ait une étendue plus considérable, comme ses bords sont toujours en contact, l'urine ne s'échappe pas involontairement. Bien plus, comme les lobes latéraux de la prostate, en raison de leur développement dans le sens transversal, sont pressés l'un contre l'autre, les parois du canal se trouvent fortement comprimées sur les côtés, et l'urine éprouve plus de difficulté à sortir.

Obs. XI. — Je conserve dans ma collection une prostate de la grosseur d'un œuf de poule, et dont les lobes latéraux, également hypertrophiés, n'ont fait éprouver au canal aucun changement de direction, mais seulement ceux que je viens d'indiquer. Le sujet ne s'était jamais plaint de difficulté d'uriner ; mais la couleur rouge et l'épaisseur considérable de la tunique charnue attestaient qu'elle avait depuis longtemps un plus grand obstacle à vaincre.

3° Lorsque les lobes latéraux s'accroissent inégalement, et que l'un d'eux fait une tumeur dans la vessie (*V*. p. 158), il est difficile que cette tumeur s'élève verticalement sans se développer dans le sens transversal, et surtout du côté de l'orifice de l'urèthre, de manière à faire une soupape latérale au-dessus de ce canal. Elle produira donc une rétention plus ou moins complète, suivant qu'elle sera plus ou moins volumineuse, plus ou moins inclinée, à moins que quelque disposition particulière ne vienne modifier ce résultat presque nécessaire.

Obs. XII.—*Tumeur sur le lobe gauche de la prostate ; rétention d'urine.* — Un homme très âgé éprouvait depuis longtemps une difficulté d'uriner pour laquelle il entra à l'Hôtel-Dieu, salle Sainte-Agnès. Quinze jours avant sa mort, cette infirmité augmenta, sans cependant devenir complète ; mais introduisait-on la sonde après qu'il avait uriné, il sortait encore une assez grande quantité de liquide.

Des douleurs dans le trajet du canal, des urines troubles et puriformes, firent croire à un calcul de la vessie ; mais l'exploration avec l'algalie n'ayant pas confirmé cette idée, on crut que la dysurie était seulement l'effet du catarrhe. Un jour que je sondais ce malade, je remarquai qu'au moment où le bec de l'instrument franchissait le col de la vessie, son pavillon s'inclinait à droite. La mort survint le 30 avril 1836.

Ce n'est pas ici le lieu de dire comment avant l'ouverture, je diagnostiquai, à l'aide de mon explorateur, en présence de MM. Danyau et Prestat, l'état du col de la vessie tel qu'il va être décrit.

L'urèthre était sain et la prostate assez volumineuse. Son lobe droit était un peu plus épais transversalement que le gauche ; mais de la partie supérieure de celui-ci s'élevait une tumeur non pédiculée, de 10 millimètres de hauteur, d'autant de diamètre à sa base ; sa face postérieure était plus oblique que l'antérieure. On ne trouvait derrière l'orifice du canal que ce que les auteurs ont décrit comme normal sous le nom de *luette*.— La vessie était enflammée. Sa muqueuse, qui était mamelonnée, avait une couleur violette sur les parties saillantes, la musculeuse était épaissie ; grand nombre de cellules dont plusieurs très profondes ; plusieurs même présentaient deux ou trois divisions dans leur fond ; une d'elles, existant à gauche, près de l'uretère, aurait pu contenir une aveline.— Uretères très dilatés et pouvant admettre l'extrémité du petit doigt. — Reins non examinés.

4° Quand l'hypertrophie occupe le centre et la face interne d'un seul lobe latéral (*voyez* p. 159), la portion prostatique de l'urèthre n'a en réalité que deux parois adjacentes réunies en avant et en arrière, comme dans les cas où la tuméfaction envahit régulièrement ces deux lobes ; mais elle est refoulée de telle sorte que si on la coupait, soit parallèlement, soit perpendiculairement à son axe, elle représenterait une ligne courbe embrassant la tumeur par sa concavité. Une remarque qui n'avait pas encore été faite et à laquelle j'attache beaucoup d'importance, comme on le verra plus loin, c'est que, même dans les cas où cette déviation du canal est le plus prononcée, ses parois antérieure et postérieure, ou plutôt les gouttières qui en tiennent lieu, ne changent ni de place, ni de direction : si sa coupe recto-pubienne représente une courbe, les extrémités de celle-ci n'abandonnent jamais la ligne médiane.

J'ai vu bien des cas de ce genre accompagnés de dysurie et même de rétention complète : quelle en est alors la cause ? Certainement les deux lobes latéraux exercent l'un sur l'autre une pression

manifeste, puisque celui qui est le siége du développement morbide creuse, pour ainsi dire, l'autre
portion ; mais nous avons vu que dans les cas où
sans autre complication, ces lobes sont fortement
et également hypertrophiés, et doivent par conséquent exercer l'un sur l'autre une pression considérable, il en résulte, non pas une impossibilité,
mais une simple difficulté d'uriner, et que la
nature rend cette infirmité presque insensible en
augmentant les forces de la vessie. Ici donc encore
la rétention ne pourrait être complétement expli-
quée par la compression du canal, et je pense
qu'elle a lieu aussi par un mécanisme de soupape.
Comme le canal est dévié latéralement, le bord
de son orifice qui correspond au côté vers lequel
la déviation s'est opérée devient saillant ; il appuie sur la paroi opposée, que le gonflement rend
oblique en sens contraire, et s'y trouve pressé par
l'impulsion de l'urine quand elle tend à s'échapper. Mais il est difficile, ainsi qu'on peut le concevoir, que cette coaptation par engrénure, qu'on me
passe l'expression, soit aussi exacte que quand c'est
une tumeur qui forme une valvule an-dessus du
canal ; aussi arrive-t-il souvent de grandes varia-
tions dans l'excrétion urinaire. Il est rare que la
rétention soit continue ; souvent elle cesse pour
reparaître ensuite.

Obs. XIII et XIV.—*Hypertrophie uréthrale du
lobe droit ; rétention complète, mais non continue.*

—Delivet, âgé de 79 ans, ancien menuisier, entra à l'infirmerie de Bicêtre, le 22 septembre 1835, pour une inflammation du poumon droit. Celle-ci se guérit, mais il resta toujours une grande gêne de la circulation qui ne finit qu'avec la vie, le 1er décembre. 8 jours auparavant il était survenu une rétention d'urine complète ; mais au bout de 4 ou 5 jours, le cours de ce liquide s'était rétabli. Pour pénétrer dans la vessie, il fallait porter le bec de la sonde à gauche.

Je trouvai une hypertrophie générale de la prostate : la portion droite était beaucoup plus développée que l'autre et faisait une saillie assez considérable du côté *de l'urèthre*. En outre un tubercule gros comme une noisette existait sur la partie droite de la portion transversale ; un autre, pisiforme, se trouvait un peu plus à gauche et à la base du premier.

— Schœnberger, ancien cordonnier, âgé de 85 ans, à Bicêtre depuis 1829, mourut le 28 décembre 1835, après 201 jours passés à l'infirmerie pour une cystite contre laquelle tous les moyens employés furent sans effet. Vers le 10 de ce mois, il eut une rétention complète d'urine. J'étais presque le seul qui pût le sonder, et pour cela il me fallait porter le bec de l'instrument fortement à gauche. Je réussissais encore plus sûrement en enfonçant profondément la sonde : alors elle pénétrait dans la vessie sans éprouver aucune déviation, soit à droite soit à gauche. La rétention cessa 3 ou 4 jours avant la mort.

La prostate avait un volume considérable (1). Son lobe droit offrait du côté de l'urèthre une convexité assez régulière, mais très marquée, puisqu'elle dépassait de 14 millimètres environ la ligne médiane du canal. Ici je dois faire remarquer que, dans ce cas, comme dans beaucoup d'autres, le sommet de la tumeur se portait un peu en arrière contre la paroi uréthrale postérieure, ce qui me paraît tenir à ce que l'élargissement de la portion sus-montanale lui donne plus de liberté pour se développer dans ce sens. C'est ce qui fait sans doute que ces tumeurs sont assez souvent plus abruptes en arrière qu'en avant (*voyez* p. 160).

5° Il pourrait arriver que les lobes latéraux s'hy-

(1) Voici les mesures que j'en ai prises avec soin : hauteur des lobes latéraux, 44 millim.; diamètre transversal de toute la glande, 50; diamètre transversal du lobe droit, 34; du lobe gauche, 20; diamètre antéro-postérieur, 44; distance de la paroi antérieure de l'urèthre à la face antérieure de la glande, 14; de la paroi postérieure à la face postérieure, au-dessous de la portion sus-montanale, 6; au niveau de cette même portion, 25; diamètre antero-postérieur de l'urèthre, au niveau du veru-montanum, abstraction faite de la courbure produite par la déviation du canal, 23; distance du bord postérieur du col vésical au veru-montanum, 33; de celui-ci à la portion membraneuse, 12 millim.

pertrophiassent tous deux du côté de l'urèthre, de
manière à former deux tumeurs adossées par leur
sommet, et alors il en résulterait des phénomènes
tout-à-fait opposés à ceux que nous venons de
voir ; mais je n'ai jamais rencontré cette tuméfaction sans développement de la portion moyenne ;
aussi n'en parlerai-je que plus tard.

§ 2. *Effets de l'Hypertrophie de la portion sus-montanale.*

Que les portions latérales de la prostate soient
tuméfiées ou non, l'hypertrophie de la portion
sus-montanale amène presque nécessairement quelque changement dans la direction de l'urèthre, ou
plutôt de sa paroi postérieure. On conçoit en effet qu'elle ne peut guère augmenter de volume sans
porter en avant le bord postérieur du col vésical,
de manière à déterminer au-dessus du canal une
saillie valvulaire dont la valvule pylorique est le
premier degré, si la tuméfaction se confond insensiblement avec celle des portions latérales ; cette saillie aura la forme de tumeur si la substance fibreuse
intermédiaire ne s'est pas développée , parce-
que alors il existe, de chaque côté, une rainure
qui établit une ligne de démarcation tranchée. Il
est même rare que, dans les hypertrophies valvulaires, la saillie ne soit pas plus prononcée au milieu
que sur les côtés, ce qui fait que, dans les cas

morbides, l'orifice vésico-uréthral se rapproche toujours plus ou moins de la forme d'un arc ou d'un croissant dont la concavité serait dirigée en arrière(*voyez* p. 14). La partie moyenne du bord postérieur vient donc se mettre en contact avec le bord antérieur, et souvent même elle le dépasse en avant, de sorte qu'elle fait au-dessus de l'urèthre un opercule qui agit à la manière d'une soupape. Si les lobes latéraux conservent leur volume normal, et que par conséquent l'orifice vésico-uréthral ne se soit pas accru dans le sens antéro-postérieur, la moindre tuméfaction de la portion sus-montanale suffit pour le fermer complétement et occasionner la rétention d'urine; mais si, au contraire, cette augmentation a eu lieu, il faut nécessairement à cette portion un accroissement plus considérable pour amener le même résultat.

Quand elle en est venue au point de produire la rétention d'urine, alors des phénomènes différents peuvent se manifester, suivant le volume auquel elle est parvenue, et suivant le diamètre antéro-postérieur de l'orifice uréthral. A mesure que la vessie se distend, les divers points du pourtour de son col se trouvent tirés en sens contraires et tendent à s'éloigner les uns des autres. Je suppose donc que la portion sus-montanale de la prostate n'ait acquis en volume que précisément ce qu'il faut pour oblitérer l'urèthre : alors n'est-il pas clair que si, cette proéminence vient à être ti-

rée en arrière, le col, en partie dégagé, donnera
passage au liquide, jusqu'à ce que celui-ci se soit
écoulé en suffisante quantité pour que la saillie
morbide revienne à sa première place, et ainsi de
suite ? Mais il n'en sera pas de même quand l'hypertrophie sera assez considérable pour que le faible déplacement susceptible de se produire dans
ces circonstances ne suffise pas pour désobstruer le
col : souvent alors la vessie se romprait plutôt que
de laisser écouler quelques gouttes de liquide. Cela
a lieu surtout quand l'ischurie a été causée par des
tumeurs volumineuses de la portion sus-montanale.

Les hypertrophies de cette portion, soit simples,
soit compliquées, sont tellement fréquentes, que
j'en pourrais rapporter un très grand nombre
d'exemples. En voici quelques-uns que je prends,
pour ainsi dire, au hasard.

Obs. XV. — *Hypertrophie simple de la portion
sus-montanale ; rétention d'urine avec regorgement ; cystite ; mort.* — F. Chevalier, cartonnier,
âgé de 56 ans, très adonné aux boissons alcooli-
ques et portant sur sa figure le cachet d'une vieillesse anticipée, entra à la Charité le 14 février
1838, salle Ste-Vierge, n° 19.

Depuis 9 mois il lui fallait de grands efforts
pour expulser son urine, et encore ne sortait-elle
qu'avec un jet petit, bifide, entortillé ; mais ce
n'est que la veille de son entrée à l'hôpital, qu'a-

près un excès de vin, il se trouva dans l'impossibilité de la rendre ; seulement, à partir de ce moment, il en suintait continuellement quelques
gouttes, sans qu'il le sentît, et ses draps étaient
mouillés. Dans le principe, ses urines étaient claires, et jaillissaient avec force par la sonde qu'on lui
introduisait chaque fois qu'il en avait besoin.

Cependant une douleur se manifesta du côté
de la vessie ; les urines devinrent troubles, purulentes, sanguinolentes. Le 7 mars, elles présentaient ces caractères au plus haut degré, et malgré leur fétidité, leur odeur dite *ammoniacale*,
elles rougissaient le papier de tournesol. C'était
surtout vers la fin qu'elles devenaient beaucoup
plus troubles, et alors le malade éprouvait des douleurs tellement vives qu'il en poussait des gémis-
sements. Je lui demandai si c'était le frottement
de la sonde contre les parois vésicales qui causait
de telles souffrances, il me repondit négativement
et il les rapportait à la partie la plus reculée du
canal. D'ailleurs la vessie ne paraissait pas se vider complétement, la sonde s'y mouvait avec assez de facilité, et la toux en faisait encore jaillir de
l'urine.

Les besoins d'uriner devinrent de plus en plus
fréquents ; une douleur très vive se fit sentir
dans le flanc gauche, vers la fosse iliaque du
même côté, et s'irradiait derrière la hanche. L'affaiblissement ainsi que la souffrance allèrent tou-

jours en augmentant ; l'intelligence se troubla ; la langue devint rouge, sèche, et la mort survint le 21 mars. Les urines, examinées quelque temps avant la mort avec le papier bleu seulement, n'étaient plus acides.

A l'ouverture du cadavre, je trouvai l'urèthre parfaitement sain, les lobes latéraux de la prostate de volume ordinaire et même petits ; la portion sus-montanale formait une valvule surmontée de deux petites éminences, de la forme et du volume d'un pois, et séparées sur la partie moyenne par un sillon vertical peu profond. Cette valvule s'avançait jusqu'au bord antérieur de l'orifice vésico-uréthral et c'était très probablement par le sillon qui séparait les deux tumeurs que se faisait le regorgement de l'urine. La muqueuse qui recouvrait cette valvule était saine, un peu rouge seulement. Celle de la vessie était enflammée dans toute son étendue, surtout au niveau du trigone et de la paroi postérieure où elle avait une couleur d'un rouge violet.

Cette observation n'a pas besoin de commentaires ; cependant voici quelques remarques qu'elle me suggère : 1° si on n'eût vu cet homme qu'à la deuxième période de sa maladie, on n'aurait pas manqué de croire à une paralysie de la vessie, puisque cet organe ne se vidait pas complétement, même lorsque la sonde donnait au liquide une issue facile ; 2° il très probable qu'on aurait été confirmé dans cette idée par l'autopsie ; car les tumeurs existant au col de la vessie méritaient à peine ce nom ; cependant il aurait suffi, pour éviter l'erreur, d'abord de s'informer des antécédents, ensuite de faire l'autopsie de la manière que je vais indiquer. Si, comme cela se fait ordinairement, on fend le canal tout le long de sa paroi supérieure, en prolongeant l'incision sur la paroi antérieure de la vessie, et qu'on écarte ensuite les deux lèvres de cette incision ; alors, en supposant qu'il n'y ait qu'une simple valvule, celle-ci se trouve tiraillée d'un côté à l'autre, perd dans le sens antéro-postérieur ce qu'elle gagne dans le sens transversal, et n'est plus assez saillante pour frapper les yeux des personnes non prévenues, et surtout pour leur rendre compte de la retention d'urine. Il faut donc, avant d'ouvrir l'uréthre, inciser la paroi antérieure de la vessie sur la ligne médiane jusqu'à son col exclusivement ; on voit alors parfaitement comment la valvule ferme l'orifice.

Obs. XVI et XVII. *Hypert. simple de la portion sus-montanale ; rétention d'urine avec regorgement ; accidents graves ; mort.* — Vers la fin du mois de mai dernier, me trouvant à l'amphithéâtre de la Charité, j'assistai à l'autopsie d'un homme de 55 ans environ, dont voici l'histoire en peu de mots : il éprouvait depuis longtemps de la dysurie et d'autres accidents pour lesquel il consulta un médecin ; celui-ci le sonda et lui dit, non-seulement qu'il avait la pierre, mais il lui en détailla le siége, la forme et le volume, et lui conseilla de se rendre à Paris. Le malade entra donc dans le service de M. Velpeau. Ce chirurgien constata que la vessie ne se vidait jamais complétement, que souvent les urines sortaient par regorgement ; plusieurs fois même il fut obligé de sonder le malade pour les évacuer ; mais jamais il ne trouva de calcul. Des signes de cystite et de néphrite s'étant manifestés, on les combattit inutilement, et la mort survint.— On trouva, à l'ouverture, que la prostate avait au plus le volume de celle d'un adulte ; la vessie était assez large ; sa muqueuse bleuâtre ; des colonnes charnues, sans être très saillantes, soulevaient cette membrane. Immédiatement en dehors de l'embouchure de l'uretère droit se trouvait une ouverture de 6 à 8 millimètres de diamètre, et conduisant dans une poche capable de contenir une petite orange. Pas la moindre concrétion calculeuse. Les deux uretères étaient larges de plus de 6 millimètres ; leur membrane interne était enflammée ; le rein gauche avait à peu près son volume ordinaire, seulement la membrane de ses calices offrait des rougeurs et des arborisations. Le droit avait considérablement augmenté de volume ; il avait au moins 18 centim. de longueur, et ses autres dimensions proportionnées ; sa substance était molle, d'un rouge clair ; le doigt s'y enfonçait aisément, et il en résultait une sorte de boue semblable à un mélange de pus et de sang.

Chacun se demandait alors quelle avait été la cause de si funestes accidents, et notamment de la rétention d'urine. Les uns l'attribuaient à une paralysie vésicale ; d'autres pensaient qu'elle provenait de ce que la petite poche ne pouvait pas se vider ; mais je fis remarquer que la portion susmontanale de la prostate était le siége d'une tuméfaction légère, que cette éminence avait à peine le volume d'une petite noisette et ne s'élevait pas dans la vessie ; mais qu'elle faisait saillie dans le canal ; et qu'en rapprochant les deux bords de la section de l'uréthre, elle venait s'appliquer contre la paroi antérieure de ce canal et le fermait. On conçut aussi facilement, d'après son peu de volume, comment l'urine pouvait sortir par regorgement lorsque la distension de la vessie tirait en sens contraires les différents points de son col (M. Velpeau m'a fait don de cette pièce que je conserve).

Le même jour M. Cruveilhier, médecin du même hôpital, faisait l'autopsie d'un vieillard obèse qui, affecté depuis long-temps d'un catarrhe vésical, fut pris peu de temps avant sa mort d'un gonflement de la parotide gauche et d'une peritonite aiguë. On avait remarqué qu'il urinait difficilement, quelquefois par regorgement, et M. Helye, interne du service, l'avait sondé plusieurs fois. — Nous trouvâmes une inflammation de la parotide et une rougeur assez vive de la membrane interne du canal de Sténon. En pressant cette glande on faisait sortir du pus par la bouche, et en la coupant il en suintait de toutes parts. Péritonite générale, surtout aux environs de la vessie ; cependant la cavité abdominale n'exhalait pas d'odeur urineuse. La vessie était large et sa muqueuse rouge dans toute son étendue ; on y rencontrait de nombreuses alvéoles et, dans un très grand nombre, la membrane interne était détruite ; de sorte qu'il y avait plusieurs abcès sous-péritonéaux (*V.* 3ᵉ part). La prostate avait très peu augmenté de volume ; seulement sa portion sus-montanale formait une valvule à la présence de laquelle étaient dus tous ces accidents. Je demontrai, comme dans le cas qui précède, ses effets aux nombreux assistants, et personne ne se refusa à l'évidence.

En lisant ces deux observations, on ne peut s'empêcher de se dire : à quoi tient donc notre fragile existence ? quoi ! un gonflement si faible causer les accidents les plus graves et, en définitive, la mort, la mort précédée des souffrances les plus cruelles ! Mais aussi l'on se demande avec étonnement comment on n'a pas plus tôt cherché à connaître une maladie qui, dans des cas tels que ceux-là, est cependant si facile à guérir.

Parfois il suffit de circonstances presque insignifiantes en apparence, pour prévenir de tels résultats, ou même pour en amener de tout-à-fait contraires. Ces circonstances peuvent être très diverses ; mais l'observation suivante nous en donnera facilement une idée.

Obs. XVIII. — *Lobes latéraux très peu développés ; tumeur de la portion sus-montanale ; incontinence, puis rétention d'urine.* — Carpentier, âgé de 70 ans, était depuis longtemps affecté d'incontinence d'urine, à tel point qu'on l'avait placé à Bicêtre dans les salles dites des *gâteux* ; il n'avait pas d'autre infirmité. Toutefois il fut à la fin pris d'une rétention pour laquelle il entra le 20 octobre 1834 à la salle de chirurgie.

Là on le sonda et on lui laissa pendant quelque temps une sonde élastique à demeure ; mais on remarqua que, bien qu'elle ne fut pas restée dans la vessie, les urines ne s'en écoulaient pas moins, entre elle et le canal, peu à peu et involontairement ; en conséquence on l'ôta.

Vers le commencement de novembre, les forces baissèrent, l'appétit se perdit et des symptômes adynamiques se prononcèrent de plus en plus. Tous les matins on avait la précaution d'introduire la sonde ; mais chaque fois il ne sortait qu'une très petite quantité de liquide purulent et excessivement fétide. L'instrument d'argent était chaque fois fortement noirci près de son bec et en de-çà de sa courbure ; le bec était en outre presque toujours teint de sang, bien que le cathétérisme fût on ne peut plus facile. Enfin, le 10, il se manisfesta à l'union du scrotum avec la verge un engorgement qui, par sa dureté et sa couleur livide, nous donna lieu de craindre un abcés urineux : effectivement la pression faisait sortir une grande quantité de pus par l'urèthre. Mort le 14.

Point de rétrécissement de l'urèthre ; la muqueuse était pâle et lisse ; seulement, au niveau à peu près de la symphyse pubienne, existait à la paroi inferieure une solution de continuité longue de plus de 3 centim., large de 3 millim., et aboutissant à un abcès existant dans l'épaisseur de la cloison de Dartos, dont les lames se trouvaient comme disséquées et réunies seulement par quelques débris de tissu cellulaire.

La prostate était très petite ; ses lobes latéraux n'avaient que 8 ou 9 millim. d'épaisseur transversalement (j'en ai parlé pag. 145); derrière le col de la vessie et un peu à droite, s'élevait un tubercule de la grosseur d'une noix et pédiculé, de sorte que, de chaque côté, existait une espèce de gouttière aboutissant à l'urèthre : la gauche était la plus large; aussi fallait-il appuyer assez fortement sur la tumeur pour fermer complétement le canal de ce côté.

La vessie était très petite, à parois épaisses ; sa muqueuse noire et mamelonnée. En arrière et à droite de la tumeur prostatique, se trouvait un calcul presque rond, de 20 millim. environ, recouvert d'éminences et de petits cristaux ; il était dur et d'un blanc mat.

Les reins n'offraient rien de particulier, sinon que la muqueuse de leurs calices et de leur bassinet était enflammée, noirâtre, épaissie et contenait de l'urine purulente.

Les vésicules séminales étaient remplies de véritable pus. Les testicules étaient sains ; seulement je trouvai dans l'un d'eux, à l'origine de l'épididyme, une sorte de pus jaune, très épais, assez pour remplir une cuiller à café.

Adhérences anciennes dans plusieurs endroits du péritoine. — Vésicule du fiel distendue par un liquide visqueux et limpide, comme de l'eau fortement chargée de gomme. Elle contenait une concrétion blanchâtre, lisse et ovoide, de la grosseur d'une noix ; deux autres du volume d'une noisette oblitéraient son col. Foie de volume ordinaire, noirâtre et ramolli.

Je suis porté à croire que la faible épaisseur des lobes latéraux a été pour quelque chose dans la production de cette incontinence d'urine (V. pag. 89 et 90); mais la cause, de beaucoup la plus efficace, a été certainement la position de la tumeur à droite de la ligne médiane et sa forme pédiculée, ce qui formait à gauche une gouttière difficile à effacer (1). Si la tumeur eût pu se mettre en contact exact, par ses faces latérales, avec les bords latéraux du col de la vessie, elle aurait, sinon déterminé la rétention, au moins prévenu l'incontinence. Sous ce rapport, l'observation suivante est curieuse.

OBS. XIX. — *Hypert. générale avec tumeur sur la portion sus-montanale; alternatives d'ischurie et de miction normale.* — Ganivet, âgé de 78 ans, affecté de maladies vénériennes dans sa jeunesse, fut pris, pendant la nuit du 13 avril 1834, d'une rétention d'urine complète qui le fit entrer le lendemain à l'infirmerie de Bicêtre. Une personne peu habituée ayant essayé de le sonder, ne put y parvenir et donna lieu à un écoulement de sang qui fut assez abondant jusqu'au lendemain matin, et ne s'arrêta que lorsqu'on eut mis à demeure une sonde élastique

---

(1) Peut-être ressemblait-elle beaucoup à l'observation qu'on vient de lire, celle qu'a rapportée Smetius (*Miscellan.*, lib. X, p. 561): « Buchardus Heiman urinæ stillicidio diuturno permadebat, ob carunculam intra musculum sphincterem vesicæ in ipso nimirum meatu enatam, quæ ne exacte claudi posset prohibebat, sicut predixeram et cadaveris apertio testabatur : limpidissimam enim urinam, fontanæ colore et substantia simillimam, absque ulla sorde, arenulis aut sedimento, guttatim colligebat ; sed miser, persuasus ab aliis esse calculum, se a lithotomo secari et interfici passus est, mihi non credens. » Bonet range à tort ce fait parmi ceux qu'il intitule *mictio difficilis* (*Sepulch.*, lib. III, sect. XXV, obs. 1, § 4).

volumineuse, ce qui se fit avec la plus grande facilité. Le malade, pendant plusieurs mois, ne put uriner spontanément une seule goutte, malgré les plus violents efforts et dans les positions les plus diverses. Les douleurs excessives qu'il éprouvait ne tardèrent pas à aigrir fortement son caractère naturellement irascible.

Cependant, au commencement de septembre, il commença à uriner sans sonde, et même, après quelques jours, il le fit si bien qu'on le regarda comme guéri ; on le fit passer à la salle des convalescents.

Mais au bout d'un mois, de la gêne revint. Plusieurs fois on fut obligé de le sonder, et quelquefois même avec difficulté ; cependant il suffisait, lorsqu'on arrivait au col de la vessie, de porter le bec de l'instrument fortement en avant pour pénétrer aisément.

Enfin la rétention devint complète, les glandes de l'aine gauche s'enflammèrent, et Ganivet rentra à l'infirmerie, dans les premiers jours de novembre. Des applications émollientes dissipèrent l'inflammation des glandes ; mais il y resta de l'engorgement, et le malade nous dit que depuis longtemps elles étaient volumineuses ; on remit des sondes à demeure ; mais leur présence et leur introduction excitaient la plus vive douleur.

Vers le milieu du mois, l'appétit diminua, la langue devint sèche, et tous les symptômes de gastro-entérite se manifestèrent. Bientôt le malade arriva à un tel degré d'irritation que plusieurs fois il essaya de se suicider, et il l'aurait certainement fait si on ne lui en eût enlevé tous les moyens. Une stomatite intense se déclara, puis de l'adynamie ; enfin le 5 décembre, la mort vint mettre un terme à tant de souffrances.

Autopsie. Rougeur des plus vives dans toute l'étendue du canal digestif.

La prostate était tuméfiée et le canal qui la traverse élargi. La luette vésicale avait atteint le volume d'une grosse noix et formait un tubercule composé, dans sa partie inférieure, d'un tissu dur et blanchâtre, semblable à celui de la prostate avec lequel il se continuait, et, dans sa partie supérieure, d'un autre tissu blanc bleuâtre , semitransparent, et se continuant sous la muqueuse, dans toute l'étendue du trigone vésical (il est question ici du tissu musculaire). Ce tubercule était bien exactement circonscrit, et de chaque côté existait une gouttière aboutissant à l'urèthre. — Un calcul aplati , en forme de croissant, blanchâtre et friable, long de 20 millim. et presque aussi large, se trouvait derrière cette tumeur et l'embrassait par sa concavité. — Vessie rétrécie et chroniquement enflammée ; muqueuse épaissie, noire et mamelonnée.

Les souffrances et le désespoir de ce malade le rendent encore présent à mon esprit. Le chi-

rurgien en chef le disait frappé de paralysie vésicale, et lorsque le cours de l'urine se rétablit,
il prétendit que c'était la présence de la sonde
qui avait réveillé la contractilité de ce viscère :
nous avons vu ce qu'a démontré l'autopsie.
Certes, pendant le court moment de trève dont le
malheureux a joui, sa tumeur n'avait pas disparu ;
mais elle avait seulement changé de position,
elle s'était un peu relevée par l'effet de la sonde.
Défions-nous donc de toutes ces théories qui ne
reposent que sur certains succès, lesquels ont coïncidé avec l'emploi de telle ou telle méthode, surtout quand ces méthodes ont nécessité l'introduction d'un instrument dans la vessie, les injections,
par exemple. N'oublions pas en outre que l'inflammation, l'induration et la désorganisation
de la tunique charnue peuvent anéantir sa contractilité. Or, comme ces accidents succèdent souvent à la dysurie et qu'ils peuvent éprouver des
modifications sous l'influence de certains traite-
ments, et quelquefois même sans cause connue, on
conçoit comment, l'obstacle restant le même,
la vessie peut lutter contre lui avec des degrés d'énergie très variables. C'est parce qu'on n'a
pas fait attention à cette espèce d'antagonisme,
que tant d'idées fausses se sont vulgarisées.

Obs. XX.—*Deux tumeurs, l'une sur la portion
sus-montanale, l'autre sur le lobe gauche de la
prostate ; rétention d'urine tardive.* — Pescheux,

journalier, âgé de 73 ans, eut, à l'âge de 30 environ, une légère rétention qui dura 8 ou 15 jours
au plus. Depuis, il n'éprouva pas le moindre accident du côté des voies urinaires. Il pissa très
bien jusqu'au 25 mars 1836, époque où l'urine
s'arrêta complétement. Il faut dire cependant que
depuis six semaines il éprouvait quelque difficulté : quelquefois le liquide s'arrêtait pour revenir
ensuite. Constipation habituelle : il allait à la
garde-robe chaque jour, mais avec des efforts
tellement violents que quelquefois il faisait du sang.
Le 25 mars, au matin, il y alla et urina en même
temps ; mais quelques heures après, voulant de
nouveau rendre de l'eau, tous ses efforts furent
inutiles. On le sonda ce jour et le lendemain ; dans
'intervalle il ne sortit que quelques gouttes, pendant qu'il toussait. Cet homme étant aveugle ne
put indiquer quel était l'état des urines; cependant il entendit dire qu'elles étaient claires.
Le 1er avril, il entra à l'Hôtel-Dieu, salle Ste-
Marthe, nº 24.

Le ventre était alors tendu, et des douleurs se
faisaient sentir dans la région lombaire. La sonde
entra avec facilité et sans se dévier ; seulement
je fus obligé de l'introduire assez profondément
pour l'engager dans la portion prostatique, et de
relever fortement son bec en avant pour entrer
dans la vessie. En touchant par le rectum, les lobes
latéraux de la prostate me parurent médiocre-

ment et également hypertrophiés. Le lendemain on mit une sonde à demeure, et je ne pus pousser plus loin mes explorations.

Le 4, le malade, qui n'était pas allé à la selle depuis le 25 mars, eut une évacuation qui le soulagea. Le 7, hématurie qui obligea de le sonder ; on retira même plusieurs caillots, au moyen d'injections et en aspirant avec une seringue. Vives douleurs dans la verge ; cathétérisme chaque fois qu'il était nécessaire.

Le 9, l'urine n'était presque plus sanguinolente. Le 10, elle redevint rouge, épaisse, d'une odeur très forte, et elle noircissait instantanément les algalies.

Le 11, fièvre ; diarrhée ; urines plus rouges, plus épaisses, combinées avec le sang, et ne présentant que de très petits caillots. Alors on ne se servait que de très fortes algalies, et, arrivé au col de la vessie, leur bec se déviait constamment à gauche. — Mort le 13.

Reins volumineux : le gauche était sain ; mais le droit contenait du pus dans ses calices. Son tissu était hyperhémié, et, quand on le pressait, de gros vaisseaux donnaient du sang, surtout entre les deux substances. — Uretères dilatés tous deux de manière à admettre le doigt dans leur intérieur.

Vessie peu épaissie, d'une assez grande capacité. En haut de sa face postérieure, elle présentait des marbrures violettes ; cependant, là comme ailleurs, le péritoine était sain. Muqueuse très enflammée, surtout au niveau de l'endroit que je viens d'indiquer. Dans un grand nombre de points, des pellicules blanchâtres s'en détachaient, et laissaient voir une surface noire. Beaucoup d'enfoncements alvéolaires, mais tous peu profonds.

Les lobes latéraux de la prostate étaient médiocrement hypertrophiés, et moins dans le sens transversal que dans tout autre. Le gauche, tout près du bord antérieur du col vésical, était surmonté d'une tumeur grosse comme une petite noix, et un peu moins large à sa base qu'à son sommet. La portion sus-montanale était très tuméfiée et formait du côté de la vessie une tumeur arrondie, du volume d'une pomme d'api, et à très large base. Cette tumeur était plus à droite qu'à gauche, et toutes ces circonstances faisaient que l'orifice uréthral présentait assez bien la forme d'une courbe à concavité tournée du côté de l'aine gauche.

C'est par cette observation que je terminerai ce paragraphe : je la donne pour montrer, autant qu'il dépend de moi, la maladie sous toutes ses formes. On remarquera que, malgré le volume de la tumeur postérieure, la rétention d'urine ne survint que très tard, et que rien dans l'état de la vessie n'indique que le malade eût éprouvé une dysurie ancienne, dont il n'aurait pas eu la conscience ; cela vient sans doute de ce que la tumeur antérieure empêchait l'autre de s'incliner trop en avant. Remarquons cependant que les uretères étaient très larges.

§ 3. *Effets de l'hypertrophie simultanée des trois portions.*

La tuméfaction isolée des portions latérales est très rare; presque toujours il existe en même temps un accroissement de la portion susmontanale dont les effets peuvent singulièrement varier. Que cette portion s'accroisse seulement en haut du côté de la vessie, il n'en résultera rien, au moins tant qu'elle se fera dans le sens vertical; mais il lui est difficile de prendre un développement tant soit peu considérable sans écarter en arrière les bords latéraux de l'orifice vésico-uréthral, de manière à lui donner la forme d'un triangle dont la base regarde en arrière. Que résulte-t-il de cette disposition? C'est que les lobes latéraux, pour peu qu'ils aient de consistance, ne peuvent plus se mettre en contact parfait, et laissent échapper l'urine involontairement. Voici un des premiers faits qui attirèrent mon attention sur ce point.

Obs. XXI.—*Hypertrophie générale et uniforme de la prostate; incontinence d'urine.*— Un vieillard, âgé de 70 ans, ancien tailleur d'habits, entra à l'infirmerie de Bicêtre le 1er septembre 1835, pour une faiblesse ancienne des membres gauches. Il se faisait surtout remarquer par son incontinence d'urine ; car ce liquide s'écoulait continuellement. La mort eut lieu le 26 oct.—Je trouvai deux petits points d'infiltration sanguine, sans foyer, dans l'hémisphère gauche du cerveau, et un petit kyste à cavité blanchâtre, évidemment ancien, dans le pédoncule cérébral droit. Le malade paraissant voué à une mort certaine, j'y avais peu fait attention et je pensais qu'il urinait par regorgement, que la vessie était paralysée comme la moitié gauche du corps ; je m'attendais, par conséquent, à la trouver distendue comme cela a lieu presque toujours quand cet état dure depuis un certain temps. Quelle ne fut pas ma surprise de la trouver très saine et fort petite, ayant la forme et le volume de la moitié d'un œuf de poule coupé selon son petit diamètre. La prostate était au contraire très volumineuse ; ses deux portions latérales étaient également hypertrophiées et n'avaient, par conséquent, fait éprouver au canal aucune déviation. Celui-ci avait près de 25 millim. dans son diamètre recto-pubien. La portion sus-montanale formait une valvule assez épaisse qui ne s'avançait que de 8 millim. au-dessus du canal, et tenait évidemment les portions latérales écartées en arrière.

Quoique cet homme fût hémiplégique, son observation n'en est pas moins d'une grande importance ; car lorsque c'est par suite d'une affection du système nerveux que l'urine s'écoule involontairement, elle ne le fait ordinairement que par regorgement et lorsque la vessie est distendue. Ici, au contraire, elle est extrêmement petite, atrophiée : tout nous indique que depuis longtemps l'urine n'y séjournait pas. Au reste, voici un autre cas où il n'y avait pas la moindre trace de paralysie.

Obs. XXII.—*Tumeurs sur les trois portions de la prostate ; incontinence.* — Le 13 mars de la même année, j'eus occasion d'ouvrir le corps d'un ecclésiastique nommé Villemar, qui avait succombé, à l'âge de 64 ans, aux progrès toujours croissants d'une dilatation du cœur. Cet homme depuis longtemps avait une incontinence d'urine. A l'autopsie je trouvai la vessie saine et très petite ; la prostate était volumineuse : du côté de la vessie deux tumeurs s'élevaient en arrière du col, à peu près sur la même ligne ; deux autres s'élevaient de chaque côté du canal, sur les portions latérales de la glande. Ces tumeurs, toutes quatre du volume d'une noisette, se soutenaient mutuellement ; ni les unes ni les autres ne pouvaient s'abaisser et obturer l'urèthre. (J'ai déjà parlé de ce cas, p. 159.)

Ici l'hypertrophie se présente sous la forme de tumeurs ; mais qu'importe la forme, pourvu que le canal ne puisse se fermer. Les deux portions latérales n'avaient pu prendre de l'accroissement

sans augmenter le diamètre recto-pubien du canal, et la portion transversale n'avait pu donner
naissance à deux tumeurs sans s'être accrue d'un
côté à l'autre. Ainsi cet homme se trouvait, sous
ce rapport, dans les mêmes conditions que le
précédent.

J'aurais voulu pouvoir citer, à l'appui de
ma manière de voir, un certain nombre d'observations recueillies par d'autres auteurs ; parce
que, aux yeux des lecteurs, elles auraient eu beaucoup plus de poids ; mais malheureusement cela
m'est tout-à-fait impossible, par cela même que
tous les faits qu'ils rapportent étaient des cas de
rétention d'urine. Toutefois, comme lorsqu'il s'agit de faire adopter une doctrine nouvelle, on ne
peut jamais offrir des preuves trop multipliées,
voici un fait que j'extrais textuellement de l'ouvrage de Morgagni, et que je donne à méditer :
« Vir sexagesimo anno proximus, lacertosus, procerus, in nosocomio ex suppurata thoracis inflammatione erat mortuus, quinto decimo morbi
die..... Vesica urinaria, cum esset immisso aere
satis distensa, parva apparuit, si cum hominis
statura et ventris plerisque visceribus conferres.
Attamen aperta, non visa est habere tunicas valdè
crassas, nec vitium aliud ullum, nisi quod ab
orificii posteriore parte, intra illam, exstabat corpus parvi cerasi figura et magnitudine, quod per
subjectæ urethræ initium quò magis descendebat

eò magis magisque se extenuabat, ita ut ad se-
minalem carunculam non perveniret. Læve erat
exterius, ibique et interius album, et evidenter
adeo cum prostata glandula continuatum, cæteræ-
que ejus substantiæ simile, ut ex ea excrevisse non
dubitares (Ep. LXVI, art. 6).

Cet homme était âgé et robuste, il ne s'était
pas plaint de rétention d'urine ; il n'est donc pas
probable qu'il en ait été affecté. Sa vessie, bien
qu'on l'eût distendue par de l'air, parut petite, ses
parois peu épaisses, sans aucune altération ; ne
retrouvons-nous pas ici ce que nous venons de voir
dans mes observations, et n'avons-nous pas lieu
de croire qu'il existait un dérangement de même
nature dans l'excrétion des urines, c'est-à-dire
une incontinence? Or, nous trouvons qu'une tumeur, de la forme et de la grosseur d'une petite
cerise, existait derrière le col de la vessie, et se
prolongeait dans l'urèthre : n'est-il pas probable
qu'elle en écartait les bords latéraux de manière
à donner à l'orifice uréthral cette forme triangulaire sur laquelle je viens d'insister (1) ?

Boyer a dit avoir trouvé la *luette vésicale* très
gonflée sur des cadavres dont la vessie n'était nullement distendue par l'urine (2) : peut-être était-

(1) C'est peut-être plutôt encore de ce fait qu'on devrait
rapprocher celui de Smetius, cité p. 254.

(2). Anat. desc., t. iv, p 482 : Paris, 1805.

ce encore des cas de ce genre ; mais cette remarque, l'auteur l'a jetée, pour ainsi dire, en passant : il lui suffisait qu'il n'y eût pas rétention, et il n'a pas recherché s'il pouvait en résulter quelqu'autre dérangement.

J'ai donné à entendre plus haut que, lorsque la substance de la prostate hypertrophiée était molle, il pouvait se faire qu'avec des formes tout-à-fait semblables à celles que je viens de décrire, elle ne produisît pas d'incontinence d'urine. Cela tient sans doute à ce que ses diverses parties , en raison de leur mollesse, peuvent s'adapter à la déformation du canal, et que la pression qu'elles éprouvent de la part des muscles ambiants, suffit pour rapprocher leur face uréthrale , et effacer d'une manière plus ou moins parfaite l'écartement triangulaire qui existe entre elles. Mon observation **X** prouve ce fait d'une manière évidente : lorsque j'eus relevé la tumeur de la portion sus-montanale, la prostate se trouva à peu près dans les conditions que je viens d'exposer, et tant que le malade se trouva bien, il n'eut pas le moindre symptôme d'incontinence d'urine; mais sitôt que des désordres graves eurent affaibli ses forces, les muscles pelviens agirent avec moins d'énergie sur les portions latérales de la prostate, et un commencement d'incontinence se manifesta.

Parfois la tuméfaction générale de cette glande s'accompagne d'une circonstance qui ne fait qu'augmenter la disposition à l'incontinence d'urine : je veux parler de certains cas où les lobes latéraux, en s'hypertrophiant, font tous deux saillie du côté de l'urèthre, et forment deux éminences adossées par leur sommet, de sorte qu'au dessus d'elles, les bords latéraux du col vésical se trouvent nécessairement écartés, de la même manière que deux cylindres qui se touchent déterminent un sillon au-dessus et au-dessous de leur ligne de contact. On conçoit que lorsqu'un infundibulum de ce genre existe, les urines doivent s'échapper avec la plus grande facilité, et spontanément. Mon observation III nous a présenté cette réunion de circonstances ; nous allons encore les rencontrer dans celle qui va suivre.

Obs. XXIII. — *Hypertrophie générale de la prostate; saillie des lobes latéraux du côté de l'urèthre ; incontinence d'urine.* Le 15 février 1836, il mourut au nº 1 de la salle Ste Marthe (Hôtel-Dieu) un vieillard qui y était entré pour une contusion sur le côté droit de la poitrine. Au bout de peu de jours, il se fit, du côté contus, un épanchement pleurétique qui ne tarda pas à emporter le malade.

Dès son entrée, il urinait dans son lit, et il le fit ensuite continuellement jusqu'à sa mort. Je lui demandai si cela lui arrivait habituellement, s'il sentait ses urines couler, etc., mais cet homme était tellement dénué d'intelligence que je ne pus

obtenir une réponse satisfaisante. Il n'était nullement paralysé, et c'était en se promenant qu'il
avait été blessé.

A l'ouverture, je trouvai la vessie saine; la prostate n'était pas très hypertrophiée, mais ses lobes
latéraux étaient égaux en volume et faisaient tous
deux une saillie assez prononcée et à peu près égale
du côté de l'urèthre. Ces deux éminences se correspondaient par leur sommet, de sorte qu'au dessus
d'elles, les bords latéraux de l'orifice uréthro-vésical se trouvaient écartés, presque effacés, tant
était grand leur écartement. Sur le lobe moyen
s'élevait verticalement une tumeur qui avait le volume d'une noisette et ne pouvait fermer le canal. Le développement presque uniquement transversal de cette prostate lui donnait un aspect très
remarquable : il aurait semblé qu'on eût voulu
l'aplatir de sa base vers sa pointe. Sa substance
avait beaucoup de compacité.—Je conserve cette
pièce intéressante.

Ici l'incontinence d'urine provenait moins de
l'hypertrophie de la portion transversale que de
celle des lobes latéraux qui, par la manière dont ils
s'étaient développés, avaient eux-mêmes déterminé
l'écartement de leur partie supérieure et la formation d'une rigole sur le fond de laquelle l'urine
agissait à la manière d'un coin pour se frayer un
passage.

On trouve dans l'ouvrage d'E. Home, p. 196,

un fait qui a la plus grande analogie avec le précédent ; aussi le rapporterai-je textuellement.

Obs. XXIV.—*Hématuries, incontinence ; saillie des trois portions de la prostate du côté de l'urèthre.* — « Un gentleman , âgé de 55 ans, se plaignait, sans autre symptôme de maladie, de rendre une urine sanguinolente, après s'être promené à cheval. L'urine sortait toujours la première, et puis il s'écoulait un sang noir qui, descendant au fond du vase, paraissait venir de la vessie. La passion de cet homme était de se promener à cheval, et elle était si forte qu'il parcourait, par pur plaisir, cent milles par jour. Au bout de quatre années le mal augmenta beaucoup ; je passai une sonde dans la vessie et n'y trouvai point de pierre. Sous tous les autres rapports la santé était fort bonne, et le malade continuait ses promenades à cheval autour de sa ferme , sans porter la moindre attention à un mal dont il s'était fait une habitude. A l'âge de 59 ans, étant à la campagne, après s'être promené plus qu'à l'ordinaire, l'écoulement de sang fut beaucoup plus abondant. On supposa qu'une quantité considérable était retenue dans la vessie, vu la suppression d'urine qui survint ; mais celle-ci sortit involontairement en petites quantités à la fois, mêlée de sang. La partie inférieure du ventre était très tendue et résistante. Il ne voulut permettre à aucun médecin du pays d'introduire la sonde dans sa vessie, et quoiqu'il ne pût rendre volontairement de l'urine, il s'en écoula, pendant qu'il était au lit, en assez grande quantité, sans qu'il s'en aperçut ; ce qui indiquait que la vessie ne prenait pas une grande dimension, mais qu'elle restait exactement dans le même état.

Environ quinze jours après, les symptômes reparurent ; les urines qui avaient toujours été sanguinolentes, sortaient naturellement en petites quantités, et devenaient limpides ; mais les personnes de l'art pensaient que la vessie n'avait jamais été complétement vidée. Environ sept jours après, le malade ayant eu une nouvelle rechute, se rendit à Londres. A son arrivée, le 27 février 1817, je le trouvai très changé : il était très faible, sa mémoire n'était plus aussi fidèle ; il était devenu très irritable, et cet état semblait exaspérer sa maladie. Je le sondai avec un instrument de gomme élastique, sans stylet, et je lui fis rendre trois pintes d'urine. Lorsque la vessie fut vidée, la douleur devint extrême ; il fallut sur-le-champ retirer l'instrument : cette douleur dura un quart d'heure. Au lieu d'être soulagé, comme on l'est ordinairement des résultats du cathétérisme, toute son économie fut ébranlée ; il perdit entièrement la mémoire ; il lui était impossible de retenir ce qu'il m'entendait dire. Le 18, j'essayai de faire couler l'urine de la même manière qu'auparavant, mais je ne réussis pas ; et comme il n'y avait pas de tension de la vessie, je me désistai de mes efforts. Le 19, je réussis avec un cathéter d'une très forte grosseur, et je fus si étonné de la petite quantité, que je demandai un vase gradué pour mesurer à l'avenir ce que la sonde faisait couler d'urine. J'attribuai l'indisposition générale à la rareté de la sécrétion urinaire, car j'avais déjà vu les mêmes effets dans d'autres cas. Pendant les premiers jours, le malade ne rendit qu'une pinte d'urine en 24 heures; mais au bout de 10 jours, elle augmenta graduellement de trois pintes et quelques onces. Durant cette augmentation, sa constitution semblait se refaire ; il devenait plus calme, sa mémoire revenait, son appétit qui avait été très mauvais, s'amendait; mais tout-à-coup son urine tomba à quelques onces et sa physionomie changea : il devint presque totalement insensible, incapable de prendre de la nourriture et les remèdes ; il éprouva dans la région vésicale une grande douleur qui fut suspendue par le besoin d'uriner ; mais lorsque la sonde eut pénétré dans la vessie, il en coula un fluide clair comme du petit lait. Il était dans cet état le 8 février, et le 9 son pouls devint si petit, qu'il parut être près de mourir ; mais il traîna encore le 9 et le 10, souffrant, en toute apparence, d'une manière cruelle, et pendant ce temps, il ne passa aucune goutte d'urine des reins dans la vessie : il mourut le 11 au matin.

A l'ouverture du cadavre, on trouva la vessie vide, le moyen lobe de la prostate engorgé dans une grande étendue, les lobes latéraux très volumineux et arrondis sur leurs faces opposées. En examinant plus particulièrement la portion déjetée du moyen lobe, on en voyait une petite qui s'élevait au-dessus d'elle, de la grosseur de la moitié d'un pois, et, à cet endroit, on distinguait facilement une veine rompue remplie d'un sang à moitié coagulé. Cette apparence disparaissait lorsqu'on le mettait sous l'eau. La convexité des surfaces des deux côtés de la prostate empêchait qu'elles fussent en contact ; elles ne se touchaient que par un point, et le moyen lobe étant également arrondi ne pouvait fermer l'excavation, mais il laissait un espace le long duquel l'urine coulait ; car même dans les premiers degrés de la maladie, le patient n'avait jamais été sujet à des suppressions d'urine, comme il arrive en pareil cas, et même après que le sang eut reflué dans la vessie, *il y eut un flux constant,* lorsque le malade était couché dans une position horizontale et que le moyen lobe n'était point comprimé.

Extérieurement, les reins avaient presque l'apparence naturelle, et lorsqu'on les ouvrit, la substance corticale ne présentait que peu ou point d'altération, et le tissu fibreux de la base de la substance mamelonnée n'était pas très altéré ; mais les mamelons n'étaient ni gonflés, ni arrondis, comme dans l'état naturel : ils semblaient mous et affaissés. »

Dans le récit de ce fait, il est tantôt question de rétention d'urine et tantôt d'incontinence ; c'est qu'ici le cas n'était pas aussi simple que dans mes observations. La forme des portions latérales de la prostate ne pouvait être plus favorable à la production du dernier phénomène ; mais la portion sus-montanale avait un volume tel qu'elle pouvait fermer le col de la vessie lorsqu'elle était pressée contre son orifice. Remarquez que, dans ces cas, c'est en arrière que cette ouverture s'écarte, comme dans les observations XX et XXI : j'en ai déjà dit la raison (*V.* p. 241). De là vient qu'une tumeur un peu volumineuse, existant derrière le col vésical, peut encore alors s'opposer au flux urinaire.

§ IV. *Effets des ulcérations, excisions, etc., des parties hypertrophiées.*

Nous avons vu qu'ordinairement la disposition à l'incontinence d'urine survient quand, la prostate s'étant hypertrophiée dans toutes ses parties, la portion sus-montanale n'est pas apte, soit par sa situation, soit par sa forme, ou par son volume, à fermer hermétiquement l'orifice uréthral, et que cette disposition disparaît, et est souvent même remplacée par la rétention, quand la portion dont il s'agit continue de s'accroître.

Supposons maintenant que, chez un homme affecté de rétention, on arrive, au moyen de certaines manœuvres, soit involontaires, soit préméditées, à ramener les parties à un état qui favorise l'incontinence : eh bien ! l'incontinence reparaîtra, ce qui confirme amplement ce que j'ai dit de la manière dont elle se produit.

OBS. XXV. — *Ischurie, sondes à demeure ; incontinence, mort. Hypertrophie valvulaire de la portion sus-montanale ulcérée par les sondes.* — Cousin, âgé de 77 ans, entra le 16 avril 1836 à l'Hôtel-Dieu, salle Sainte-Agnès, pour une rétention d'urine. Il était ployeur de laines, d'un tempérament sec ; il restait habituellement assis, ne buvait que très peu de vin, n'avait jamais eu de maladie vénérienne, pas le moindre écoulement blennorrhagique. Marié à 21 ans, il était veuf depuis l'âge de 57.

Il me dit qu'il y a six semaines, il urinait encore très bien, et avec jet ; mais que depuis cette époque, la dysurie augmenta graduellement. Souvent il commençait à uriner sans efforts, puis le liquide s'arrêtait subitement pour reparaître ensuite ; parfois, lorsqu'il croyait avoir fini, de nouveaux efforts en faisaient encore sortir. Enfin, le 12 avril, la rétention devint complète. Il n'avait jamais uriné involontairement. Il allait chaque jour à la selle, mais peu à la fois, et avec douleur, ce qui

dépendait probablement de tumeurs hémorrhoïdales qu'il avait dans le rectum.

À son arrivée il ne souffrait nullement dans la
région des reins et très peu dans la vessie, quoique celle-ci fût distendue ; seulement il sentait le
besoin d'uriner et faisait des efforts pour y satisfaire. On le sonda, et l'urine sortit avec force jusqu'à la fin. — L'impossibilité où il était d'uriner
à volonté lui ayant fait éprouver des douleurs
très vives le 18, on lui mit, le lendemain, une
sonde à demeure.

Vers le commencement de mai, il survint une
cystite intense et une inflammation gangréneuse
du scrotum qui obligèrent d'ôter la sonde : alors
l'urine s'écoula sans cesse et involontairement ;
cependant il en restait toujours un peu dans la
vessie. Les moyens mis en usage ayant été inutiles, cet homme mourut le 11 mai, après une
agonie très longue.

Autopsie. — Reins sains à l'extérieur ; mais
leur tissu est plus rouge, hyperhémié et plus mou.
Muqueuse des calices et des bassinets très enflammée, surtout à droite ; elle est rouge-pointillée,
molle, comme fongueuse ; elle offre des ulcérations assez larges et d'un rouge noirâtre. Les
uretères sont élargis, leur muqueuse rouge, et ils
se déchirent avec une extrême facilité.

La vessie est petite, sa muqueuse d'un rouge
violet, ardoisé ; on y remarque un grand nombre

d'alvéoles larges de 3 ou 4 millim., et assez profondes. L'une d'elles, située un peu au-dessus de l'orifice urétéral gauche, un peu plus large dans son fond qu'à son ouverture, et profonde de 22 millim., contient un liquide purulent ; cependant la muqueuse y paraît moins enflammée que dans le reste de la vessie. Il y a en outre une cellule peu profonde, de 6 millim. à son orifice, de 20 à 22 dans sa partie la plus large, et dont le fond est encore séparé du péritoine par une couche mince de tissu musculaire.

La prostate n'est pas très volumineuse ; mais son tissu est très dur et résiste au scalpel comme une masse fibreuse. Il est jaunâtre, dense, et ses granulations sont peu apparentes. Les lobes latéraux sont égaux en volume. La portion sus-montanale forme une valvule aplatie de haut en bas, de sorte qu'elle ne dépasse que de 4 millim. la partie la plus élevée des lobes latéraux avec lesquels elle se confond insensiblement. Cette valvule paraît très prononcée en avant ; cependant on ne peut savoir précisément quelle saillie elle faisait, parce qu'elle a été *ulcérée, creusée en gouttière sur son milieu par la sonde.* Elle forme avec la paroi postérieure de l'uréthre un angle presque droit, et dans cet angle commence une petite fausse route à parois noirâtres et contenant un petit noyau de matière noire et dure qui n'est probablement que du sang. (J'avais, pendant la vie, diagnostiqué avec une grande exactitude l'état de la prostate et même la fausse route.) ·

Le véru-montanum n'est qu'à 5 ou 6 millim. de la valvule. La portion prostatique de l'urèthre n'a pas plus de 11 à 12 millim. dans son diamètre recto-pubien. Ce canal est enflammé dans toute son étendue ; seulement, au niveau du ligament suspenseur, dans une longueur de 5 centim., la paroi inférieure est détruite, et, au-dessous, se trouve un énorme foyer qui a disséqué la cloison des dartos, et est rempli de pus fétide. Toutes les tuniques du scrotum sont gangrenées, infiltrées de sérosité roussâtre ; les vaginales sont enflammées et unies aux testicules par des adhérences rougeâtres et récentes. (*Voyez* 4e part.)

Personne ne doutera que l'incontinence n'ait été l'effet de l'ulcération du bord postérieur du col ; mais comment cette incontinence a-t-elle pu survenir après la rétention, ne s'étant pas manifestée auparavant ? En voici, je pense, la raison : Il peut se faire, lorsque la maladie marche graduellement, que la portion sus-montanale, à mesure qu'elle se développe sur les côtés et écarte les lobes latéraux, s'accroisse en avant, de manière à remplir constamment l'écartement qu'elle détermine et à tenir le canal fermé ; mais si l'on vient à agir sur sa face antérieure, à détruire en totalité ou en partie la proéminence obturatrice, sa base n'en conserve pas moins la même largeur et maintient les lobes latéraux à la même distance. Heureusement, lorsque le travail de la cicatrisation a le temps de se faire, il amène presque toujours un retrait qui finit par rapprocher ces lobes et mettre un terme au flux involontaire. Voici une observation qui, incomplète sous le rapport du traitement, ne pourrait être mieux placée ailleurs qu'ici.

Obs. XXVI. — *Hypertrophie de la partie sus-montanale ; incontinence, puis rétention ; cautérisation, incontinence ; celle-ci disparaît ensuite.*— Elie Giroard, âgé de 55 ans, sabotier, était depuis quelque temps dans la salle St-Antoine, à l'Hôtel-Dieu, lorsque M. Nonat, alors médecin de ce service, m'engagea à le voir, ce que je fis, vers le milieu d'avril 1839.

Il avait été militaire pendant dix ans, et avait été affecté pendant les campagnes d'Espagne et de Portugal de rhumatismes articulaires et musculaires qui l'ont tourmenté jusqu'à ce jour. Alors aussi il eut une blennorrhagie qui dura cinq ou six mois, et deux orchites successives, mais très légères toutes deux. Depuis lors, il s'est abstenu complétement de femmes, bien que ses facultés fussent les mêmes. Rentré dans son pays, il travaillait 16 ou 17 heures par jour, constamment debout. Pendant un temps il eut des varices, et il y a cinq ans un flux dysentérique dont il guérit bientôt ; il n'a jamais fait abus ni de vin, ni de liqueurs.

Il y a six ans, il commença à éprouver un dérangement dans les fonctions urinaires. La nuit, il était obligé de se lever trois ou quatre fois, mais il ne perdait pas ses urines ; le jour, il urinait toutes les heures et aussitôt qu'il en avait besoin, car sans cela il urinait dans son pantalon. Il y a deux ans que ce dernier accident ne lui est plus arrivé ; mais il a commencé, il y a un an, à s'apercevoir qu'il lui fallait plus d'efforts pour vider sa vessie. Il y a cinq mois, il eut une rétention complète pour laquelle on le sonda deux fois ; mais le cours de l'urine se rétablit, seulement avec difficulté. Il y a six semaines, le jet du liquide était devenu presque capillaire et ne sortait qu'avec les plus grands efforts. Alors aussi un dépôt catarrhal se manifesta, et on administra de la térébenthine à d'assez fortes doses ; mais de la constipation et des coliques vives forcèrent de les diminuer.

Quand le malade faisait des efforts pour uriner, il sortait d'abord deux ou trois gouttes d'un liquide blanc, épais, qui fut filant à une certaine époque, et ce n'était qu'alors que l'urine commençait à jaillir. Pendant ces efforts, des douleurs se faisaient sentir à l'hypogastre, mais surtout derrière les pubis et â l'extrémité de la verge. Quand le besoin cessait, les douleurs étaient bien moins vives.

A l'examen que je fis avec mon explorateur, je trouvai une valvule pylorique assez saillante, surmontée, un peu à gauche, d'une éminence à très large base, et haute de 8 à 10 millim. seulement. A la suite de ces manœuvres, la miction se fit un peu plus librement, et les douleurs diminuèrent.

Le 23 avril, après que le malade eut uriné, je le sondai et retirai encore trois quarts de verre d'urine trouble, mais ayant le degré d'acidité normal. Puis, au moyen de mon porte-caustique, j'appliquai le nitrate d'argent sur la partie moyenne de la valvule. — Le soir point de douleur. Celle-ci avait même été moins forte qu'hier dans les efforts pour uriner, bien que le jet eût été un peu moindre, ce qui provenait sans doute de la légère inflammation provoquée par le caustique. J'introduisis la sonde, et il en sortit un verre d'urine. — Le 24, le malade urinait mieux qu'avant la cautérisation, et surtout il éprouvait moins de douleurs. (Bains.)

Le 27, nouvelle cautérisation un peu plus forte que la première, et à la suite de laquelle survint dans le gland une douleur assez vive, qui cessa presque aussitôt. — Le soir, il ne restait plus qu'un peu de douleur derrière les pubis, semblable à celle qui existait avant la cautérisation.

Le 28, quelques pellicules noirâtres sont sorties avec l'urine. Testicule droit un peu plus gros, plus dur et plus sensible que le gauche.

Le 30, l'urine s'échappait bien plus librement et avec des efforts beaucoup moindres.

Le 9 mai et les jours suivants, Giroard laissa échapper une partie de ses urines pendant la nuit, involontairement et sans le sentir. Le testicule était encore un peu douloureux et le cordon légèrement engorgé.

Le 18, le malade ne mouillait plus son lit; seulement il était obligé d'uriner aussitôt qu'il en éprouvait le besoin. Le jet était bien plus gros et plus continu qu'avant la cautérisation. Je me proposais de réitérer celle-ci, lorsque tous les signes d'une gastro-entérite intense qu'il avait déjà eue plusieurs fois, se manifestèrent; puis, les démolitions de l'Hôtel-Dieu ayant fait évacuer la salle, je n'ai plus entendu parler de cet homme.

Les agents dont nous venons de parler peuvent encore produire l'incontinence, lorsqu'il existe une tumeur sur la partie moyenne de la prostate; mais alors, ce n'est ordinairement pas en exerçant leur action sur la face antérieure, mais sur la base de cette éminence. Ainsi qu'on mette une sonde à demeure, celle-ci, quelque souplesse qu'on lui suppose, tendra toujours à se redresser; elle ne restera donc pas sur la partie la plus saillante de la tumeur, mais elle glissera sur l'un de ses côtés, et c'est là qu'elle produira une ulcération, si on la laisse un temps suffisant.

Obs. XXVII.—Un vieillard était affecté d'une rétention d'urine complète, pour laquelle on lui mit des sondes à demeure. Au bout d'un certain temps, il survint une incontinence, et à la fin une cystite amena la mort. Je trouvai une tumeur du volume d'une noix sur le milieu de la portion sus-montanale. La base de cette tumeur était échancrée à gauche par une ulcération que la sonde avait produite au fond de la gouttière qui la séparait du lobe correspondant.

Voilà les seuls renseignements que je puisse fournir sur ce fait, que j'ai observé en 1834, et dont il m'a été impossible de retrouver l'historique; mais, à cette époque, il m'a beaucoup frappé, et j'en ai toujours eu les principaux détails présents à la mémoire.

Obs. XXVIII.—*Ischurie, sondes à demeure; incontinence. Tumeur de la portion sus-montanale presque détachée; perforation spontanée de la vessie.*—Cudrax, âgé de 75 ans, portier depuis 50, entra à la Charité (salle St-Jean) le 3 décembre 1838, pour une rétention d'urine complète. Sa constitution et sa santé habituelles étaient bonnes. Marié depuis 40 ans, il n'a jamais fait d'excès de coït ni de liqueurs ; il n'a jamais eu la moindre blennorrhagie : point d'hémorrhoïdes, point de hernies, selles réglées ; il ne restait pas ordinairement assis.

Depuis quelque temps le jet de ses urines était faible, lent à venir : ce pourquoi, depuis deux ans, il prenait soir et matin de l'absinthe qui lui paraissait rendre l'écoulement plus facile.

Au moment de son entrée, plusieurs personnes essayèrent en vain de le sonder; on était arrêté au col de la vessie.

Soupçonnant qu'il existait une tumeur sur la partie moyenne, je portai le bec de l'instrument de côté, et il pénétra immédiatement. Le lendemain le chirurgien mit une sonde à demeure, qu'on fut obligé de laisser jusqu'à la fin de janvier, parce que sans cela le malade ne rendait pas une goutte d'urine. Mais, à cette époque, le liquide commença à sortir entre le canal et l'instrument; puis il survint une véritable incontinence, qui dura jusqu'à la mort (6 février). Cudrax s'était beaucoup plaint de la vessie, mais peu de la région des reins.

Autopsie. — Reins présentant de petites plaques blanchâtres à leur surface. Je croyais d'abord qu'elles correspondaient à de petits foyers purulents; mais ce n'était que des marbrures blanchâtres répandues çà et là dans l'épaisseur de ces organes; elles étaient variables, quant à la largeur, assez semblables, par la couleur et la consistance, au degré anhémique de la maladie de Bright, et ne donnaient pas de pus, quand on les râclait avec le scalpel. Elles étaient séparées par d'autres plaques d'un rose assez vif. — Les bassinets étaient enflammés, couverts de petits points rouges, qui se touchaient presque. — Uretères dilatés.

La vessie était très enflammée, et sa muqueuse d'une teinte brune uniforme. Il y existait une foule d'alvéoles : l'une d'elles, quoique tapissée par la muqueuse, conduisait dans un abcès sous-péritonéal capable de contenir un œuf de poule, et rempli de pus.—Péritoine rouge partout et revêtu de fausses membranes albumineuses.

Les lobes latéraux de la prostate étaient peu tuméfiés ; sa portion moyenne était surmontée d'une tumeur du volume d'une noix, et dont le pédicule avait été presque entièrement détruit par les sondes, du côté gauche ; elle ne tenait plus que du côté droit par quelques lambeaux de muqueuse ; de sorte qu'elle flottait, pour ainsi dire. L'urèthre était libre ; on y avait fait deux fausses routes : l'une peu profonde, à la paroi inférieure du bulbe ; l'autre, de 19 millimètres, occupait la région membraneuse, et était en voie de cicatrisation. — (Je conserve cette pièce que je dois à l'obligeance de M. Malgaigne.)

On trouve dans l'ouvrage déjà cité de M. Leroy-d'Étioles, p. 212, une observation fort intéressante que je vais analyser, et nous verrons ensuite, à l'aide des notions que nous venons d'acquérir, si l'auteur en a compris toute la valeur.

Un homme, âgé de 45 ans, commença à uriner lentement vers sa 20ᵉ année, mais à des intervalles de plus en plus courts ; à 30 ans , l'émission de l'urine était devenue impossible en présence de témoins. Le jet alla encore en diminuant graduellement, jusqu'à ce que le liquide finit par tomber perpendiculairement , sans projection. — En 1832, survint une incontinence pendant le sommeil. Une exploration avec la sonde ne fit rien rencontrer dans la vessie, et fut suivie d'un catarrhe rebelle. En 1835, on crut trouver un rétrécissement vers le bulbe ; on cautérisa, on dilata, on introduisit les sondes du plus gros calibre ; mais la facilité d'uriner n'en fut pas accrue, et bientôt même la rétention fut complète, tandis que pendant la nuit il y avait incontinence. M. Leroy, consulté alors, trouva un calcul de phosphate triple, volumineux et paraissant se rapprocher de la forme d'un croissant. La lithotritie fut pratiquée avec succès ; malgré cela l'ischurie persista. C'est alors que le chirurgien reconnut une tumeur de 12 millim. derrière le col de la vessie, et, la compression et la ligature ayant été inefficaces, il en pratiqua l'arrachement avec un brise-pierre de Jacobson. A la suite de cette opération l'incontinence se reproduisit et alterna avec la rétention. La suite n'a pas été publiée.

M. Leroy attribue cette incontinence à ce que le calcul s'engageait dans l'orifice vésico-uréthral par l'une de ses cornes et le tenait entr'ouvert ;

mais pourquoi s'y engageait-il chaque nuit, pendant plus de 3 ans? Pourquoi ne tombait-il pas pintôt sur la paroi vésicale postérieure qui, lorsqu'on est au lit, devient ordinairement la partie la plus déclive? D'ailleurs, la nature chimique et la forme de cette pierre indiquent qu'elle était consécutive à la présence de la tumeur. (*Voyez* p. 211 et *Obs.* X.) Pourquoi celle-ci ne l'empêchait-elle pas de tomber sur le col? Il serait difficile, je pense, de répondre à ces questions d'une manière satisfaisante. Voici, si je ne m'abuse, une explication beaucoup plus probable : Dans le principe, la portion sus-montanale se développa seule et causa de la dysurie (*voyez* p. 243); au bout de quelque temps, les lobes latéraux s'accrurent à leur tour, et alors survinrent des alternatives de rétention et d'incontinence (*voyez* p. 273). Remarquez que cette dernière n'avait lieu que pendant le décubitus sur le dos, pendant le sommeil, à une époque par conséquent où la tumeur était moins pressée contre le col de la vessie, où elle était même entraînée en arrière par la pression de l'urine sur la paroi postérieure de cet organe. Enfin, on arracha la tumeur; mais ce ne fut sans doute que sa partie la plus saillante; car il aurait fallu qu'elle eût été pédiculée, et c'est ce qui est rare : aussi ne put-on la saisir avec une ligature. La base resta donc surmontée de quelques lambeaux, et la rétention et l'incontinence persistèrent, peut-être même cette dernière fut-elle plus marquée. Il faut pour ces cas un autre mode de traitement.

Quant aux lésions produites sur les portions latérales, on conçoit qu'elles seront beaucoup plus rares que les précédentes, et qu'elles n'auront plus la même influence sur l'excrétion urinaire ; cependant on conçoit aussi que, si elles étaient portées très loin, l'incontinence pourrait également en être l'effet.

OBS. XXIX. — *Incontinence ; désorganisation de la prostate ; inflammation et perforation de la vessie.*—N. Marie, âgé de 71 ans, entra le 20 nov. 1835 à l'infirmerie de Bicêtre. — Depuis 10 mois au moins, il était affecté d'une incontinence telle, qu'il était obligé de porter constamment dans son pantalon une poche destinée à recevoir ses urines, qui étaient devenues troubles et purulentes : cette infirmité persista à l'infirmerie, et la mort survint le 18 décembre.

Avant d'ouvrir la vessie, nous vîmes, M. Florimond et moi, plusieurs poches saillantes à sa face postérieure ; une surtout existait au bas de cette paroi, et une autre occupait la paroi latérale gauche. La première, qui aurait pu contenir une pomme de moyenne grosseur et n'était formée que par le péritoine, était remplie de pus et communiquait avec la vessie par une ouverture très étroite et pourvue d'une muqueuse : j'en dirai autant de la seconde. Plusieurs autres ouvertures semblables conduisaient dans de petits foyers purulents dont quelques-uns semblaient encore avoir le fond renforcé par une couche mince de tissu musculaire. D'autres étaient tapissées par la muqueuse qui paraissait être le siége d'une sécrétion puriforme ; ces lésions me portent à croire que cet homme avait éprouvé de la dysurie avant son incontinence.

La portion prostatique de l'urèthre était entièrement désorganisée et en suppuration. Un abcès avait disséqué en arrière la membrane propre de la prostate, s'ouvrait dans le canal, et remontait jusqu'entre les tuniques de la vessie ; mais il ne communiquait pas avec ceux de cet organe : la glande était évidemment son point d'origine.

RÉSUMÉ.

Nous avons pu voir par ce qui précède que les accidents si variés que les vieillards éprouvent du côté de l'excrétion urinaire dépendent presque toujours de la même cause, d'un développement morbide de la prostate. Sir A. Cooper a donc eu tort de dire que « la rétention d'urine, lorsqu'elle est incomplète, doit être considérée comme salutaire, puisqu'elle prévient l'incontinence qui, sans cela, aurait presque constamment lieu chez les vieillards (loc. cit. p. 482). » Cet homme célèbre aurait-il, je le demande, tenu pareil langage, s'il eût su que ces deux affections si différentes ont la même origine et dépendent de modifications de forme très souvent insignifiantes? S'il est bon de rechercher les causes, il faut aussi savoir s'arrêter à temps : la recherche des causes finales aboutit presque nécessairement à l'erreur.

L'incontinence se produit de plusieurs manières : 1° Que les lobes latéraux viennent à s'hypertrophier également, l'urèthre augmentera d'avant en arrière, et son orifice vésical aura la forme d'une fente antéro-postérieure ; qu'à cela vienne se joindre une hypertrophie de la portion sus-montanale, elle écartera les deux bords de cette fente, et il en résultera une ouverture triangulaire dont le sommet regardera en avant, la base en arrière, et par l'aire de laquelle l'urine s'échappera avec d'autant plus de facilité que l'écartement sera plus grand et son effacement plus difficile.

2° Que les portions latérales, en s'hypertrophiant, fassent toutes deux saillie du côté du canal et forment deux éminences adossées par leur sommet, les bords latéraux du col vésical seront maintenus éloignés l'un de l'autre, et entre eux se trouvera un infundibulum sur le fond duquel l'urine agira à l'instar d'un coin, de manière à ne pouvoir être retenue par le malade. Dans ce cas encore un certain degré d'hypertrophie de la portion sus-montanale ne pourra que favoriser cet écoulement, en rendant l'écartement des bords latéraux plus marqué (obs. III et XXIII).

3° Enfin supposons qu'une tumeur pédiculée de la portion sus-montanale se trouve engagée en tout ou en partie dans le canal, son sommet se trouvant plus volumineux que sa base, empêchera les portions latérales de combler les gouttières qui existent de chaque côté, et l'incontinence aura lieu (obs. XVIII). Les cas de ce genre sont assez rares, mais ils peuvent revêtir des formes variées et difficiles à prévoir.

Ainsi l'incontinence a lieu lorsque les bords de l'orifice vésical de l'urèthre ne peuvent se mettre en contact parfait ; toutefois on conviendra que dire avec Sœmmering que la tuméfaction de la prostate détermine cet effet *lorsqu'elle dilate le col de la vessie* (loc. cit. p. 122), ce n'est rien dire, surtout lorsqu'on n'appuie cette assertion sur aucun fait, sur aucune autorité, sur aucun raisonnement. J'ajouterai même que cette phrase représente une grave erreur, puisqu'il n'y a peut-être pas d'hypertrophie prostatique sans dilatation du canal. P. Franck se rapproche sans doute davantage de la vérité lorsqu'il dit que la portion de la glande qui est placée derrière le col de la vessie peut produire l'écoulement involontaire d'urine *en empêchant cet orifice de se fermer en quelque partie que ce soit* (1). Mais on voit encore dans

____

(1) De curandis homin. morbis, lib. V, part.1, p. 206; 1794.

quel vague il nous laisse. Je crois donc ne pas m'avancer trop en disant que jusqu'à présent on savait à peine que l'hypertrophie de la prostate produit l'incontinence, et que personne n'en avait expliqué suffisamment le mécanisme (1).

La *rétention* d'urine peut également survenir de plusieurs manières : 1° dans la grande majorité des cas, elle résulte de l'hypertrophie de la portion sus-montanale, soit qu'elle forme une tumeur plus ou moins volumineuse qui, en s'abaissant

---

(1) Je viens de m'assurer que **Paul** d'Égine attribue cette incontinence à la paralysie du col de la vessie. Un auteur que je remercie pour la manière approbative avec laquelle il a cité quelques-uns de mes travaux, **M. Devergie**, vient, dans un travail récent, d'embrasser les idées dominantes sur l'incontinence qu'il attribue à une atonie générale de la vessie et de son col (*De l'incont. d'urine*, p. 81; Paris, 1840). Suivant lui, les injections dans le réservoir urinaire seraient le meilleur moyen de traitement. J'avoue que cette dernière assertion m'avait d'abord étonné, parce que je ne comprenais pas, avec mes idées, ce que ces injections pouvaient faire ; mais je fus moins surpris lorsque je lus à la fin de la préface : « Chez les vieillards, j'ai employé toutes les ressources de l'art pour parvenir à quelques guérisons difficiles » ; je le fus encore beaucoup moins quand je vis que des trois seuls cas de succès qu'il rapporte, le premier est trop incomplet pour qu'on puisse en apprécier la valeur ; que le second n'est qu'une rétention avec regorgement ; enfin que dans le troisième l'inflammation chronique des reins et de la vessie rend compte de tous les symptômes.

au-dessus du canal, le ferme à la manière d'une soupape, soit qu'elle fasse une valvule dont le mécanisme, quoique moins facile à apprécier, est cependant le même. On conçoit que l'étroitesse du canal, et par conséquent la non-hypertrophie des lobes latéraux ne peuvent que favoriser ce résultat. 2° La rétention peut en outre être produite par l'hypertrophie d'un lobe latéral, lorsqu'il s'en élève du côté de la vessie des tumeurs semblables à celles de la portion moyenne, et c'est encore de la même manière (obs. XII) 3° Enfin la tuméfaction d'un des lobes latéraux du côté de l'urèthre peut, en déviant le canal, amener cet accident, et, si je ne me trompe, c'est encore surtout par un mécanisme de soupape (v. p. 238 et suiv.). La première espèce est incomparablement la plus fréquente; puis vient la troisième ; la seconde est la plus rare de toutes.

La dysurie produite par l'hypertrophie de la prostate ne résulte donc pas d'un resserrement, d'un véritable rétrécissement de l'urèthre, puisque celui-ci a presque toujours augmenté en circonférence. Les tumeurs qui la déterminent si souvent, sont connues depuis trois siècles au moins (*voyez p.* 118); mais, malheureusement, lorsqu'elles sont un peu volumineuses, elles ne présentent que de faibles ressources à la thérapeutique. On ne saurait donc trop s'étonner qu'on eût fait tant de bruit de ces tumeurs depuis quelques années, comme s'il se fût agi de quelque grande découverte. On aurait beaucoup mieux fait de décrire avec soin les développements valvulaires qui, quoique très fréquents, ne sont cependant que bien moins connus, et offrent beaucoup plus de chances de curabilité.

Quant au *regorgement* d'urine qui survient assez souvent chez les personnes affectées de dysurie, il se produit d'autant plus sûrement qu'il y a moins de disproportion entre le canal et l'obstacle. Supposez un état moyen entre les circonstances qui favorisent l'incontinence et celles qui amènent la rétention, alors la vessie ne pourra se vider complétement; mais aussi le col, soit en raison de sa dilatation, soit en raison du peu de volume de l'obstacle, ou pour ces deux causes réunies, ne pourra retenir l'urine lorsqu'elle sera arrivée à un certain degré d'accumulation.

Cela a lieu surtout lorsque la portion susmontanale écarte les lobes latéraux, et ne forme en avant qu'une saillie peu prononcée, qui, lorsque la distension de la vessie la tire en arrière, ne ferme plus qu'incomplétement l'orifice de l'urèthre (V. obs. XV, XVI et XVII).

Je trouve que le mot *regorgement* ne convient guère aux cas dont il s'agit; il réveille immédiatement une idée d'inertie; mais ici ce n'est plus cela. Que dans une affection du système nerveux, que dans une fièvre grave la vessie paralysée se laisse distendre et que l'urine s'échappe par les seuls efforts mécaniques qui résultent de cette distension contre le col, je dirai qu'il y a regorgement ; mais lorsque la vessie conserve sa contractilité, que l'urine ne sort que parce que le col a été ramené, mécaniquement il est vrai, à un état qui favorise l'incontinence, alors il me semble que le mot *regorgement* n'est pas tout-à-fait exact ; cependant je le conserverai, faute de mieux.

Si l'on médite bien la substance de ce chapitre, on verra que, sauf quelques exceptions, on peut réduire ce que j'y ai dit aux trois propositions générales suivantes :

1° Plus la prostate sera hypertrophiée d'une manière égale et régulière dans toutes ses parties, plus il y aura disposition à l'incontinence d'urine.

2° Plus au contraire l'hypertrophie sera partielle ou irrégulière, plus la rétention sera imminente (1).

(1) Dans un mémoire lu à la Société anatomique, dans la séance publique du 3 février 1836, et imprimé le mois suivant dans ses bulletins, j'ai dit : « Je pourrais démontrer, et par le raisonnement et par des observations, que les dysuries produites par le développement de la prostate, le sont par des hypertrophies partielles, tandis que l'hypertrophie générale et uniforme s'accompagne *plutôt* d'incontinence d'urine.» D'un autre côté, dans une brochure publiée dans les derniers mois de l'année 1835 (*Lettre à l'Acad. de méd.*, p. 46), M. Leroy-d'Etioles s'exprima de la manière suivante : « Chez

3° **C**'est dans les cas intermédiaires aux deux catégories précédentes qu'on voit le plus souvent l'urine sortir par regorgement.

tous ces malades, la rétention complète ou incomplète provenait d'une tuméfaction partielle de la prostate.... Le gonflement uniforme de la prostate, sans rétention d'urine, existait sur trois malades.» On voit que les observations de M. Leroy viennent à l'appui des propositions que j'avais émises près de quatre ans auparavant. Avant cette époque, il soutenait que la rétention est produite par une tuméfaction *partielle* ou *générale* de cette glande (*voyez Gaz. méd.*, 1832, p. 358).

CHAPITRE VI.

DU CATHÉTÉRISME DANS LES HYPERTROPHIES DE LA PROSTATE.

Le cathétérisme, comme on le verra bientôt, n'est pas seulement un moyen de traitement, mais un moyen de diagnostic dont il est souvent impossible de se dispenser lorsqu'on veut obtenir des notions tant soit peu précises sur une affection quelconque des voies urinaires. Ajoutons qu'il est peu d'opérations d'une aussi haute importance en chirurgie, peu qui soient plus utiles lorsqu'elle est bien faite, et qui puissent entraîner des accidents plus prompts, plus funestes, quand elle est pratiquée par une main inhabile ou non guidée par la connaissance positive des obstacles qui peuvent se rencontrer. Lorsque l'uréthre est parfaitement libre, que les tissus sont sains, doués de leur souplesse et de leur résistance normales, rien n'est plus facile ; il suffit souvent de pousser la sonde : ce n'est pas elle qui suit la direction du canal, c'est le canal qui la guide, qui s'assujettit, pour ainsi dire, à la direction qu'on lui imprime. Dans les cas de rétrécissement, souvent les difficultés de l'opération ne dépendent que de l'étroitesse du passage, et alors il n'est pas au pouvoir de la science de les éluder; parfois, il est vrai, ces difficultés proviennent du siége de la coarctation, de sa forme, de sa position par rapport à l'axe du canal, de sa longueur, de sa multiplicité; mais par cela même que toutes ces circonstances peuvent offrir des variétés à l'infini, il est impossible de les prévoir; et ce qui le prouve, c'est qu'alors le chirurgien le plus expérimenté est réduit à des tâtonnements; c'est que souvent c'est au hasard, et sans qu'il puisse dire pourquoi, qu'il doit ses succès, et que souvent il échoue là où un ignorant, plus heureux ou plus audacieux, réussit d'emblée. Mais dans les hypertrophies de la prostate, il n'en est pas de même. Comme l'urèthre n'est jamais rétréci, mais seulement dévié, il suffit de s'accommoder à ses déviations pour pénétrer dans la vessie; et comme ces déviations se réduisent à un très petit nombre de variétés, il suffit de les connaître, de les prévoir, pour être assuré du succès. Or, c'est précisément ce que nous venons d'apprendre dans le chapitre précédent. Je vais donc profiter de ce que ces notions sont encore fraîches à l'esprit pour exposer immédiatement quelques-unes des conséquences pratiques qui en découlent. On va voir que si beaucoup de chirurgiens ont donné les règles qui doivent servir à diriger la sonde dans les cas où le canal est libre, c'est-à-dire dans les cas où l'on en a le moins souvent besoin, où elles sont le moins nécessaires, on s'est à peine occupé de ceux qui présentent les plus sérieuses difficultés.

Pour toutes raisons, ce chapitre ne pourra donc être considéré comme hors de place : d'ailleurs ce que je vais dire de l'art d'introduire les sondes pourra s'appliquer à l'introduction d'un instrument de même forme, quel que soit le but qu'on se propose dans son emploi (1).

Les sondes sont *rigides* ou *flexibles*. Je n'ai aucune observation à faire ici relativement à ces dernières : je m'en occuperai longuement lorsqu'il s'agira du traitement.

Quelle que soit la substance des sondes *rigides*, qu'elles soient faites de métal, ou bien que ce

---

(1) Les chirurgiens français ont établi entre les mots *sonde*, *algalie*, *cathéter*, des distinctions qui ne me paraissent bonnes qu'à embrouiller le langage. En ne consultant que l'étymologie et la raison, il me semble que les mots *cathéter* et *sonde* devraient être regardés comme synonymes, seulement on y ajouterait, au besoin, quelques épithètes qui indiqueraient le but spécial, les propriétés particulières de ces instruments, telles que *conducteur*, *évacuateur*, *explorateur*, *rigide*, *flexible*, etc. Toutefois je ne vois pas d'inconvénients à conserver le mot *algalie* pour désigner brièvement les sondes métalliques dont on se sert ordinairement pour évacuer l'urine.

soit des sondes flexibles rendues rigides par l'introduction d'une tige métallique nommée *mandrin*, j'en distinguerai de trois sortes : les unes *droites*, d'autre *courbes*, d'autres enfin que je désignerai sous le nom de *coudées*.

Les sondes *droites*, connues depuis longtemps déjà et remises de nos jours en honneur par M. Amussat, ne conviennent que dans quelques cas spéciaux qui ne sont pas de mon sujet. Elles pénètrent assez aisément dans un canal sain, surtout lorsqu'on opère sur un cadavre, parce que les tissus se laissent déprimer ; mais il n'en est pas de même dans les cas dont nous nous occupons. L'hypertrophie générale de la prostate augmente la longueur de la partie périnéale profonde de l'urèthre, et la tuméfaction de la portion sus-montanale de la glande en rend la courbure bien plus prononcée (v. p. 242); l'extrémité d'une sonde droite irait donc nécessairement heurter contre la saillie qui s'élève du bord postérieur du col vésical, au-dessus du canal, et s'y enfoncer. Je ne parle pas de la pression douloureuse qu'on est obligé de faire subir à la paroi inférieure du canal, au niveau du ligament suspenseur de la verge, et des difficultés qu'on éprouve pour s'engager dans la portion périnéale profonde.

Les sondes *courbes*, suivant Boyer, doivent l'être dans le tiers de leur longueur et droites dans le reste de leur étendue ; leur courbure doit s'étendre jusqu'au bec inclusivement ; elle doit être légère et égale partout, et représenter celle d'un cercle de six pouces (15 centim. environ) de diamètre. Certainement une sonde courbe de ce genre vaudrait mieux qu'une droite, mais elle exposerait encore beaucoup à l'accident dont je parlais tout à l'heure : sa courbure me paraît beaucoup trop allongée. Pour moi, voici le conseil qu'une expérience comparative, bien des fois répétée, me porte à donner : Que votre sonde, à partir de 8 centim. de son extrémité vésicale, soit courbée à peu près régulièrement, de manière que la tangente à la dernière partie de sa courbure fasse, avec le prolongement idéal de sa portion droite, un angle de 100 à 110 degrés, c'est-à-dire, un peu plus ouvert que l'angle droit. Un tel instrument pourra servir dans presque tous les cas, et, dans ceux en question, il mettra, bien plus que les précédents, à l'abri des fausses routes qu'on a tant à craindre.

J'appelle *sondes coudées*, celles dont la courbure est brusque et très prononcée. Celles dont je me sers le plus, et dont on verra plus bas un modèle (fig. I et II), sont droites dans presque toute leur longueur ; seulement, à 12 ou 16 millim. de leur extrémité vésicale, elles se recourbent de manière à former un angle un peu plus grand que le droit (100 à 110 degrés). Leur portion coudée serait un peu plus longue, comme l'est, par exemple, celle du lithotriteur de M. Heurteloup, que ce que je vais dire sur le cathétérisme leur serait encore applicable. Celles qui sont destinées à évacuer l'urine ne doivent avoir qu'un seul œil, à 4 ou 5 millim. de leur extrémité, sur la face qui correspond à leur concavité : sur toute autre, il en résulterait des frottements fâcheux.

Dans tous les cas, les sondes doivent être bien arrondies par le bout; en outre, comme le canal, loin d'être rétréci, a au contraire presque toujours augmenté de largeur, il est bon de les employer d'un fort calibre, 6 et même 8 millim. de diamètre. Ces précautions ont pour but et pour effet d'éviter les fausses routes : plus un instrument est grêle et pointu, plus facilement il pénètre dans les chairs. Lorsqu'on est pour s'en servir, il est bon de les échauffer en les plongeant dans de l'eau chaude ou plutôt en les frottant avec un linge ; puis on les enduit de cérat de consistance molle. L'huile doit être préférée quand la sonde a des yeux, parce qu'elle ne l'obstrue pas et ne l'encrasse pas comme le cérat.

Après ce que je viens de dire sur les sondes *droites,* on doit prévoir que je ne parlerai pas du procédé à suivre pour les introduire.

Quant aux sondes *courbes,* on décrit deux manières de les faire pénétrer. Pour pratiquer celle qui est la plus ordinaire, faites coucher le malade horizontalement sur le bord gauche de son lit, la tête un peu relevée, les cuisses demi-fléchies, et placez-vous de ce côté. Alors saisissez l'instrument de la main droite, entre le pouce d'une part, l'index et le médius de l'autre, de manière que sa tige soit horizontale, que son bec soit tourné en bas, et que les doigts ne soient pas trop distants de ce dernier, ce qui diminuerait la précision des mouvements. Prenez la verge de la main gauche; sans la tirailler, sans la presser trop fort, tenez-la dans une position verticale, non pas entre le pouce et l'index, comme le disent la plupart des auteurs, mais entre le médius et l'annulaire appliqués au-dessous de la couronne du gland, afin que le pouce et l'index restent libres pour abaisser le prépuce et écarter les bords de l'orifice uréthral. Présentez à cet orifice le bec de la sonde et enfoncez-le en le faisant glisser contre la paroi supérieure du canal, sans relever le pavillon, jusqu'à ce qu'il soit arrivé dans la partie la plus reculée du bulbe, ce que vous reconnaîtrez : 1° par la résistance que vous éprouverez, 2° par la profondeur à laquelle vous aurez pénétré, 3° en portant les doigts de la main gauche au-dessous du scrotum et en sentant, à travers les téguments du périnée, à quelle distance vous serez de l'anus.

Alors, mais seulement alors, après avoir retiré la sonde de 3 ou 4 millim., relevez son pavillon, faites-lui décrire un arc de cercle en le rapprochant peu à peu de l'intervalle des cuisses, et de la sorte, elle s'engagera presque spontanément jusque dans la vessie, à la fois par un léger mouvement de bascule et en glissant par sa convexité sur la paroi postérieure des régions membraneuse et prostatique.

Quand on est forcé de se mettre à droite du malade et qu'on n'a pas l'habitude de sonder de la main gauche, on se sert de la droite, en suivant le procédé que je décrirai sous le nom de *tour de maître*, ou mieux encore celui qui lui fait suite.

Toutes ces manœuvres doivent être faites avec une extrême lenteur ; c'est là plus que jamais le cas de tout sacrifier à la sûreté. On est averti du succès de l'opération par la sensation d'un défaut de résistance, par le jet de l'urine, si la forme de l'instrument le permet, enfin par la possibilité d'imprimer des mouvements à celui-ci, et même de sentir son bec au-dessus des pubis.

Mais très souvent ces préceptes généraux ne suffiront pas, et c'est alors qu'il faudra se rappeler dans leurs moindres détails les notions que j'ai données sur la forme et la direction de l'uréthre. Quoique je ne doive spécialement m'occuper que des obstacles causés par l'hypertrophie de la prostate, je vais cependant dire quelques mots sur certaines causes d'embarras qu'on peut rencontrer chez tous les sujets, par la raison que les auteurs n'en disent rien ou presque rien.

1° On peut être arrêté à l'entrée même du canal, si l'on ne se rappelle pas ce que j'ai dit de la direction ascendante de sa portion balanienne (*Voyez* p. 38). Cela provient de ce que, si la sonde est introduite parallèlement à l'axe de la verge, son bec arc-boute contre la paroi supérieure. Il faut, pour éviter ce désagrément qui survient plus fréquemment qu'on ne pense, et surtout pour ne pas faire souffrir le malade, diriger le bec vers la face inférieure du pénis, en inclinant le pavillon vers l'abdomen.

2° Lorsqu'on est arrivé au-devant de la symphyse pubienne, on est très souvent arrêté, si l'on ne connaît pas le changement de direction que le canal éprouve en ce point (*Voyez* p. 36 et 40); on arc-boute contre la paroi supérieure, et si, ce qui arrive souvent, on croit être dans le bulbe, et qu'on éloigne le pavillon de l'abdomen, alors il n'y a plus moyen d'aller plus avant, à moins qu'on ne fasse une fausse route, ce dont j'ai vu un certain nombre d'exemples. Je suis persuadé que cet obstacle a été souvent attribué à un spasme de la portion spongieuse. Il faut, dans ces circonstances, après avoir reconnu la position du bec de la sonde, abaisser son pavillon vers le ventre, au lieu de le relever; mais parfois cette manœuvre n'est pas possible, à cause de l'embonpoint du malade; alors voici ce qu'il faut faire :

On peut sonder par le procédé dit le *tour de*

maître, et pour cela on se place à droite du malade, à moins qu'on ne soit ambidextre, puis on
fait pénétrer l'instrument jusque dans le bulbe, la
tige étant tenue horizontalement et tournée vers
les pieds du malade. Si alors, le bec restant immobile, comme centre, on exécute un mouvement
de circumduction par lequel le pavillon est porté
vers l'aine gauche, puis vers le ventre, il ne reste
plus qu'à achever l'opération comme dans la méthode ordinaire. J.-L. Petit a blâmé ce procédé, et
depuis lui tous les auteurs ont renchéri sur les reproches qu'il lui a faits; cependant il n'est ni inutile, ni barbare, comme on l'a dit, et il ne présente aucune difficulté sérieuse. Il donne toute
liberté pour diriger le bec de la sonde en bas, et
lui faire suivre la paroi inférieure du canal; il est
bon quand la disposition dont je m'occupe en ce
moment est un peu prononcée; il est même parfois indispensable quand quelque fausse route a
été faite à la paroi supérieure par le procédé ordinaire.

Toutefois, il est assez souvent facile de s'en
dispenser et d'éviter le dérangement de place qu'il
nécessite; il suffit pour cela de tourner le pavillon
vers l'aine droite; le bec alors s'incline presque
spontanément vers la symphyse pubienne ou vers
le périnée, suivant la direction du canal, et rien
n'est plus facile que de ramener la tige dans la direction ordinaire, sitôt qu'on en est au bulbe.

20

3° Arrivé dans ce dernier endroit, de nouvelles difficultés peuvent s'offrir. J'ai dit qu'avant d'élever le pavillon, avant de chercher à engager le bec dans la portion périnéale profonde, il fallait retirer celui-ci de 3 ou 4 millim. Ce n'est pas qu'il existe là un cul de sac, ainsi qu'on l'a dit, mais voici ce qui a lieu : le tissu spongieux du bulbe jouissant d'une grande souplesse se laisse facilement déprimer par le bec de la sonde; celui-ci dépasse donc la terminaison de la portion périnéale profonde de l'urèthre qui est maintenue fixe par l'aponévrose moyenne qu'elle traverse. En conséquence, si l'on n'observait pas le précepte que j'ai indiqué, on pourrait ne pas pénétrer dans cette portion, faire une fausse route dans la paroi postérieure du bulbe et s'engager entre la portion membraneuse et le rectum. Cet accident n'est pas rare, et même on a vu des chirurgiens perforer cet intestin.

4° Quand on a, ainsi que je viens de le dire, retiré l'instrument de quelques millimètres, il est facile, avec un peu d'habitude, de sentir à la paroi supérieure de la région spongieuse une petite dépression qui correspond au point où la portion périnéale profonde du canal vient se rendre dans le bulbe. Quelquefois, même lorsque le canal est libre, on éprouve une certaine difficulté pour s'engager dans cette portion; alors voici ce que je conseille : appliquez les doigts de la main gauche au périnée, sur la convexité de la sonde, exercez-y une douce pression en même temps que vous relèverez le pavillon, de manière à ne pas chercher à faire pénétrer l'instrument par un mouvement de bascule seulement, mais encore par une impulsion directe. Cette manœuvre réussit presque toujours, mais elle exige beaucoup de prudence et une certaine habitude, afin de ne pas dépasser le degré de pression qu'il est permis d'employer. Il vaudrait mieux tâtonner pendant quelque temps que de mettre en usage une force trop vive.

On a beaucoup parlé de spasmes de l'urèthre : j'ai déjà dit dans un travail sur les rétrécissements de ce canal que je n'avais pas lieu de croire que des spasmes pussent exister dans la région spongieuse, et surtout qu'ils pussent opposer aux sondes une barrière invincible ; je pensais alors que ceux qui ont admis cette possibilité ne se sont pas suffisamment rendu compte des obstacles qu'ils ont éprouvés, et aujourd'hui ma conviction est encore plus profonde. J'ai également dit, tout en admettant que les faisceaux musculaires qui environnent la portion membraneuse pussent se contracter spasmodiquement, qu'il était rare qu'en introduisant la sonde avec méthode, on ne pût triompher de leur résistance, et depuis, l'expérience m'a de plus en plus confirmé dans cette opinion. J'ai, depuis un certain temps, pratiqué le cathétérisme chez un certain nombre de jeunes gens dont plusieurs étaient étudiants en médecine ou médecins, et qui tous se trouvaient dans les conditions qui favorisent le plus le spasme de l'urèthre ; car ils étaient affectés d'inflamma-tion chronique des régions prostatique et membraneuse et de ces dysuries qu'on n'a pu jusqu'à présent expliquer que par un rétrécissement spasmodique du canal : eh bien, aucun ne m'a offert de difficulté sérieuse. D'ailleurs, ces faits me semblent parfaitement d'accord avec ce que j'ai dit de la structure de la portion membraneuse qui ne lui permettrait pas de se resserrer circulairement (*voyez* p. 34). Les fibres inférieures des muscles pelviens (muscles de Wilson) ne peuvent que presser ses parois latérales l'une contre l'autre, et peut-être un peu la rapprocher de leurs attaches pubiennes, comme M. Leroy-d'Étioles en a déjà, je crois, exprimé l'idée. Ainsi, sans nier que le spasme en question ne puisse être quelquefois un obstacle fâcheux, je pense qu'une pression modérée avec une sonde d'une courbure suffisante ne tardera presque jamais à le vaincre sans danger pour le malade. Quoi qu'il en soit, des circonstances de ce genre ne se présentent que bien plus rarement qu'on ne pense, surtout à l'âge et dans les maladies dont nous nous occupons spécialement.

5° J'arrive enfin au sujet principal de ce cha-

pitre, aux difficultés produites par l'hypertrophie
de la prostate.

Quand cette glande est uniformément hypertrophiée, il est rare qu'un chirurgien habile se
trouve arrêté, puisque le canal n'est pas dévié, et
que, loin d'être resserré, il est élargi ; mais aussi
ces cas sont précisément ceux où le cathétérisme
est le moins souvent nécessaire, puisqu'ils sont
plus souvent accompagnés d'incontinence que de
rétention d'urine.

Les obstacles que la prostate peut présenter
sont ou bien au centre de la portion de l'urèthre
qui la traverse, ou bien au col même de la vessie.

Les premiers ne peuvent être que le résultat
du développement central d'un des lobes latéraux
qui repousse le canal du côté opposé (*voyez*
p. 159). Il faut donc, lorsqu'on est arrêté dans ce
point, ce qu'on apprécie assez facilement avec un
peu d'habitude ou bien en introduisant un doigt
dans le rectum, il faut, dis-je, porter le bec soit
à gauche, soit à droite, afin qu'il puisse suivre la
déviation du canal quand il se trouvera dirigé de
son côté. Mais ce procédé ne me semble pas le
meilleur. J'aime mieux, me fondant sur ce que
les parois antérieure et postérieure ne participent
jamais à la déviation (*voyez* p. 238), suivre l'une
ou l'autre de ces parois (*voyez* obs. XIV), mais
surtout la première, parce qu'on n'est pas exposé
à labourer le veru-montanum et qu'on court moins

de risque d'aller heurter contre la portion sus-montanale de la glande. Je conseille donc, après qu'on a contourné le bord inférieur de la symphyse pubienne, qu'on l'a accrochée, pour ainsi dire, avec la concavité de la sonde, d'élever verticalement la tige de l'instrument pour attirer son bec contre la paroi antérieure ; ensuite, pendant qu'on rapproche doucement le pavillon des cuisses du malade, il faut presser avec la main gauche sur la convexité de la sonde, à travers les téguments du périnée, de manière à pousser son extrémité vers la vessie. Sans cette précaution, l'abaissement du pavillon pourrait n'avoir d'autre effet que de faire arc-bouter le bec contre la paroi antérieure de la région prostatique.

Mais c'est au col de la vessie que la prostate présente les plus fréquentes et les plus sérieuses difficultés. Presque toujours elles proviennent de la tuméfaction de la portion sus-montanale ; dans quelques cas rares, ce sont des tumeurs des lobes latéraux qui s'opposent à l'entrée de la sonde (*voyez* p. 158). Malgré le nombre considérable d'urèthres que j'ai ouverts, je n'ai jamais vu de tumeur au-devant du col de la vessie, ce qui s'explique par la raison bien simple qu'il n'y a jamais de granulations prostatiques en cet endroit (1).

____

(1) Dans une brochure intitulée : *Exposé sommaire des ouvrages, mémoires, travaux scientifiques et inventions du doc-*

C'est, on va le voir, un fait de la plus haute importance, et qu'on doit ne jamais oublier quand on pratique le cathétérisme.

En effet, il nous indique immédiatement qu'il faut, autant que possible, ne jamais abandonner la paroi antérieure du canal, puisqu'on a tout lieu de croire qu'on n'y rencontrera pas d'obstacle, tandis qu'il en existe si souvent en arrière : c'est pour cela que les sondes à courbure prononcée sont toujours préférables. Ensuite, comme ces tumeurs postérieures sont assez souvent un peu à droite ou un peu à gauche de la ligne médiane, et que dans les cas même où elles se trouvent précisément au milieu, elles doivent, en raison de leur forme arrondie, presser plus fortement sur la partie moyenne du bord antérieur du col que sur les côtés, il est bon, si on ne pénètre pas immédiatement, d'incliner légèrement le pavillon tantôt à droite, tantôt à gauche, afin de diriger le bec dans le même sens. C'est par cette manœuvre que j'ai réussi plusieurs fois dans des cas où toute autre avait échoué. D'ailleurs, elle est la seule véritablement utile quand la tumeur s'élève sur l'un

teur *Leroy-d'Etioles*, in-4, 1840, ce chirurgien a fait représenter deux exemples de tumeurs de ce genre (fig. 46 et 47). Je le remercie d'autant plus sincèrement de nous avoir donné ces deux figures, que les pièces originales seront, suivant toute probabilité, longtemps uniques dans leur genre : je viens d'en dire la raison.

des lobes latéraux, ce qu'il est impossible de prévoir, si l'on n'a pas encore pratiqué d'autré exploration.

Fabrice de Hilden (1) et presque tous les auteurs s'accordent à recommander l'usage de sondes volumineuses dans les engorgements du col de la vessie. Presque tous aussi conseillent de porter fortement le bec de la sonde vers la symphyse pubienne, quelques-uns même disent qu'il faut introduire l'index dans le rectum afin de pousser l'instrument directement en avant. Je ne connais qu'E. Home qui ait conseillé d'imprimer au bec une direction latérale, afin, dit-il, de le faire passer dans l'espace compris entre le lobe latéral et le lobe moyen de la prostate (*loc. cit.* p. 65). Suivant Chopart, on peut, après s'être assuré que ce bec répond exactement à la direction de l'urèthre, enfoncer la sonde avec force, sans trop craindre une fausse route (*loc. cit.*, p. 413 et 416); mais c'est un précepte que dément l'expérience journalière, car rien n'est plus facile et plus fréquent que les fausses routes dans la région prostatique. Et d'ailleurs, comment s'assurer que la sonde est bien précisément dans la direction du canal? On peut même penser presque à coup sûr qu'elle n'y est pas, par cela même qu'elle rencontre une grande résistance. Le canal, ai-je dit, n'a pas

____

(1) Obs. med.-chir. cent. II, obs. 65. Genevæ, 1611.

éprouvé de resserrement, mais seulement une déviation ; qu'on songe combien il faudrait peu d'effort pour insinuer l'instrument entre ses parois juxta-posées, si l'on n'avait d'autre obstacle à vaincre que la pression qu'elles exercent l'une contre l'autre.

Enfin, j'ai vu des chirurgiens exécuter une manœuvre conseillée, mais dans des circonstances différentes, par l'auteur que je viens de citer (*Ib.*, p. 411): je les ai vu introduire jusqu'à l'obstacle une sonde élastique armée de son stylet, puis retirer celui-ci de 2 ou 3 centim. afin que le bec, devenu libre, puisse s'adapter à la courbure de l'urèthre. Mais si l'on ne réussit pas immédiatement, cette manœuvre a un grave inconvénient, c'est qu'on est obligé de retirer le tout, par la raison que si l'on tentait de faire rentrer le mandrin dans la sonde, on courrait risque de le faire sortir par les yeux et de blesser le canal. Les sondes élastiques à courbure fixe, introduites sans mandrin, sont certainement préférables, et encore la chaleur leur fait perdre trop vite le peu de résistance qu'elles possèdent.

Quand les moyens précédents ont été employés sans succès et que les accidents sont pressants, les auteurs n'indiquent pas d'autres ressources que la ponction de la vessie ou bien le cathétérisme forcé à travers les parties qui obstruent l'orifice.

Cette dernière méthode a été employée par Lafaye

sur Astruc, célèbre médecin de Paris. Ne pouvant dépasser le col vésical, et pensant que l'obstacle provenait d'une tumeur située en cette partie, il résolut de passer à travers, au moyen d'une algalie légèrement courbe, ouverte à ses deux extrémités et contenant un mandrin terminé par un poinçon susceptible de dépasser la canule de 8 millim. (1). Quoique suivi de succès, ce procédé a des inconvénients qui ont frappé tous les yeux. « Les chirurgiens, dit Chopart, préfèrent avec raison l'algalie mousse, grêle et d'une telle épaisseur de parois qu'elle ne plie pas contre les obstacles. » Mais il convient qu'il peut s'ensuivre des accidents sinistres, et certes les observations qu'il rapporte ne sont pas propres à encourager. Dans ces cas la sonde conique de Boyer serait au moins aussi dangereuse. Ce chirurgien dit que, pour en faire usage, il faut une grande habitude et des notions anatomiques précises. Certes on ne pouvait lui contester la première qualité ; mais en est-il tout-à-fait de même de la seconde? Non, si l'on en juge par ce qu'il a écrit sur la longueur du canal, sur l'épaisseur de la prostate derrière lui, etc. D'ailleurs on n'emploie pas ces instruments lorsque l'urèthre est sain, et s'il est malade, qui peut prévoir au juste les changements qu'il a éprouvés ?

Je regarde donc le cathétérisme forcé comme

____

(1) Traité des mal. des voies urin. de Chopart, t. II, p. 290.

étant, dans les hypertrophies de la prostate, une méthode presque toujours infidèle, le plus souvent dangereuse , et dans bien des cas mortelle ; je lui préférerais la ponction au-dessus des pubis ; mais je décrirai dans un instant une manière presque infaillible d'éviter l'emploi de ces moyens extrêmes.

Pour pratiquer le cathétérisme avec les instruments *coudés*, on peut se placer à gauche ou à droite du malade, et, dans les deux cas, on peut se servir de la main droite. La position à droite est presque toujours préférable pour la dernière partie de l'opération qui est la plus délicate ; souvent même elle est impérieusement exigée par certaines manœuvres dont le cathétérisme n'est que le préliminaire.

Quand on introduit ces sondes à la manière ordinaire, c'est-à-dire par-dessus le ventre, on conçoit qu'il faut encore plus que quand on se sert des précédentes, avoir égard aux courbures que le canal éprouve dans le gland et près de la symphyse, par la raison que le bec se porte bien plus encore contre la paroi supérieure : aussi je conseille de les introduire toujours de côté, c'est-à-dire, de diriger le pavillon vers l'aine gauche quand on est à droite, et réciproquement ; puis, sitôt que le bec est engagé dans la verge, de ramener la tige à 25 degrés environ de la verticale et de pousser suivant une ligne qui, des doigts conducteurs,

irait tomber sur le milieu de la portion recourbée. De cette manière, si on ne tient pas la tige
trop fortement saisie, le bec se tournera de lui-
même dans la direction du canal, et on aura en
outre l'avantage suivant : quand on introduit ces
sondes, le bec tourné vers la paroi supérieure,
c'est la paroi inférieure seule qui est obligée
de se prêter à leur courbure, puisque la première
est fixée dans toute sa longueur ; tandis que les
parois latérales, étant libres toutes deux, obéis-
sent, l'une à la pression du bec, l'autre à la saillie de l'angle, de sorte que le canal forme une
espèce de zig-zag, et que la pression, se trouvant
partagée, devient moins sensible. Lorsqu'on est
arrivé au bulbe, il suffit d'incliner légèrement
le pavillon vers l'abdomen pour tourner le bec
vers la vessie, et de presser doucement au niveau du périnée pour l'engager dans la portion
membraneuse : alors commence le temps le plus
délicat de l'opération.

En effet, si l'on se contentait d'abaisser le pavillon, le bec, qui est très court, irait immédiatement arc-bouter contre la paroi pubienne de la
portion membraneuse ; si, au contraire, on se
contentait de pousser suivant l'axe de la tige, le
talon se trouverait arrêté par la paroi postérieure.
C'est donc d'une habile combinaison du mouvement d'abaissement avec celui d'impulsion que
dépend le succès, et cette combinaison, il est plus

facile de la concevoir et même de s'y habituer que de la décrire. Dans quelques cas, au lieu de combiner ces mouvements, je me suis bien trouvé de les exécuter alternativement. Une fois le col franchi, l'instrument entre brusquement, et à une grande profondeur, si la vessie est pleine; on peut le tourner, l'incliner dans tous les sens, etc.

Je ne dirai pas, comme on l'a fait pour les sondes droites, que le cathétérisme avec les sondes coudées est plus facile qu'avec les courbes; mais il est beaucoup plus sûr dans les affections prostatiques.

D'abord les sondes coudées n'auraient-elles d'autre avantage que d'avoir une courbure différente des sondes ordinaires, que ce serait déjà beaucoup dans les cas où des fausses routes auraient été faites avec ces dernières, parce que ce serait le meilleur moyen de les éviter; mais ce n'est pas tout.

Supposons que le centre de la portion prostatique de l'urèthre soit dévié à droite ou à gauche par l'hypertrophie d'un des lobes latéraux, et que les sondes ordinaires ne puissent passer au-delà, voici comment je procède: fondé sur ce que les parois antérieure et postérieure de cette région n'ont pas abandonné la ligne médiane, et sur ce que son diamètre recto-pubien a augmenté, selon toute probabilité (*voyez* p. 235 et 238), je prends une sonde coudée comme je l'ai dit, et je l'introduis jusqu'à l'obstacle. Alors je rapproche la tige de l'axe du tronc et je pousse non pas dans le sens du bec, mais de manière que le dos de la portion recourbée marche en avant. On conçoit que de la sorte il est *impossible* de faire une fausse route, et qu'on peut toujours sans danger employer une force suffisante pour triompher de l'obstacle.

Même procédé lorsque c'est au col de la vessie que les sondes ordinaires se trouvent arrêtées. Je commence par me rappeler que je n'ai jamais rencontré de saillie au-devant de l'orifice vésico-uréthral et qu'il est par conséquent de toute probabilité qu'il ne s'en présentera pas au bec de l'instrument. J'introduis celui-ci jusqu'à l'opercule, et la tige alors se trouvera très rapprochée de l'axe du tronc ; puis, sans m'inquiéter si c'est en arrière ou sur les côtés que l'opercule a son point d'origine, je pousse directement, en portant tant soit peu le le bec en avant, et j'arrive infailliblement dans la vessie, parce qu'il est impossible qu'avec le dos de mon instrument je ne parvienne pas à soulever la tumeur ou valvule qui ferme le canal. On sent qu'avec une courbure moins prononcée on perdrait ces avantages, parce qu'alors ce serait le bec qui marcherait en avant comme cela a lieu avec les sondes ordinaires.

Ainsi je pratique le cathétérisme forcé, mais d'après des principes tout autres qu'on ne l'a fait jusqu'à présent. On cherchait à soulever et même à traverser l'opercule avec le bec quelquefois pointu d'une sonde ; moi, j'oppose à l'obstacle une surface de 15 ou 16 millim. de longueur. Le bec est toujours tourné du côté où l'on a le moins de parties à ménager et le moins d'obstacles à vaincre ; car sur la paroi postérieure on rencontre le veru-montanum, les orifices des conduits spermatiques, ceux de la prostate, et la portion sus-montanale qui est plus ou moins saillante, tandis qu'on ne trouve rien de tout cela en avant.

Résumons en peu de mots ce qui, dans ce chapitre, concerne spécialement les tuméfactions de la prostate.

1° Sauf les cas où l'on a lieu de soupçonner quelque fausse route, on doit toujours commencer par une sonde courbe, parce qu'elle est plus facile à manier et qu'elle fatigue moins le patient que toute autre ; mais on ne doit jamais user de force avec elle.

2° Si elle est arrêtée au centre de la portion prostatique, on dirige son bec alternativement à droite et à gauche, ou bien on lui fait suivre la paroi postérieure ou plutôt encore la paroi antérieure, en même temps qu'on le pousse directement vers la vessie.

3° Si ces manœuvres exécutées avec douceur ne réussissent pas, on introduit une sonde coudée jusqu'à l'obstacle, on rapproche la tige de l'axe du tronc, puis on la pousse directement et avec une certaine force, si cela est nécessaire.

4° Lorsque c'est au col de la vessie que la sonde courbe est arrêtée, il faut toujours, autant que possible, porter son bec en avant ; il est même souvent utile de le diriger en même temps un peu de côté et d'autre.

5° Si l'on ne réussit pas de la sorte, on doit encore avoir recours à la sonde coudée. On l'introduit jusqu'à l'obstacle, et comme sa tige se trouve alors très rapprochée de l'axe du tronc, il suffit, pour pénétrer dans le réservoir urinaire, de la pousser directement avec une force suffisante, en même temps qu'on porte doucement son bec vers la symphyse en abaissant de plus en plus le pavillon.

Avec ces principes et quelque habitude, car, sans habitude, il survient presque nécessairement une certaine émotion qui fait oublier les principes, on ne rencontrera, je pourrais presque dire jamais, de cas réfractaires, et on n'aura moins souvent encore à déplorer ces accidents graves qui peuvent compromettre la vie des malades. Qu'on se souvienne bien qu'avec les sondes ordinaires, c'est toujours, quoi qu'on fasse, le bec qui marche en avant, et l'on ne s'étonnera pas que Deschamps ait fait une fausse route à la paroi antérieure de la portion membraneuse (1), et qu'il

(1) Traité de la taille, t. 1, p. 241 ; Paris, 1796.

soit arrivé à Desault, dont tous les contemporains admiraient la dextérité, de ne pénétrer dans la vessie qu'à travers le rectum, c'est-à-dire après avoir perforé deux fois cet intestin (1).

(1) Même ouv. p. 238.

CHAPITRE VII.

DE LA MARCHE ET DES SIGNES DE L'INCONTINENCE, DE LA RÉTENTION ET DU REGORGEMENT D'URINE RÉSULTANT D'UNE HYPERTROPHIE DE LA PROSTATE.

Maintenant que nous venons de voir comment la tuméfaction de la prostate produit l'incontinence, la rétention et le regorgement d'urine, examinons quand et comment ces divers phénomènes se manifestent, se succèdent, à quoi on les reconnaît.

Suivant les auteurs qui se sont occupés de cette maladie, la difficulté d'uriner se manifeste et augmente à mesure que la prostate prend plus d'accroissement. Il n'y a presque pas d'exceptions à cet égard, et même on peut dire que ceux qui ont parlé d'incontinence n'ont presque toujours eu en vue que cet état mixte entre l'incontinence et la rétention, auquel j'ai conservé le nom de regorgement. Tel est Guthrie qui, après avoir dit que l'incontinence peut, dans les cas d'engorgement prostatique, se manifester dès le principe, cite en preuve l'observation d'un vieillard dont la maladie commença, dit-il, par une incontinence accompagnée de vifs besoins de rendre de l'urine, par petites quantités, avec peu de force, et teinte de sang (*loc. cit.*, *p.* 233). Tels ne sont certainement pas les phénomènes qui accompagnent l'incontinence. D'ailleurs Desault avait dit expressément que cette infirmité est rare chez les vieillards, et que ce n'est presque toujours qu'un regorgement (*loc. cit.*, *p.* 95), as - sertion beaucoup trop absolue, et qui n'a eu cours que parce qu'on a presque toujours laissé passer inaperçue la première période de la maladie.

En effet, si on observe bien, si on interroge les vieillards avec soin, on verra que très souvent c'est au contraire par l'incontinence que les accidents débutent. D'abord les malades éprouvent une envie fréquente d'uriner, bien qu'ils ne ressentent aucune douleur dans la vessie, et à chaque fois ils ne rendent qu'une petite quantité de liquide. Plus tard, non-seulement ce besoin se manifeste souvent, mais encore il est pressant, et ceux qui en sont affectés urineraient dans leur pantalon ou dans leur lit s'iis n'y satisfaisaient immédiatement. Toutes les causes susceptibles de provoquer les contractions de la vessie rendent ce besoin plus vif : le froid est de ce nombre. J'ai vu un malade qui n'y pouvait résister chaque fois qu'il entendait de l'eau s'échapper d'un robinet. Plus tard encore, quelques gouttes s'échappent involontairement pendant le sommeil

et plusieurs de ces hommes prennent l'habitude
d'avoir un urinal dans leur lit, afin de ne pas
mouiller leur couche. Enfin il vient un temps où,
à toute heure du jour et de la nuit, les urines s'é-
coulent, tantôt sans être senties, tantôt le malade
n'en étant averti que par un sentiment de chaleur
qu'il éprouve dans le canal, sentiment qui se manifeste trop tard pour être de quelque utilité. Ces
cas sont ceux où la prostate s'accroît simultanément
dans toutes ses parties ; mais comme l'hypertrophie
de la portion sus-montanale devance assez souvent
celle des autres, parfois l'incontinence ne se produit qu'après la rétention, comme je pense que
cela eut lieu dans le fait que j'ai cité, p. 284.

Dans certains cas, l'incontinence persiste jusqu'à
la fin ; or, comme elle n'est pas dangereuse par
elle-même, les vieillards qui en sont affectés peuvent encore couler des jours nombreux sans aucun
accident : seulement il leur faut une propreté extrême, s'ils veulent prévenir les rougeurs, les exco-
riations de la peau, que le contact habituel des urines ne manquerait pas de causer, et malgré tous les
soins possibles, ils sont condamnés à fuir la société,
tant est repoussante l'odeur qu'ils exhalent.

Mais le plus souvent il n'en est pas ainsi : l'é-
coulement de l'urine devient moins continu ; les
vieillards recouvrent jusqu'à un certain point la
faculté de la retenir : ils se croient même presque
guéris : douce, mais trompeuse illusion ! car bientôt

des accidents plus sérieux vont se manifester.

Tantôt de prime abord, tantôt après les phénomènes que nous venons de passer en revue, la plupart du temps sans cause occasionnelle connue, le
vieillard voit diminuer graduellement le jet de ses
urines ; celui-ci devient contourné, bifurqué, il
s'éparpille (1) ; après un temps plus ou moins long,

(1) On a tiré de ces divers phénomènes des conséquences tout-
à-fait fausses : Lacuna prétend que l'urine s'échappe à gauche
quand l'obstacle est à droite de l'urèthre, en haut quand il
est en bas, etc. (*loc. cit.* fol. 14) ; mais c'est une erreur, car c'est
l'orifice externe du canal qui imprime au liquide sa forme et
sa direction. Fabrice de Hilden a dit, il est vrai, que cela n'a
lieu que quand une caroncule est près du gland ou dans le gland
lui-même et que l'urine coule droit ou goutte à goutte quand
l'obstacle occupe le périnée (*Vid. Boneti sepulch.*, l. III,
sect. xxv, obs. 1, § 2) ; mais il n'a pas suffisamment observé.
J. Hunter a été plus exact ; il a remarqué que l'irrégularité du
jet existe même dans les maladies de la prostate ; mais cela ne
l'a pas empêché de l'attribuer à l'altération de forme de l'u-
rèthre (*loc. cit.* p. 209). Voici comment j'explique ces diverses irrégularités : je ferai d'abord observer qu'elles peuvent
avoir lieu chaque fois que l'urine sort avec peu de force,
comme au commencement ou à la fin de l'émission, lors même
que le canal est parfaitement sain ; je rappellerai ensuite que
les liquides, en s'échappant d'un orifice, tournent toujours en
spirale. Plus le jet sera arrondi, moins la spirale sera sensible à
la vue ; plus celui-là sera poussé avec force, plus celle-ci sera
allongée. Or, dans une dysurie quelconque, l'urine ne sort qu'en
petite quantité ; elle n'écarte qu'à peine les lèvres de l'orifice
du gland, et donne au jet une forme aplatie, double raison pour
que son tournoiement soit plus sensible. Ensuite nous avons vu

quelquefois au bout de plusieurs années, ce liquide s'écoule goutte à goutte et tombe sur les souliers. Jusqu'alors le malade n'y fait pas grande attention ; il attribue cette petitesse du jet à une diminution de la force d'impulsion, à un affaiblissement produit par les années ; mais bientôt il éprouve des sensations qui commencent à l'alarmer sur son état : il sent vers le col de la vessie un tiraillement, un engourdissement qui se propagent le long du canal ; des douleurs se font sentir dans le gland, comme lorsque un calcul se trouve dans la vessie ;

(p. 39) que, près de son extremité, l'urèthre change de direction et se porte un peu en haut, changement qui est dû principalement à un pli formé par la muqueuse au-dessous de son orifice. Lorsque l'urine sort avec force et à plein canal, ce pli se laisse déprimer et le jet conserve à peu près sa direction primitive ; mais dans le cas contraire, il ne s'affaisse pas et imprime au liquide une direction ascendante. Remarquez, en effet, que dans les cas en question, celle-ci est la seule qu'on observe au sortir du canal et que, quand le jet se dirige soit à droite, soit à gauche, ce n'est que par suite de son tournoiement. Enfin la bifurcation du jet dépend de ce que les parois supérieure et inférieure du méat n'ont pas la même obliquité : la dernière est bien plus ascendante que l'autre, ce qui fait que la colonne de liquide qui la suit tend à s'élever plus haut que celle qui suit la paroi supérieure. Or, si, par suite de leur tournoiement, ces colonnes ne se confondent pas, ne se heurtent pas, elles suivent, en dehors, des directions différentes et finissent par s'éparpiller. Voilà les raisons pour lesquelles je ne pense pas qu'on puisse tirer de la direction et de la forme du jet aucun indice sur la situation de l'obstacle.

souvent elles s'irradient dans les régions lombaires.
Lorsque le malade se présente à la garde-robe, il lui
faut de grands efforts pour chasser quelques gouttes
d'urine, et lorsqu'il a fini, un sentiment de pesan-
teur qu'il éprouve dans le bassin l'avertit qu'il n'a
pas tout rendu : bientôt il s'y présente de nouveau,
et de nouveaux efforts ne sont pas plus efficaces que
les premiers. Cela se répète quelquefois à chaque
instant : chez les uns c'est plus souvent la nuit que
le jour ; chez d'autres, c'est le contraire, sans que
j'aie encore pu saisir la raison d'une telle différence. M. Guthrie dit avoir remarqué que ce ténesme continue tant qu'il reste seulement une ou
deux onces de liquide dans la vessie, tandis que, si
on débarrasse complétement cet organe au moyen
de la sonde, le malade peut dormir tranquillement
pendant 6 ou 7 heures, et rend, lorsqu'il s'éveille,
6 ou 8 onces d'urine en une seule fois, ce qu'il n'aurait pu faire qu'après une douzaine de tentatives, si
une pareille précaution n'avait été prise. Il attribue
cette particularité à ce que l'urine, par son séjour
prolongé, paraît acquérir des propriétés irritantes,
et à ce que la vessie n'étant jamais complétement
vidée, ne revient jamais à son état de repos (*loc.
cit.*, p. 237). Il est bien certain qu'après le cathétérisme, le besoin d'uriner tarde plus longtemps à
se faire sentir ; mais je n'ai pas vérifié si la proportion établie par l'auteur anglais est bien fondée.

Quoi qu'il en soit, il vient un temps où il faut

des efforts tellement énergiques que le malade est obligé de se pencher fortement, afin que le diaphragme pousse plus directement les viscères dans le petit bassin ; il se cramponne aux meubles, aux chaises pour que son thorax, devenu immobile, puisse donner aux muscles de l'abdomen une fixité plns grande, plus efficace ; tantôt il se promène dans sa chambre, tantôt il s'assied sur une chaise percée pour pouvoir sans crainte déployer toute son énergie musculaire. Pendant ce temps, la verge se gonfle, le gland devient violet ; la face elle-même s'injecte, les yeux deviennent brillants, sortent de leur orbite ; la respiration est haletante et quelquefois même le visage est inondé de sueur. Parfois, pendant ces efforts, les matières fécales s'échappent involontairement, le rectum se renverse ; rien de plus commun que de voir des hernies en être l'effet. Au bout d'un temps variable, les urines deviennent troubles, la vessie douloureuse, la fièvre s'allume ; mais toutes ces complications trouveront place dans la classe des accidents consécutifs. Enfin il vient un moment où la rétention d'urine est complète : tel fut le cas du vieillard dont j'ai parlé il n'y a qu'un instant (p. 323).

Chez quelques malades, l'émission de l'urine se fait d'autant moins bien qu'ils font plus d'efforts pour l'activer ; quelquefois même c'est pendant ces efforts que le courant se trouve tout-à-coup et complétement interrompu. J.-L. Petit qui a fait cette remarque, a eu le tort de la donner d'une manière beaucoup trop générale (*loc. cit.*, p. 757); ce qui tient sans aucun doute à ce que, de toutes les rétentions produites par le gonflement de la prostate, il ne connaissait que celles qui résultent des tumeurs développées du côté de la vessie. En effet, tant qu'une éminence de ce genre s'élève verticalement, elle ne ferme pas le canal ; mais supposons que, peu à peu, l'écoulement de l'urine l'incline en avant, il pourra venir un moment où tout à coup l'impulsion du courant l'appliquera contre l'orifice vesico-uréthral et l'obstruera complétement.

D'autres fois c'est pendant le sommeil que l'urine, en s'accumulant, presse de plus en plus sur la tumeur déjà préalablement inclinée en avant et l'applique contre le col vésical : le malade, qui avait uriné avant de se coucher, se réveille avec une rétention complète.

Dans d'autres circonstances l'ischurie survient pendant qu'il existe une accumulation de matières fécales dans la rectum. Beaucoup de chirurgiens croient qu'elle est due à la compression de l'uréthre par ces matières ; voici ce que je pense à cet égard : cette accumulation, immédiatement au-dessus du sphincter de l'anus, peut bien gêner le cours de l'urine en comprimant la portion membraneuse de l'uréthre ; mais il faudrait que cette compression fut bien forte, pour que ce liquide, une fois engagé dans la portion prostatique, se trouvât

dans l'impossibilité absolue de s'écouler **au-delà.**
Les matières peuvent bien encore presser la portion
sus-montanale contre le bord antérieur du col de
la vessie, de manière à intercepter le passage ; **mais**
si c'était là la seule cause du phénomène que nous
étudions, le cours de l'urine devrait se **rétablir aus-**
sitôt que le rectum serait débarrassé.

Voici une manière plus rationnelle, ce me semble, d'expliquer comment la constipation produit
quelquefois, chez les vieillards, une rétention d'u-
rine qui persiste presque toujours, lors même que
la cause déterminante a cessé d'agir. Supposons
qu'une tumeur s'élève verticalement derrière le col
de la vessie, elle n'en obliterera pas l'orifice ; mais
la prostate n'est pas complétement immobile dans
le lieu qu'elle occupe ; une accumulation de matières dans le rectum, surtout si elle se fait au-dessus de l'anneau musculaire d'O'Beirn, pourra faire
faire à cette glande une espèce de bascule, porter
en avant son extrémité supérieure et incliner, par
conséquent, la tumeur dans le même sens. Celle-ci
se trouvera alors dans les conditions dont j'ai parlé
plus haut, l'impulsion de l'urine achevera de l'appliquer contre l'orifice uréthral et l'y maintiendra
assez longtemps pour que dorénavant elle ne tende
plus à reprendre sa position verticale.

C'est probablement aussi de la sorte qu'agissent
l'usage des boissons abondantes et diurétiques et
une trop longue résistance au besoin d'uriner,

comme Tycho-Brahé nous en a fourni une exemple (*V.* p. 109). La vessie se distend, et du moment que son centre de sphéricité a dépassé le bord supérieur des pubis, elle tend à se porter de plus en plus en haut et en avant, et entraîne la prostate dans le même sens, de la même manière qu'à une certaine époque de la gestation, la matrice entraîne la partie la plus élevée du vagin : ce fait je l'ai bien des fois constaté par le rectum. Nous retrouvons alors les mêmes conditions que dans le cas précédent, c'est-à-dire que la prostate, s'élevant plus en arrière qu'en avant, à cause de ses attaches aux pubis, la tumeur prostatique s'incline plus en avant, et donne plus de prise à l'impulsion de l'urine lorsque ce liquide tend à s'échapper. Toutefois, j'insisterai sur ce fait, que les rétentions d'emblée sont beaucoup plus rares qu'on ne le croit, et que presque toujours, lorsqu'on interroge les malades avec soin et qu'on a affaire à des hommes intelligents, on trouve que depuis quelques temps déjà ils éprouvaient un dérangement dans l'excrétion urinaire.

Lorsque la rétention est complète, quels qu'aient été son début et sa marche, les angoisses les plus douloureuses, les accidents les plus graves, l'inflammation, la gangrène, la rupture de la vessie, la mort ne tarderaient pas à en être le résultat, si l'on ne se hâtait de les prévenir en donnant artificiellement passage à l'urine. Souvent cependant cette série de maux ne marche pas avec autant de rapidité : lorsque la vessie est arrivée à un certain degré de distension, l'urine se fait jour au dehors par regorgement, ainsi que je l'ai expliqué (p. 243). Mais, pour être moins prompts, ils n'en sont pas moins inévitables, parce que la vessie reste toujours fortement distendue et que les urines, par leur stagnation prolongée, acquièrent des propriétés éminemment irritantes et funestes.

Ainsi ce n'est pas par elle-même que la tuméfaction de la prostate est si grave ; mais par ses effets directs ou éloignés sur les autres organes. Ces complications devant faire le sujet de ma troisième partie, on me pardonnera de ne pas m'y étendre davantage.

A mesure que l'urine arrive dans la vessie, cet organe se dilate, à moins que certaines complications n'aient déjà détruit son extensibilité. Son bas-fond s'agrandit, presse sur le rectum, et cette pression est, dans quelques cas, assez considérable pour empêcher l'abord des matières dans cet intestin. Des auteurs, et notamment Boyer (*Chir.*, t. IX. p. 116), ont dit que cette distension du bas-fond déprimait le périnée ; mais cela ne me semble guère possible, car si la vessie n'est que peu distendue, la dépression qu'elle causera ne pourra être sensible, et si sa distension est considérable, elle tendra au contraire à s'élever, soit en raison de sa forme (*V*. p. 331), soit parce que c'est de ce côté qu'elle éprouve le moins de résistance. C'est en effet principalement en haut que cet organe se développe : on l'a vu, glissant entre le péritoine et la paroi antérieure de l'abdomen, s'élever jusqu'au-dessus de l'ombilic et même jusqu'à la région épigastrique. La vessie se développe aussi circulairement, et comme derrière elle se trouve la paroi postérieure de l'abdomen qui ne se prête pas à sa distension, il s'ensuit qu'elle se déjette fortement en avant, et donne à la paroi antérieure de l'abdomen une forme tout-à-fait caractéristique. Celle-ci présente alors une tumeur saillante au-dessous de l'ombilic ou même à son niveau, assez bien limitée dans tous les sens, excepté en bas, où elle s'enfonce visiblement dans le bassin. En pressant sur elle, on accroît le besoin d'uriner, quelquefois même on fait sortir quelques gouttes d'urine ; mais cela est plus rare qu'on ne l'a dit.

Si on applique la paume d'une main sur l'un des côtés de cette tumeur, et que, de l'autre, on frappe légèrement sur le côté opposé, le choc se transmet à la première ; on sent la fluctuation. On la sent encore mieux si, en même temps qu'on percute sur la paroi antérieure de la tumeur, on introduit un doigt dans le rectum, jusqu'à la saillie qu'y forme la vessie. Ce mode de diagnostic est bon, surtout dans les cas où, ce qui n'est pas rare, les sujets sont très gras, ou bien quand la distension vésicale n'est pas encore très considérable, et que la fluctuation est assez difficile à apprécier d'un côté à l'autre. Mais un moyen que je trouve plus commode, sinon préférable, c'est la percussion médiate faite surtout avec le plessimètre de M. Piorry. Pour peu que la vessie s'élève au-dessus des pubis on peut, en percutant de haut en bas et d'un côté à l'autre, mesurer son degré de distension. Comme en haut et sur les côtés se trouvent des intestins qui contiennent habituellement des gaz, sa matité permet de la circonscrire exactement au milieu des parties sonores qui l'environnent. Même chez les personnes douées d'un embonpoint considérable, il est rare que ce moyen fasse défaut; cependant, s'il existait une ascite considérable, la vessie, se trouvant environnée de liquide, ne pourrait pas être circonscrite, puisqu'autour d'elle il n'y aurait plus de sonorité. Il se pourrait même, mais cela est assez rare chez les hommes âgés, qu'en même temps qu'il existe un épanchement péritonéal, il y eût encore des restes de phlegmasie dans les parties du péritoine qui recouvrent la vessie; souvent alors il y a une suppression d'urine, et les malades éprouvent un ténesme continuel et d'autres sensations qui leur font croire qu'ils sont affectés d'ischurie. M. Bégin a déjà cité des faits de ce genre (1); de mon côté, j'en ai aussi observé quelques-uns, et il y a peu de temps que j'ai vu une femme affectée

______

(1) Dict. de méd. et chir. prat.; t. xiv, p. 284.

de péritonite tuberculeuse qui présentait ce phénomène au plus haut degré.

Le signe qui, dans tous les cas, est véritablement pathognomonique, celui qui seul doit lever tous les doutes, c'est le cathétérisme. Lors même qu'il serait pratiqué inutilement, il sera sans inconvénient et même sans douleur, s'il est pratiqué avec prudence et par une main exercée, et, s'il y a véritablement rétention d'urine, il sera tout à la fois un moyen de diagnostic et de soulagement immédiat ; si, au contraire, il existait réellement une rétention d'urine, et qu'on s'endormît dans une funeste sécurité, les accidents les plus graves pourraient s'ensuivre.

Quoique le danger ne soit pas aussi pressant lorsque l'urine s'écoule involontairement, il ne faut cependant pas s'y laisser tromper ; car si la véritable incontinence n'est par elle-même qu'une infirmité ; si elle n'a d'autres inconvénients que ceux qui résultent de la souillure continuelle des vêtements et de l'irritation qu'elle cause à la peau, inconvénients auxquels on peut même remédier en partie, il n'en est pas de même de l'incontinence par regorgement. Il y a d'autant plus de précautions à prendre, que la seconde succède souvent à la première d'une manière insensible, et qu'on pourrait bien ne s'apercevoir des désordres auxquels elle donne lieu, que lorsqu'il ne serait plus temps d'y remédier.

Il peut y avoir, dans les deux cas, pour symptôme précurseur, une envie très fréquente d'uriner, avec difficulté extrême d'y résister ; mais le
malade, après qu'il y a satisfait, se trouve complétement soulagé quand il est menacé d'incontinence, tandis que ce besoin n'est qu'à moitié
calmé et se reveille par la moindre pression quand
il y a disposition au regorgement. Dans les deux
cas, l'urine peut s'écouler continuellement ; mais
la vessie reste presque toujours vide lorsqu'il y a incontinence, tandis qu'elle reste toujours plus ou
moins distendue quand c'est par regorgement que
l'urine s'écoule, ce dont il est facile de s'assurer,
au moyen des signes que j'ai indiqués à propos de la rétention. J'ai cependant à ce sujet une remarque à faire. Il pourrait arriver
que, dans cette dernière circonstance, la vessie
ne s'élevât jamais à une grande hauteur ; mais
cela ne tient presque toujours qu'à ce que ses parois se sont rétrécies sous l'influence d'une inflammation chronique. En effet, le regorgement
ne tarde presque jamais à s'accompagner d'urines
troubles, odorantes, très colorées, de douleurs hypogastriques, de ténesme, et de tous les autres signes de cystite ; tandis que rien de tout cela n'a
lieu dans la véritable incontinence ; les urines
sont même alors remarquables par leur limpidité.
Qu'on sonde un homme affecté d'incontinence, il
ne sort pas de liquide ou il n'en sort que très peu,

et l'écoulement spontané recommence presque aussitôt après. Dans les cas de regorgement, au contraire, il s'en échappe par l'algalie une quantité plus ou moins considérable, le malade éprouve un grand soulagement, le ténesme et les autres symptômes disparaissent pour un temps, et l'écoulement lui-même ne reparait que quand la vessie s'est de nouveau distendue. Enfin, n'oublions pas que le regorgement est presque toujours précédé d'autres symptômes, assez souvent même très graves, tandis que l'incontinence, proprement dite, est ordinairement au contraire primitive : sauf quelques cas exceptionnels, comme j'en ai signalés, on verra, si l'on interroge les malades avec soin, qu'alors même que d'autres phénomènes l'accompagnent, c'est presque toujours elle qui a ouvert la scène.

Il est bien entendu que je ne parle pas de l'incontinence produite par l'ulcération, la désorganisation du col de la vessie, laquelle est presque toujours consécutive, et s'accompagne, dans la grande majorité des cas, de symptômes fort graves du côté des voies urinaires. C'est alors d'après les circonstances commémoratives et surtout d'après les signes fournis par le toucher, la percussion et le cathétérisme, qu'on doit se décider.

CHAPITRE VIII.

DU DIAGNOSTIC DES HYPERTROPHIES DE LA PROSTATE.

Nous avons vu, en traitant des considérations générales, avec combien de maladies, soit réelles, soit imaginaires, les tuméfactions de la prostate ont été confondues ; mais celles qui le plus souvent ont donné le change sont les affections calculeuses. Suivant Diogène Laërce, ce serait la gravelle qui aurait causé les souffrances d'Epicure; mais il est bien rare que la gravelle, sans complication, détermine une rétention d'urine aussi rebelle (*voyez* p. 104). D'ailleurs, nous avons vu, p. 118, qu'A. Lacuna reprochait à ses contemporains de confondre habituellement les caroncules du col de la vessie avec des calculs, et, malgré cet avertissement, bien des malades furent encore, même de nos jours, victimes de cette funeste erreur. C'est qu'en effet rien ne se ressemble plus que les symptómes par lesquelles ces deux maladies, si différentes, se trahissent. Ce qui a le plus souvent trompé,

c'est la suspension brusque et souvent momentanée de l'écoulement urinaire qu'on observe quelquefois dans les deux cas. Aucun des symptômes
que j'ai étudiés dans le chapitre précédent n'est
assez tranché pour devenir pathognomonique;
et si vous joignez à cela que le bec des sondes, en
heurtant contre les tumeurs du col de la vessie,
donne quelquefois la sensation d'un corps arrondi
et dur, on reconnaîtra que dans certains cas l'erreur doit être bien excusable. Cependant je ne
m'arrêterai pas plus longtemps sur ce sujet, par
la raison que ce que je dois en dire sera mieux placé
lorsque je traiterai des *calculs,* et que les moyens
de diagnostic que je vais exposer ne permettent
plus guère de tomber dans cette fatale confusion.

Une autre maladie à laquelle on a cru bien souvent, c'est le rétrécissement de l'urèthre. Il y a
dix-huit mois environ, j'ai donné des soins à un
homme dont on avait cautérisé en vain 14 ou
15 fois la région bulbeuse, et qui n'avait autre
chose qu'une hypertrophie de la prostate. La facilité avec laquelle les sondes arrivaient jusque
dans la vessie aurait bien dû ouvrir les yeux;
mais dans quelques cas même on a tiré de ce fait
une autre conclusion, c'est que l'on avait affaire à
un rétrécissement spasmodique. Je ne ferai cependant qu'une remarque, c'est que, dans les maladies dont nous nous occupons, un instrument
conduit avec un peu d'adresse arrive presque

toujours sans peine dans la région prostatique, et qu'il est excessivement rare d'y rencontrer des rétrécissements.

En définitive, les signes qui nous sont fournis par l'excrétion urinaire, joints à l'âge du sujet, peuvent nous donner de grandes présomptions, mais jamais de certitude sur l'existence d'un engorgement prostatique, et à plus forte raison sur son siége, sa forme et son volume.

L'expulsion des matières fécales peut aussi fournir quelques signes bons à noter, mais presque tous infidèles ou insuffisants. Ainsi la prostate, étant placée derrière la symphyse pubienne, ne peut acquérir un volume un peu considérable sans se porter en arrière et sans exercer sur le rectum un pression plus ou moins forte : il résulte de là un obstacle au passage des matières, de sorte que cette tuméfaction devient elle-même l'une des causes de cette constipation qui, d'après ce que nous avons vu, p. 329, peut en accélérer les effets. J'ajouterai avec J.-L. Petit, que lorsque ceux qui en sont affectés vont à la selle, il leur semble, quoique l'évacuation ait été complète, qu'ils n'ont pas tout rendu et qu'il leur reste dans le rectum un gros tampon de matières fécales, ce qui ne peut provenir que de la saillie que fait la prostate de ce côté. Mais cet auteur se trompe en disant que, par l'effet de cette saillie, le boudin d'excréments que rendent les malades est creusé d'un sil-

lon sur sa face antérieure (*loc. cit.*, p. 757). Desault a déjà fait la remarque que si la tuméfaction de la prostate creusait une gouttière sur les
excréments, cette gouttière devrait disparaître au
passage de l'anus (*loc. cit.*, p. 221). J'ajouterai
que cette glande étant alors plus large que le boudin, il serait impossible qu'elle y creusât une
gouttière; je dirai plus encore: si celui-ci con-
servait quelque empreinte de la prostate, ce serait plutôt une saillie longitudinale correspondant au sillon de sa face postérieure (*V.* p. 24).
La gouttière dont parle J.-L. Petit était bien certainement due à des tumeurs hémorrhoïdales, et,
malgré l'avertissement qu'il donne aux autres
pour éviter la méprise, il y a été trompé le premier.

E. Home dit que si la prostate se développe du
côté du rectum au lieu de se tuméfier du côté
du canal, il en résulte, lorsque le malade vient à
pousser une selle, un sentiment de malaise causé
par la pression qu'éprouve la membrane interne
du rectum entre les matières et le point engorgé. Le
même effet, ajoute-t-il, est produit par la marche,
par le mouvement ou par tout autre exercice cor-
porel; ce résultat de la fatigue ne se manifeste
pas immédiatement , mais il survient plusieurs
heures après; souvent on ne le ressent que dans la
nuit suivante. Que les symptômes proviennent
de la compression exercée sur cette partie, c'est ce

que prouve évidemment une douleur semblable causée par la pression du doigt sur l'endroit, siège du mal ; et même encore on la rapporte à l'intestin et non à la glande (*loc. cit.*, p. 145 et seq.). » Pour moi, je n'ai jamais rencontré ce phénomène dans de simples engorgements séniles de la prostate, tandis que je l'ai souvent observé chez des jeunes gens, dans des cas d'inflammation chronique de cette glande et quelquefois en même temps des vésicules séminales. Les malades qui font le sujet des deux observations d'E. Home n'avaient tous deux que 36 ans, d'où je suis porté à croire que cet auteur s'est trompé et qu'il n'avait également affaire qu'à des cas de prostatite ; et ce qui confirme mon opinion, c'est la résolution qu'il obtint en très peu de temps, au moyen de suppositoires calmants et de lavements administrés deux fois par jour. Aux yeux du chirurgien anglais, ces faits démontrent que l'engorgement prostatique peut diminuer ; mais, comme on le voit, il resterait encore à démontrer leur véritable nature, avant d'admettre une telle conséquence.

Les fonctions génitales ne m'ont fourni aucun signe de quelque valeur : la première raison, c'est qu'elles sont peu actives à l'âge des engorgements prostatiques ; cependant j'ai connu des vieillards qui, malgré qu'ils en fussent atteints, se livraient, et même assez souvent, à la copulation et ont même

eu des enfants. L'un d'eux, qui avait une hypertrophie de la portion sus-montanale avec rétention
d'urine incomplète, me dit, un matin, tout effrayé, qu'il était sûr d'avoir eu pendant la nuit
une éjaculation, qu'il s'était réveillé à l'instant
même où il venait d'en éprouver toutes les sensations, et qu'il avait été très surpris de n'en trouver aucune trace : il était persuadé que la liqueur
séminale avait passé dans la vessie. Je n'ai pas pu
m'assurer si ce fait s'est renouvelé ; mais j'ai tout
lieu de croire qu'il n'en a pas été ainsi, au moins
d'une manière constante. En y réfléchissant, je
me suis demandé à cette occasion, s'il ne se pourrait pas que l'écartement de la partie supérieure
des lobes latéraux produit par le développement
de la portion sus-montanale favorisât l'évacuation du sperme et son passage dans la vessie, et
si la tuméfaction de l'un des lobes latéraux du
côté de l'urèthre ne pourrait pas, en comprimant
le veru-montanum, rendre l'issue de ce liquide
plus difficile ; mais de nouvelles observations
pourront seules résoudre cette question (1).

(1) A. Lacuna, dans son ouvrage *Sur les caroncules du
col de la vessie*, dit : « Celebrantibus hymenæum in medio
cursu genitale semen coercetur, coercitumque adeò languidè,
frigidè ac citra voluptatem distillat, ut verè dicere infelices
possint, dùm incumbunt generationi, ludere se prorsùs oleum
et operam. Fieri siquidem nequit ut gignant, qui ejus modi
caronculis infestantur (fol. 13). » Mais j'ai déjà fait observer,

En 1835, j'ai vu, à Bicêtre, dans le service de mon honorable maître, M. Prus, un vieillard qui se plaignit souvent à moi de pollutions fréquentes et rouges, comme s'il y avait un mélange de sang ; son linge qu'il me montra semblait effectivement l'indiquer. Mais cet homme ne se plaignait pas du côté des urines, et, lors même qu'il aurait eu la prostate hypertrophiée, on ne pourrait supposer qu'une coïncidence, puisque chez les vieillards qui sont dans ce cas, comme chez les autres, on trouve habituellement le liquide des vésicules séminales presque entièrement limpide, semblable à une solution très chargée de gomme. Ce dernier fait prouve encore qu'il n'y avait que coïncidence dans deux cas où je trouvai les vésicules indurées et réduites à un noyau dépourvu de cellules. Je suis persuadé que cet état dépendait d'une ancienne inflammation ; mais, dans l'un, je n'avais aucun renseignement ; dans l'autre, je n'ai aucune raison de supposer que le sujet ait été atteint de blennorrhagie, car il me l'a toujours nié ; puis, après m'avoir raconté ses prouesses de jeune homme et m'avoir dit que depuis longtemps il n'avait plus d'érections : « Ah ! faites, me disait-il, faites que je puisse seulement une fois encore me souvenir de mon bel âge. » Il me serait diffi-

---

p. 119, que cet auteur ne paraît pas avoir distingué les rétrécissements de l'urèthre des tuméfactions du col vésical.

cile de croire qu'avec tant de bonhomie apparente il m'eût trompé sur un point qu'il paraissait regarder comme de bien peu d'importance ; cependant n'affirmons rien et attendons que d'autres faits viennent nous éclairer. C'est, comme on le voit, dans cette espérance que j'ai pu me résoudre à donner cet alinéa.

J'en pourrais presque dire autant des signes fournis par la sécrétion de la prolate : le liquide qu'elle produit parait à la dissection plus abondant que chez l'adulte ; mais cette abondance n'est pas telle, que le canal en soit continuellement humecté de manière à constituer ce qu'on a appelé *gonorrhée de vieillards.* J'ai vu deux malades qui ne parvenaient à uriner qu'après avoir rendu deux ou trois gouttes d'un liquide blanc et assez épais ; mon observation **XXVI** en est un exemple. Je vais rapporter l'autre qui est fort intéressant.

Obs. XXX. — *Dysurie ; écoulement d'un liquide blanc et visqueux avant l'urine, tuméfaction sus-montanale et inflammation de la portion prostatique de l'urèthre.* — F. Chrétien, âgé de 55 ans, de Fromainville (Seine-et-Oise), entra en 1838 à la Charité, pour une rétention d'urine.

Cet homme, depuis l'âge de 20 ans, a toujours travaillé au jardin et à la grange ; il n'a jamais eu d'affection vénérienne, n'a jamais fait excès de vin ou de liqueurs ; il s'est marié à 28 ans et a eu quatre enfants à dix-huit mois ou deux ans d'intervalle; il n'allait jamais à cheval et a toujours eu le ventre libre.

Dans sa jeunesse il urinait librement, ce n'est que vers l'âge de 37 ans environ que le jet commença à diminuer, à se bifurquer, à s'entortiller; mais il ne sortait pas une seule goutte de liquide involontairement. Les besoins devinrent alors très fréquents, et, comme on se moquait de lui, il se retenait le plus longtemps possible, ce qui augmentait encore la dysurie, puis il urinait deux ou trois fois de suite, et avec plus de facilité. Cet homme, qui était très intelligent et de la meilleure foi possible, me dit avoir remarqué que toutes les fois qu'il avait des rapports avec sa femme, il urinait plus librement; mais que la difficulté première revenait deux ou trois heures après. L'éjaculation n'était point douloureuse.

A 49 ans, le coït ne facilitait plus l'émission urinaire, et le malade cessa tout rapprochement sexuel; alors aussi il commença à uriner involontairement, surtout pendant la nuit, au point qu'il était obligé de se garnir. L'écoulement n'était pas continuel; mais une ou deux fois par heure: le malade en était averti par de la chaleur dans le canal, et pouvait encore se retenir un peu. Huit mois avant son entrée à l'hospice, il commença à éprouver continuellement le besoin d'uriner, même après ces évacuations involontaires; et bientôt, sans que celles-ci eussent disparu positivement, la rétention devint presque complète. Pour rendre une très petite quantité de liquide, il lui fallait de très grands efforts, puis il sortait trois ou quatre gouttes de matière blanche comme du lait; l'urine sortait ensuite. S'il urinait une demi-heure après, cette matière ne venait pas. D'abord elle était liquide et tombait goutte à goutte; mais depuis peu elle est devenue visqueuse et filante, sans changer de couleur : cela a lieu surtout le matin. Lorsqu'il vint à Paris, il fit deux lieues à âne pour se rendre à Meulan, et lorsqu'il y arriva, il ne put uriner une seule goutte; ce n'est qu'après une demi-heure de repos qu'il rendit un demi-verre de liquide, puis deux autres fois il en rendit un verre et demi. La même chose eut lieu lorsqu'il arriva à Paris par la voiture.

Voici ce que je constatai le 18 avril : Chrétien n'urinait point ou extrêmement peu involon-tairement; avec de très grands efforts, il ne par-venait à expulser que quelques gouttes. Ténesmes fréquents, et alors la vessie était très doulou-reuse, surtout à la moindre pression. Quand on introduisait la sonde, le liquide jaillissait d'abord, puis se ralentissait, et enfin la vessie ne se serait pas vidée complétement si l'on n'eût pas pressé sur l'hypogastre. Urine médiocrement trouble, foncée en couleur, d'une odeur forte et très dés-agréable, rougissant fortement le papier de tourne-sol ; douleurs dans la région lombaire : jamais il n'a existé de douleur dans le fondement, même en allant à selle ; urèthre parfaitement libre, seulement la courbure sous-pubienne était très marquée.

5 mai. Depuis quelque temps il ne sortait pas une goutte d'urine sans sonde ; cependant ce matin, le malade, étant descendu au jardin, en rendit quelques gouttes avec efforts, après avoir fait une certaine quantité de matière blanche et filante ; douleurs plus vives dans l'hypogastre et la région des reins ; fièvre le soir.

Vers le milieu de ce mois survinrent des vomissements très fréquents, une diarrhée abondante, et enfin la mort.

Cet homme ne se trouvant pas dans mon service, je ne pus que jeter rapidement un coup d'œil sur ses organes urinaires.

La portion prostatique de l'urèthre était enflammée et rouge ; le veru-montanum était gonflé, presque sphérique, et à 22 millimètres de distance du col vésical ; il y avait tuméfaction de la portion transversale ; la valvule pylorique était saillante, un peu creusée par les sondes sur le milieu de son bord antérieur ; les lobes latéraux n'étaient que médiocrement augmentés, sans différence entre eux.

Si j'eusse fait moi-même cette autopsie, j'aurais recherché s'il n'y avait pas de cette matière blanche dans l'urèthre, ou si, en comprimant la prostate,

il n'en aurait pas suinté par ses conduits. Le fait
d'E. Home que j'ai cité p. 152, était peut-être de
ce genre. Je n'ai également pu m'en procurer
pendant la vie, pour m'assurer si ce n'était pas du
sperme ; cependant je ne suis pas porté à le croire,
d'abord parce que c'est plutôt vers la fin de l'excrétion urinaire que ce liquide s'échappe (*voyez*
p. 97), et ensuite parce que je ne comprends pas
comment la sortie du sperme favoriserait celle de
l'urine. Il est vrai que le malade urinait mieux
après le coït ; mais pendant cet acte il y a aussi
évacuation du fluide de la prostate. On concevrait
que cette glande se trouvât comme exprimée par
les efforts d'expulsion, et qu'elle diminuât de volume en laissant échapper le produit de sa sécrétion. Dans le cas où de nouvelles observations
viendraient à démontrer que telle est en effet l'o-
rigine de cette matière, je serais porté à croire
qu'elle tient plutôt à l'inflammation de la portion
la plus reculée de l'urèthre qu'à la tuméfaction
de la prostate ; de même que l'inflammation de la
bouche active la sécrétion salivaire ou celle des
amygdales, la duodénite celle du foie, etc. Ma
dernière observation vient à l'appui de cette présomption, et la XXVe ne lui est pas contraire, car
le malade éprouvait une douleur assez vive derrière le pubis. Toutefois je conviendrai que plus
je réfléchis sur ce sujet, plus je le trouve obscur.

Nous avons vu, p. 148, que parfois les prostates

hypertrophiées contiennent un liquide brun jaunâtre ; ne se pourrait-il pas que, si le malade fut affecté de pollutions , elles eussent cette couleur ? L'homme dont j'ai parlé, p. 344 , ne se serait-il pas trouvé dans ce cas ? Voilà des questions auxquelles il m'est impossible de répondre : on sent combien surgissent de difficultés de toutes sortes quand on veut porter son examen sur un sujet aussi délicat. Je crois que le microscope nous donnera un jour sur ce point des résultats, sinon très utiles, du moins fort curieux.

En résumé, les signes fonctionnels ne nous fournissent aucun indice précis ; ils peuvent nous donner lieu de croire que la prostate est engorgée ; mais ce ne sont que des présomptions. Voyons si les moyens directs pour constater l'état de cette glande nous procureront des notions beaucoup plus complètes. Elle peut être explorée de deux manières : par le rectum et par l'urèthre.

L'exploration au moyen du doigt indicateur dans le rectum doit être une méthode bien ancienne, tant elle devait se présenter naturellement à l'esprit ; cependant personne, que je sache, n'a donné les règles à suivre lorsqu'on la pratique.

Je dois avant tout faire observer qu'une grande distension de la vessie entraînant la prostate en haut et en avant, il est quelquefois difficile, je ne dis pas d'explorer, mais de sentir cette glande, si on ne prend préalablement la précaution d'évacuer l'urine ; j'ai même vu des cas où, la distension existant depuis longtemps, les parties ne revinrent pas à leur place immédiatement après le cathétérisme. Parfois encore, malgré cette précaution, on n'atteindra qu'avec peine la portion sus-montanale, et il sera bon de faire faire au malade quelques efforts de défécation pendant qu'on pratiquera les manœuvres que je vais indiquer.

On tourne d'abord la pulpe du doigt en avant, et on lui fait parcourir dans tous les sens la face postérieure de la glande. De cette manière, on reconnaît d'abord son engorgement général ; on peut même constater les tumeurs variables en siége et volume, qu'un engorgement partiel produit quelquefois, mais rarement, à sa périphérie ; puis, prenant le sillon médian pour point de départ, on recherche à droite et à gauche laquelle des deux portions latérales paraît la plus hypertrophiée ; mais, pour cela, il est bon de toucher alternativement avec les deux indicateurs ; car, avec un seul, il est presque impossible de toucher également bien les deux moitiés, et, comme ce doigt parcourt dans une plus grande étendue la portion qui correspond au côté où l'on est, celleci pourrait paraître plus volumineuse que l'autre. Malgré cette précaution, la différence qui pourrait exister entre ces lobes sera encore difficile à saisir, parce qu'on ne peut apprécier que la différence de développement périphérique. Ceux qui se font du côté de l'urèthre ne seront que difficilement sentis, puisqu'ils ne dévient pas d'une manière sensible la paroi postérieure du canal à laquelle correspond le sillon médian qui nous sert de ligne de démarcation entre les deux côtés. J'en dirai autant de la portion sus-montanale : le doigt même le plus exercé ne permet pas de reconnaître les hypertrophies partielles qui se font si souvent du côté de la vessie. De sorte qu'en définitive, ce moyen d'exploration peut nous faire reconnaître un engorgement général de la prostate ; mais, comme avec cet engorgement l'excrétion urinaire peut présenter tous les états possibles, il s'ensuit que cette méthode n'a pas une valeur bien grande. Toutefois, elle peut devenir un auxiliaire très utile de celle que je vais exposer incessamment.

C'est donc surtout du côté de l'urèthre que l'exploration doit se faire, puisque ce sont les déformations de ce canal qui occasionnent les dérangements les plus graves. On avait bien déjà cherché à le faire avec les sondes ordinaires ; mais si ces sondes indiquent, dans certains cas, l'existence d'un obstacle au col de la vessie, c'est tout ce qu'elles peuvent ; elles ne donnent aucune idée de sa forme, de ses dimensions ; elles n'indiquent pas même son siége précis. De quelle utilité, je le demande, pourraient être, pour le traitement, de pareilles indications ? Irait-on, sur des notions aussi incertaines, porter le fer ou le caustique jusque dans ces régions ? Non certainement ; ce serait se rendre coupable de la plus grande témérité. Et d'ailleurs, combien de fois n'arrive-t-il pas que la sonde pénètre dans la vessie sans la moindre résistance ? Cette circonstance se présente même si souvent, qu'elle n'est peut-être pas de celles qui ont le moins contribué à répandre parmi les praticiens cette idée d'affaiblissement, de paralysie de la vessie, qui fut si funeste à l'humanité, moins encore par les moyens dangereux auxquels elle donna naissance, que par l'inaction où elle plongea les esprits.

Cependant il faut savoir tirer parti de tout. Dans quelques cas, ce n'est qu'en dirigeant la sonde dans un certain sens qu'elle franchit l'obstacle ; parfois même c'est elle qui change spontanément de direction au moment du passage (*obs.* **XX**). Nous pouvons en conclure immédiatement de quel côté se trouve l'éminence. Dans d'autres circonstances, il faut enfoncer profondément l'instrument, il faut abaisser fortement son pavillon pour que l'urine s'écoule. Dans un cas de ce genre, j'ai présumé qu'il passait à travers des tissus qui coiffaient ses yeux jusqu'à une certaine hauteur, et l'autopsie vérifia mes présomptions (*obs.* **X**). J. Hunter rapporte un fait tout à fait semblable (*loc. cit.*, p. 371), et je crois bien qu'il en fut de même dans ceux où, suivant Deschamps, il fallait une sonde de 14 pouces pour évacuer l'urine (*loc. cit.*, p. 222). Ainsi, je le répète, à l'aide de tous les signes et des méthodes connus, on pouvait bien quelquefois soupçonner les déformations de la prostate ; mais rarement on arrivait à la connaissance certaine de leur existence, et, à plus forte raison, de leurs variétés. C'est ce besoin qui m'a conduit, au commencement de 1836, à la découverte d'un procédé qui non-seulement donne cette certitude, mais, en outre, fait reconnaître le nombre, le siége, le volume, la forme, et jusqu'à la consistance des développements de cette glande : c'était la condition primordiale de leur thérapeutique.

Cependant cette nécessité s'était déjà fait sentir à M. Leroy d'Étioles qui, au mois de septembre précédent, avait présenté à l'une des séances de l'Académie de médecine un instrument qu'il nomma *sonde à inclinaison*. La portion recourbée de cette sonde est un peu moins allongée que celle des algalies ordinaires ; en deçà de sa courbure est une articulation au moyen de laquelle l'extrémité vésicale peut se renverser en arrière jusqu'à faire un angle droit. Ce renversement lui est imprimé par une tige qui traverse la portion droite de l'instrument, et qu'une vis de rappel, adaptée à son extrémité externe, pousse ou tire à volonté. On voit que cette sonde a une grande analogie avec le *redresseur uréthral* de MM. Meyrieux et Tanchou ; mais sa destination était entièrement nouvelle. On conçoit, en effet, qu'après avoir pénétré dans la vessie, sa portion mobile peut être renversée vers le bas-fond, et que, si alors on lui fait éprouver des mouvements de rotation d'un côté à l'autre, elle peut donner la connaissance de tumeurs qui s'élèveraient de la base de la prostate, et feraient saillie dans la vessie. Cet instrument était donc un progrès, mais un progrès très imparfait et accompagné de grands inconvénients.

1° Il est assez compliqué, et, par cela même, il ne pouvait être d'un usage universel, journalier, puisqu'il ne pouvait jamais être entre les mains de ceux qui ne s'occupent pas d'une manière toute spéciale des maladies des voies urinaires.

2° Il faut qu'il ait un bec suffisamment recourbé; autrement il éprouverait, pour entrer dans la vessie, les mêmes difficultés qu'une sonde droite ou presque droite; et que M. Leroy ne dise pas que ce n'est qu'une difficulté imaginaire, puisque c'est précisément lui qui a imaginé de déprimer la portion moyenne de la prostate, dans les cas où elle est tuméfiée, pour favoriser l'introduction des lithotriteurs droits. Eh bien, lorsqu'on a renversé la portion mobile, ce bec devient au moins inutile; je dis plus, il nuit · et en effet, qu'on ait affaire à une vessie petite, contractée; que le bec aille heurter contre quelques colonnes charnues qu'on rencontre si souvent alors; que dans le bas-fond se trouve un calcul qui l'occupe en entier, il arrivera que l'instrument ne pourra décrire les arcs de cercle nécessaires , ou du moins qu'il donnera de fausses sensations.

3° Son articulation se trouvant nécessairement à une certaine distance de son extrémité vésicale, il ne fournira que des notions fort imparfaites sur les tumeurs qui avoisinent le bord antérieur de l'orifice (*obs.* **XX**), parce que la face postérieure du pubis se trouvant à peu de distance de cet orifice, il lui sera difficile d'exécuter ses mouvements de rotation sans s'éloigner de ce point. Et d'ailleurs, pour apprécier la saillie proportionnelle des diverses parties du col de la vessie , il nous faut un point de départ auquel nous puissions comparer l'élévation des autres, sans quoi rien de précis. Or, son bord antérieur n'étant sujet à aucun changement appréciable (*voyez* p. 159 et 310), c'est lui que j'ai choisi pour point de comparaison ; et de quelle utilité nous sera-t-il si l'instrument ne peut descendre sans peine jusqu'à lui ?

4° Pour sortir de la vessie, cette sonde a besoin de reprendre sa forme, et ne peut, par conséquent, mieux qu'une algalie ordinaire, indiquer l'ét atde la portion prostatique de l'urèthre dont les changements sont si importants à connaître.

5° Enfin, l'articulation elle-même pourra avoir quelques inconvénients : que, par exemple, il existe au col de la vessie une tumeur ulcérée et molle à sa surface, comme il n'est pas rare d'en

rencontrer, les inégalités inséparables d'une char-
nière dont les pièces ne se trouveront plus en rapport exact quand on aura opéré l'*inclinaison* ou
renversement nécessaire, pourront déterminer des
écoulements de sang pendant les mouvements de
rotation; ensuite, ne se pourrait-il pas que des
graviers ne vinssent à s'introduire entre les pièces
et à en empêcher le jeu, de manière à ce qu'on ne
pût plus retirer cette sonde sans blesser le malade?

L'instrument dont je me sers, et qui me semble
avoir bien plus d'avantages que le précédent, sans
en avoir les inconvénients, est simplement une
tige droite dans presque toute sa longueur; seulement, à 12 ou 16 millim. de son extrémité vésicale, cette tige se recourbe presque à angle droit
(100 à 110 degrés au plus). L'extrémité externe
est munie d'une plaque polygonale, perpendiculaire au plan de la portion recourbée; un signe se
trouve sur la face qui correspond au bec. Il est bon
que la tige soit graduée du côté de ce dernier et
sur la face opposée. Le diamètre de cet instrument
est celui d'une algalie un peu volumineuse; son
bec doit être bien arrondi : il serait même bon de
le renfler un peu en olive. Je pense qu'il ne doit
pas avoir d'yeux, parce que, n'importe où on les
pratique, que ce soit en avant ou sur les côtés, ils
seraient exposés, dans les manœuvres, à frotter
contre les tissus et à produire des écoulements

de sang. La fig. I donne la forme générale de cette sonde, et les fig. II représentent son bec et sa plaque, de la grandeur et de la forme qui me conviennent le mieux.

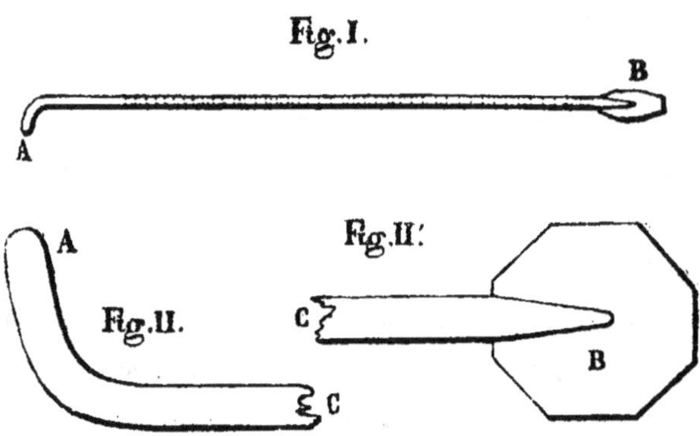

Mon cathéter explorateur est, comme on le voit, de la plus grande simplicité; il pénètre facilement et avec plus de sûreté que les sondes ordinaires, en suivant les principes que j'ai établis dans le chapitre VI; la brièveté de sa portion recourbée lui permet de circuler tout autour du col, sans la moindre difficulté, lors même que la vessie est vide ou racornie ou qu'un calcul remplit entièrement son bas-fond. Enfin, il peut fournir des données qu'on rechercherait vainement avec tout autre. C'est la manière de les obtenir que je vais exposer.

Nous avons vu dans les chapitres précédents que l'hypertrophie de la prostate se fait, tantôt du côté de la vessie, tantôt au col de cet organe, et tantôt du côté de l'uréthre. Examinons les moyens de la reconnaître dans ces divers siéges.

1° *Moyens de reconnaître les tumeurs qui s'élèvent dans la vessie.* — On commence par introduire l'instrument jusque dans le réservoir urinaire, et il faut bien prendre garde à cela, car si le tissu glanduleux était très mou, et si en même temps la région prostatique était très élargie, le bec pourrait y exécuter des mouvements de rotation avec presque autant de facilité que s'il était dans la vessie. Alors on a soin de tenir la portion droite à peu près parallèle à l'axe du tronc, puis on attire le bec contre le bord antérieur du col vésical, et de là, le dirigeant tantôt à droite, tantôt à gauche, on lui fait parcourir toute la circonférence de cet orifice, en exerçant constamment sur le pavillon une traction légère.

Quand la prostate est tout-à-fait à l'état normal de ce côté, le bec parcourt tout ce trajet sans éprouver d'ascension (1); bien plus, quelquefois il descend un peu quand il se trouve directement en arrière. Le bord postérieur de l'orifice ne se trouve donc pas à 8 millim. au-dessus de l'antérieur, comme le pense un praticien que je ne nommerai pas, parce que je ne sais s'il a livré cette opinion à la publicité.

(1) Je dis que l'instrument monte quand il se rapproche de la tête du malade, *et vice versa*, quelle que soit la position du corps par rapport à la verticale.

Maintenant supposons qu'il existe une tumeur en un point quelconque du col vésical, l'instrument se trouvera arrêté, et, pour passer par-dessus l'obstacle, il faudra lui imprimer un mouvement d'ascension proportionné à la hauteur de l'éminence ; puis, si l'on continue la rotation et une traction très modérée, il redescendra au degré d'élévation où il se trouvait d'abord. La plaque adaptée à l'extrémité externe indique de quel côté le bec est arrêté; l'arc de cercle parcouru depuis le moment où la sonde a commencé à monter et celui où elle est revenue à son premier état, donne approximativement la largeur de la tumeur, et sa hauteur se juge en voyant, à l'extrémité du gland, de combien de millimètres l'instrument a monté. On pourrait croire que cette mesure est infidèle, à cause de la facilité avec laquelle le pénis change de dimensions ; mais cette crainte n'est point fondée, parce que la tige de l'instrument ne remplit pas le canal, et qu'elle monte et descend sans que celui-ci participe à ces mouvements d'une manière notable. On réitère plusieurs fois cette exploration, tantôt de gauche à droite, tantôt de droite à gauche, et, de la sorte, on peut connaître : 1° le siége précis de la tumeur, ou des tumeurs, s'il y en a plusieurs; 2° leur hauteur; 3° leur largeur; 4° leur épaisseur approximativement; car je ne l'ai jamais vue dépasser leur largeur; 5° enfin, à la manière plus ou moins brusque dont l'instrument

monte et descend, on juge si la saillie est pédiculée ou à large base.

A l'aide de ces manœuvres, j'ai pu bien des fois
reconnaître des éminences qui n'avaient que le
volume d'un pois; cependant il ne faudrait pas
espérer obtenir, dans tous les cas, un diagnostic
aussi précis. Cette impossibilité existe surtout
quand le tissu hypertrophié est sans consistance,
parce qu'il s'incline ou s'affaisse sous l'instrument.
On reconnaît bien alors l'existence d'une saillie;
mais il est difficile de dire au juste quel est son
volume. Cette méthode ne peut également pas indiquer si la tumeur qu'on sent est ou non inclinée
au-dessus de l'urèthre; car, le fût-elle, que la
sonde la relèverait en pénétrant dans la vessie;
mais cette lacune n'est pas de grande importance,
parce que la manière dont se fait l'excrétion des
urines indique suffisamment la direction de la
tumeur, du moment qu'on en a constaté l'existence,
le siége, etc.

Quelquefois, avant que le bec ait abandonné
les lobes latéraux, il commence à monter insensiblement pour arriver à une élévation de plusieurs
millimètres quand il se trouve en arrière. Qu'on y
prenne garde alors, car on pourrait croire à l'existence d'une tumeur et ne rencontrer aucune
éminence apparente, si l'on a occasion de faire
l'autopsie. Mais, dans ce cas, on trouvera une hypertrophie uniforme et considérable de la portion

sus-montanale se confondant par degrés avec les lobes latéraux ; le col de la vessie sera bien plus éloigné du veru-montanum qu'il ne l'est ordinairement (*voyez* p. 156), ce qui indique un accroissement de la portion de prostate qui les sépare. Ici l'instrument explorateur est peut-être un meilleur juge que les yeux ; cependant il doit concourir lui-même à produire cette illusion en soulevant la valvule que la portion sus-montanale forme ordinairement alors au-dessus de l'urèthre.

Dans ces recherches, on doit encore bien se souvenir qu'il y a presque toujours un certain accroissement de toutes les granulations sus-montanales quand il existe une tumeur formée par l'accroissement disproportionné de quelques-unes d'entre elles. Si donc on pensait que celle-ci a précisément en hauteur la différence indiquée par l'instrument, suivant que son bec correspond au bord antérieur de l'orifice uréthral ou bien au sommet de la tumeur, on courrait risque de supposer à cette dernière un peu plus de hauteur qu'elle n'en a réellement.

2° Moyens de reconnaître les valvules du col de la vessie. — Nous venons de voir que les saillies valvulaires de la portion sus-montanale ont assez souvent, avec les tumeurs de cette même partie, ce caractère commun que l'instrument monte pour passer au-delà : la différence c'est que l'ascension est peu marquée et se fait graduellement lorsqu'il n'y a qu'une valvule, tandis qu'elle a lieu plus ou moins brusquement lorsqu'il existe une tumeur. Dans les deux cas, au moment où le talon de l'explorateur franchit le col de la vessie, on sent qu'il se rapproche brusquement de la symphyse; mais ce mouvement est plus constant et plus prononcé quand c'est une valvule que quand c'est une simple tumeur. La courbure insensible des sondes ordinaires et de celle à inclinaison ne donnent pas cette sensation; mon cathéter lui-même pourra ne pas la transmettre quand la valvule est peu saillante; mais alors qu'on tourne son bec vers le bas-fond, que dans cette position on l'attire doucement hors du col vésical : dans l'état sain, il le franchira facilement, si facilement même qu'il est ordinairement nécessaire, pendant les explorations, de presser doucement sur lui au niveau de la racine de la verge, afin de l'empêcher d'obéir aux légères tractions qu'il faut nécessairement exercer ; tandis que s'il existe une valvule tant soit peu saillante, il ne sortira qu'avec plus ou moins de peine, et souvent même cela ne se pourrait sans faire souffrir beaucoup le malade.

Plusieurs fois j'ai pu diagnostiquer le sillon dont les sondes, par leur séjour prolongé, creusent assez souvent le milieu de ces valvules (obs. **XXV**).

3° Moyens de reconnaître les hypertrophies de

la prostate du côté de l'urèthre. —Si l'on se rappelle les formes que la tuméfaction des lobes latéraux imprime au canal (*voyez* p. 235 et 238), on concevra ce qui doit arriver lorsqu'on introduit une sonde ordinaire dans la vessie. S'il y a tuméfaction égale de ces deux lobes , la sonde n'indiquera rien, puisqu'elle n'éprouvera aucune déviation ; si la tuméfaction est inégale et que le canal soit repoussé du côté opposé, le bec s'inclinera de ce côté s'il passe au niveau de la saillie ; mais sa déviation sera nulle ou très peu sensible s'il suit l'une ou l'autre des parois antérieure et postérieure du canal , c'est-à-dire s'il passe devant ou derrière la tumeur. Pour plus de certitude, voici comment je procède avec mon cathéter : après avoir exploré la vessie, je le retire avec lenteur dans la région prostatique, appuyant légèrement sur lui au niveau la racine de la verge, au-dessous de la symphyse pubienne, de manière à presser son talon contre la paroi postérieure de cette région ; puis, j'attire l'instrument, sans relever sa tige vers l'abdomen comme dans le cathétérisme ordinaire, et sans trop l'éloigner de l'axe du tronc (15 à 25 degrés). Dans le cas où il y a simple augmentation de la région prostatique dans le sens recto-pubien, le bec la parcourt facilement sans s'incliner ni à droite ni à gauche. Si, au contraire, il y a saillie d'un des lobes latéraux , le bec, en passant à son niveau, s'incline du côté opposé ;

la plaque extérieure indique ce mouvement et le sens dans lequel il se fait.

Cette manœuvre est bien simple, et cependant je dois dire que quand ces hypertrophies sont peu prononcées, le diagnostic en est quelquefois très difficile. D'ailleurs, on ne réussit pas toujours dès la première tentative, même dans les cas où la tumeur est déjà très saillante, et la raison en est facile à comprendre. Si, le talon de la sonde restant appuyé contre la paroi ou plutôt la gouttière postérieure, le bec ne s'éloigne point ou ne s'éloigne que très peu de l'antérieure, il n'y aura pas de changement de direction possible, puisque ni l'une ni l'autre de ces parois n'abandonne la ligne médiane. Il faut, pour le succès de l'exploration, que, le talon restant appliqué contre la paroi postérieure, le bec passe au niveau, ou à peu près, de la tumeur ; car alors il ne pourra manquer de s'incliner du côté opposé. En conséquence, il faut, si une première tentative n'a pas réussi, en faire une seconde, puis une troisième, en donnant à la tige du cathéter des degrés différents d'inclinaison. Supposons en effet le bec et le talon de l'instrument compris entre deux lignes parallèles à l'axe du canal, celles-ci seront d'autant plus rapprochées que la portion recourbée sera plus oblique par rapport à cet axe.

Quelques-unes de ces manœuvres sont assez difficiles à décrire ; mais toutes sont très faciles à

comprendre quand on les voit exécuter. Depuis
que j'ai imaginé cette méthode, je l'ai expérimen-
tée, un très grand nombre de fois dans des circonstances très variées; je l'ai fait essayer par plusieurs de mes collègues des hôpitaux, et nous n'a-
vons eu que trop souvent occasion de constater par
les yeux l'exactitude des résultats. Ajouterai-je
que mon explorateur est aussi simple que sûr, et
qu'avec un mandrin de fil de fer et une sonde
élastique, on peut en construire un qui, s'il n'a
pas le poli et la précision de ceux de métal, vaut
cependant mieux que les sondes ordinaires (1).

(1) Il paraît que M. Leroy d'Étioles a compris les avantages
de mon instrument; car il a voulu dernièrement s'en attribuer
l'invention dans un travail lu à l'Académie de médecine, le
7 avril 1840 (*V. Bullet.* p 152), et, pour cela, il a trouvé suffisant de ne pas parler de moi. Cependant il n'ignorait pas
mes titres à cet égard, et, s'il en avait de meilleurs que je ne
connusse pas, le moins qu'il dût faire, c'était de les exposer. En attendant qu'il lui plaise de rompre ce silence que
j'aime à ne pas croire calculé, je vais établir mes droits.

J'ai employé ma sonde exploratrice, dès le commencement
de 1836, à l'Hôtel-Dieu, en présence de M. Roux, mon maître,
de M. Danyau et de la plupart des internes de cet hôpital.
Le 20 juin de la même année, j'en ai parlé, dans une lettre
cachetée adressée à l'Académie des sciences. A la fin de cette
même année encore, j'ai présenté un travail sur son emploi
au concours pour le prix des hôpitaux. Au mois de mai 1838,
j'ai inséré une note dans la thèse de M. Mauviez. Enfin, j'ai
publié les résultats d'une série non interrompue d'essais dans
les *Archives générales de médecine*, au mois de juin 1839.

Les notions que nous venons d'acquérir suffisent presque toujours; cependant on peut en obtenir de plus rigoureuses encore, et dans les cas précisé-

Or, en 1836, personne ne connaissait de M. Leroy, pour le diagnostic des tuméfactions de la prostate, que la sonde à inclinaison dont j'ai démontré les vices radicaux. Lorsque, dans le mois de mai ou de juin de la même année, j'ai fait voir mon cathéter à la Société anatomique, il fit présenter sa sonde à inclinaison par M. Maslieurat, interne des hôpitaux; et chacun conviendra que, voulant faire une réclamation de priorité, il devait montrer celui de ses instruments qui avait le plus d'analogie avec le mien; mais alors il ne connaissait pas les avantages de ce dernier.

M. Leroy paraît fonder ses prétentions sur ce que, à la page 34 du *Traité de lithotripsie*, qu'il publia en 1836, il avait décrit une sonde qu'il avait nommée *à courbure courte et brusque*; mais alors il n'était question que de calculs et nullement des maladies de la prostate. Et d'ailleurs, veut-on savoir quelle était cette sonde? « Pour remplir convenablement le but qu'on se propose, dit M. Leroy, une sonde exploratrice doit être courbée suivant un angle de 45 degrés (moitié d'un angle droit) au moins. La longueur de la portion courbe ne dépassera pas 17 ou 18 lignes. » Qu'on compare maintenant cette sonde à la mienne qui est coudée presque à angle droit, et dont la portion recourbée n'a que 6 ou 8 lignes de longueur, et l'on verra que celle de M. Leroy ressemble bien plus aux algalies ordinaires que la mienne ne ressemble à la sienne.

Serait-il seulement possible de tirer parti de la sonde en question pour le diagnostic des tuméfactions de la prostate? nullement. La longueur du bec ne lui permet pas de descendre jusqu'au bord antérieur du col de la vessie, ce qui cependant est nécessaire pour obtenir des données un peu précises (*V.*

ment où la méthode précédente laisse le plus à désirer. Mais c'est toujours elle qui nous met sur la voie, les autres ne sont que complémentaires et

p. 356). Pourra-t-on même toujours lui faire parcourir toute la circonférence de cet orifice sans être arrêté par la paroi postérieure de la vessie? pourra-t-on, mieux qu'avec les algalies ordinaires, reconnaître les saillies formées par la prostate du côté de l'urèthre? M. Leroy a si bien senti lui-même l'impossibilité de diagnostiquer les déformations prostatiques avec son instrument, qu'il vient de le modifier complétement (*V.* fig. III, p. 21 de l'*Exposé* de ses titres dont j'ai déjà eu occasion de parler), et, pour le démontrer, il m'a suffi de faire *calquer* les deux dessins. Ma figure III représente la sonde de 1836, et la fig. IV celle de 1840. On voit immédiatement que ces deux figures ne représentent pas le même instrument; car si l'on suppose que le bec de la dernière a 17 ou 18 lignes, il faut en conclure que sa tige, *non compris le renflement pour le robinet*, a au moins 18 pouces (1|2 mètre). Si donc la première était parfaite, pourquoi l'avoir changée?

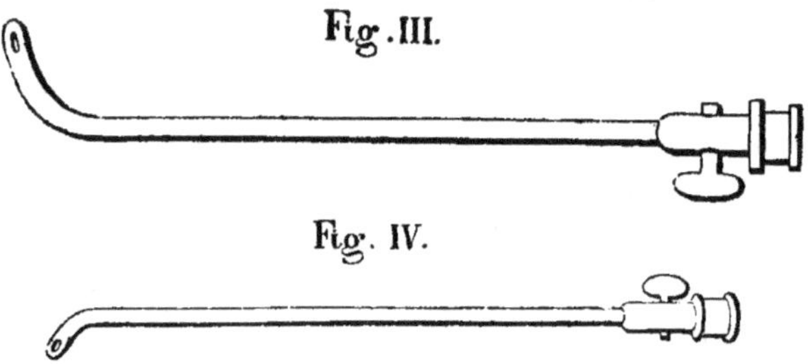

Fig. III.

Fig. IV.

D'ailleurs la précision de ma méthode repose sur des données anatomiques non connues jusqu'à la publication de mes

varient suivant les circonstances. Je puis même ajouter que ce sont mes moyens de traitement qui, avec de simples modifications, me fournissent cette précision presque mathématique : aussi n'en parlerai-je que dans ma quatrième partie. Cependant je dois dire ici quelques mots d'une sonde *à double rotation*, communiquée par M. Leroy d'Etioles, le 7 avril dernier, à l'Académie de médecine, et représentée, fig. 42, p. 21 de l'*Exposé* déjà cité plusieurs fois. Elle a une ressemblance presque parfaite avec un instrument que j'ai décrit dans une lettre cachetée adressée le 20 juin 1836 à l'Académie des sciences, et dont, depuis ce temps, je n'ai fait mystère à personne. « C'est, dit-il, deux tubes à petite courbure, dont l'un renferme l'autre, et pouvant décrire des cercles en sens inverses : lorsqu'on les meut ainsi autour du col de la vessie, ils embrassent en se croisant la base de la tumeur, et ils en montrent l'épaisseur. » (*Bull. de l'Acad.*, p. 153, 1840.) Eh bien, je déclare que, si c'était là la seule indication qu'on pût obtenir avec cet instrument, il serait

recherches; pour y arriver, il m'a fallu de nombreuses observations et la comparaison souvent répétée de ce que je voyais après la mort avec ce que j'avais senti pendant la vie. M. Leroy avait appelé *sonde à courbure courte et brusque* un instrument que chacun peut varier à sa manière; mais ce nom seul donne-t-il le droit de m'enlever le fruit de mes travaux, sans même daigner me citer?

complétement inutile : ses deux branches embrassent la tumeur comme celles des ciseaux embrassent l'objet qu'on veut couper, et c'est par l'écartement de ces branches qu'on prétend connaître le volume du corps saisi ; mais ne sait-on pas que le même corps peut déterminer des degrés d'écartement très différents, suivant qu'il se trouve près de l'extrémité des branches ou près de leur jonction, et que des corps très différents, placés près de ce dernier point, peuvent déterminer un écartement extrême ? La moindre réflexion fera comprendre la justesse de cette remarque. Les deux branches de ma sonde double sont coudées au même degré que ma sonde exploratrice simple ; sa branche mâle, c'est-à-dire, celle qui entre et tourne dans l'autre, dépasse celle-ci extérieurement de plusieurs centimètres, et rien ne l'empêche de monter et de descendre isolément. Voici les indications qu'elle me fournit.

1° Nous avons vu qu'avec la sonde exploratrice simple, il est difficile de savoir si une tumeur est pédiculée, parce que celle-ci, si elle est tant soit peu molle, se couche sous la pression de l'instrument. Il n'en est pas de même avec la sonde double : si l'on tâche de rapprocher les branches, la tumeur qui se trouve entre elles ne se couchera pas ; mais ces branches monteront graduellement et finiront par se croiser ; si la tumeur est à large base, tandis qu'elles ne le pourront pas si la base est moins large que le sommet. J'ai eu la précaution, pour empêcher autant que possible que la tumeur ne fuie et ne s'échappe vers leur extrémité, de les faire un peu concaves sur les bords qui doivent se regarder pendant la manœuvre que je viens de décrire.

2° J'ai dit que les tumeurs reposent sur des parties qui ordinairement sont elles-mêmes hypertrophiées et dont le niveau dépasse celui du bord antérieur de l'orifice vésico-uréthral. Aussi, règle ordinaire, il ne faut pas tourner les deux branches en sens inverses ; comme le fait M. Leroy ; il faut, sans les écarter, les abaisser jusqu'au bord en question ; puis les porter, toujours réunies, jusqu'à la base de la tumeur, comme une sonde exploratrice simple : on voit alors s'il y a une différence de niveau. Enfin, laissant le bec de la branche femelle en place, on pousse l'autre jusqu'à ce qu'elle puisse passer par-dessus la tumeur, et on juge d'une manière précise quelle est l'élévation de celle-ci, par la différence de niveau des deux branches.

J'indiquerai plus tard les cas où ces explorations sont utiles.

CHAPITRE IX.

SUR UNE SAILLIE PARTICULIÈRE DE LA VALVULE VÉSICO-URÉTHRALE (V. PYLORIQUE).

Sous le titre *On the bar at the neck of the bladder*, M. Guthrie a décrit deux états du col de la vessie différents l'un de l'autre, et dont je vais donner une idée en rapportant en peu de mots les deux faits sur lesquels il se base; nous en apprécierons en même temps la valeur.

Dans l'un, le lobe de la prostate avait doublé de volume, le gauche avait un peu augmenté; le premier s'avançait dans l'urèthre et le poussait à gauche, tandis qu'il faisait saillir la muqueuse de la vessie, de manière à former une barre transversale au bord postérieur de son col. Cette barre était tout-à-fait membraneuse et ne comprenait dans son épaisseur ni substance élastique (v. p. 50) ni ce qu'on a nommé *troisième lobe de la prostate.* La vessie était très large et un peu épaissie; les faisceaux transverses de la paroi postérieure étaient surtout distincts et forts. Dans un enfoncement ovalaire situé derrière le trigone se trouvaient cinquante petits calculs. Le sujet était mort à 80 ans, après avoir été longtemps tourmenté par de la dysurie (*op. cit.*, p. 24).

J'ai vu un certain nombre de faits pareils, et mon observation XIV nous en donnera facilement une idée. Quand un lobe latéral forme une tumeur volumineuse du côté de l'urèthre, non-seulement elle déjette le canal du côté opposé, mais encore elle presse contre sa paroi postérieure, de telle sorte que si le bord postérieur du col paraît saillant, ce n'est pas parce qu'il a été poussé en avant, mais parce que la paroi postérieure du canal a été refoulée en arrière. Ce n'est donc pas une affection particulière du col de la vessie ; sans l'hypertrophie du lobe latéral, l'urine s'écoulerait sans obstacle.

Dans l'autre cas, le malade avait également succombé à une dysurie très prononcée et à de grandes souffrances. La vessie était enflammée et présentait cinq poches, une de chaque côté très grandes, et trois plus petites à la paroi postérieure. On trouva, dit l'auteur, au col de la vessie, la substance élastique malade et dépourvue de sa propriété spéciale, sans affection de la prostate et particulièrement de son troisième lobe (*op. cit.*, p. 23) ; mais cette dernière assertion ne me paraît pas suffisamment démontrée. D'abord le lobe droit était un peu engorgé et proéminait dans le canal, comme on le voit dans la fig. 1 jointe au texte, et dans l'explication, p. 33; ensuite la barre formée par la saillie du bord postérieur du col était élevée de 7 ou 8 millim. au-dessus du bord antérieur, ce qui n'aurait pas dû être si elle eût été seulement produite par le défaut d'élasticité du tissu qui entoure cet orifice ; de plus, elle était distante de 28 millim. au moins du sommet du veru-montanum, il fallait donc que quelque substance en s'hypertrophiant l'eût élevée à cette hauteur (v. p. 21). Suivant l'auteur, cette barre se trouvait au-dessus de la partie supérieure de la prostate ; mais ce qu'il représente dans sa fig. 2, comme la partie supérieure de la prostate vue par derrière, ce sont les insertions de la couche musculaire longitudinale postérieure ; la portion susmontanale peut s'élever beaucoup plus haut du côté de la vessie, sans aucun changement par derrière. Enfin on voit dans la fig. 1, et il est dit dans l'explication, que cette barre était divisée en trois petites éminences (1). Eh bien, cela seul suffirait pour me faire douter que l'auteur eût eu une juste idée de sa formation. Supposez qu'un

(1) The nipple-like process at the neck of the bladder divided into three small prominences, and forming a bar, etc. *op. cit.*, p. 33).

anneau fibreux ou musculaire, entourant un orifice, se resserre, cet orifice se rétrécira ; mais il n'y
aura pas de raison pour que l'un de ses bords s'é-
lève plus que l'autre, et surtout pour que ce bord
se hérisse de mamelons. Je pense donc que M. Guthrie n'avait sous les yeux qu'une hypertrophie
de la portion sus-montanale de la prostate, du
genre de celles que j'ai nommées *valvulaires*, et que
les mamelons étaient déterminés par l'accroissement d'autant de granulations superficiellement
placées. L'examen de leur intérieur aurait pu
seul me démentir ; or, il n'a pas été fait.

Il est probable que l'auteur a observé d'autres
faits dont il ne parle pas, à moins que, ayant
entrevu la possibilité d'une rétraction de son
tissu élastique, le désir d'attacher une certaine
importance à ce qu'il regardait comme une découverte l'eût rendu peu sévère sur la preuve. Quoi
qu'il en soit, son idée ne manque pas d'une certaine justesse, ainsi que nous allons le voir.

On rencontre parfois au col de la vessie une
saillie semi-annulaire, que je ne puis mieux comparer qu'à la valvule pylorique de l'estomac, si
ce n'est qu'elle n'existe qu'à la moitié postérieure
de l'orifice. Cette valvule, dont le bord antérieur
est à vive arête, n'offre pas d'inégalités comme il
y en a presque toujours dans les hypertrophies
valvulaires de la prostate ; elle ne s'élève pas non
plus par degrés, comme dans le premier cas, à par-

tir du veru-montanum jusqu'à l'orifice même du réservoir urinaire ; mais elle saille brusquement, formant un angle droit avec la paroi postérieure du canal. Le veru-montanum reste à peu près à la même distance de la vessie. L'orifice vésico-uréthral n'est pas évasé comme dans les hypertrophies valvulaires ; la valvule offre même parfois une telle résistance, qu'il est difficile d'écarter les lobes latéraux de la prostate lorsque l'urèthre a été fendu sur sa paroi pubienne. Lorsqu'on pratique une ou plusieurs incisions sur cette valvule, d'avant en arrière, de son bord libre vers sa base, on la trouve formée d'un tissu blanc-grisâtre, quelquefois bleuâtre, et ce n'est qu'à 7 ou 8 millim. de profondeur qu'on rencontre le tissu prostatique. Celui-ci est ordinairement jaunâtre, dur, et rarement alors les lobes latéraux sont très volumineux.

Quel est le siége de cette maladie ? Quel est le tissu qu'on rencontre entre la prostate et la membrane muqueuse ? C'est le tissu musculaire, qu'on peut suivre dans toute l'étendue du trigone, si l'on prolonge l'incision de ce côté ; et qu'on reconnaît à la direction de ses fibres, si l'on se contente d'enlever avec des pinces la muqueuse et la couche mince formée par le muscle uréthro-vésical. Ici la pathologie et l'anatomie s'éclairent mutuellement ; car si le tissu musculaire formait, comme on l'a dit, un sphincter or-

biculaire tout autour de l'orifice uréthral, sa rétraction déterminerait une saillie véritablement
annulaire ; mais cette saillie n'a jamais lieu qu'en
arrière, ce qui confirme ce que j'ai dit de la disposition des fibres qu'on rencontre en cet endroit
(*voyez* p. 57).

Mais si le siége de cette affection est facile à reconnaître, il n'en est pas tout-à-fait de même de
sa cause.

En examinant des uréthres d'enfants et d'adultes, j'ai remarqué que la valvule pylorique proéminait beaucoup plus chez certains sujets que
chez d'autres, et je me suis demandé si cette saillie ne serait pas quelquefois assez prononcée pour
mettre obstacle au cours de l'urine, s'il ne pourrait pas se présenter naturellement un défaut de
rapport entre l'orifice de l'uréthre et son canal.
Mais aucun de ceux chez lesquels j'ai rencontré
l'affection dont je m'occupe ne faisait remonter
jusqu'à son enfance les accidents qui le portèrent
à demander des secours à la médecine : je crois
donc qu'il est nécessaire de rechercher, pour la
majorité des cas, une cause accidentelle. Cette
cause je suis porté à croire que c'est une irritation et quelquefois même une véritable inflammation ; mais je ne pourrais en donner une preuve
directe.

Étant depuis longtemps à la recherche des maladies uréthrales, même dans des services auxquels

j'étais tout-à-fait étranger, on conçoit que beaucoup de mes observations doivent être incomplètes. Bien souvent mes collègues me donnaient ou me montraient des pièces anatomiques sur lesquelles ils ne possédaient que très peu de renseignements. Or, celles à l'aide desquelles je pourrais démontrer de la manière la plus évidente la disposition dont je parle, se trouvent précisément dans ce cas.

Mais il est un état particulier que j'ai déjà eu occasion d'observer bien des fois, et qui, s'il était, comme je le pense, le premier degré de l'affection précédente, nous éclairerait sur sa nature.

On sait qu'un muscle qui se trouve en contact avec une partie enflammée devient souvent le siége de contraction irrégulière, et que cette contraction devient permanente si le muscle est lui-même atteint du travail inflammatoire. Ne se pourrait-il pas que, chez certaines personnes affectées d'uréthrite prostatique, les fibres musculaires qui environnent en sautoir le col de la vessie et déterminent la saillie de la valvule pylorique, ne devinssent le siége de contractions spasmodiques? Les rapports de ces fibres avec la muqueuse, d'une part, et de l'autre avec les granulations susmontanales de la prostate auxquelles l'inflammation se transmet avec tant de facilité, rendent cette supposition très probable. Mais cette idée n'est pas dans mon esprit seulement à l'état d'hypothèse; j'en ai constaté plusieurs fois la réalité à l'aide de mes moyens d'exploration. J'ai en effet observé que lorsqu'une inflammation chronique de l'urèthre s'accompagne de dysurie, sans qu'il y ait rétrécissement du canal, on rencontre une saillie très marquée de la valvule pylorique ; il semble que ses fibres musculaires, dont les extrémités vont se jeter dans la paroi antérieure de la vessie, rapprochent avec force, en se contractant, le bord postérieur de l'orifice de l'urèthre de son bord antérieur, et qu'elles peuvent même détruire le parallélisme entre cet orifice et le canal. C'est là sans doute ce que beaucoup de chirurgiens ont rencontré quand ils croyaient avoir affaire à un rétrécissement spasmodique de l'urèthre : ils ne se méprenaient que sur le siége. J'ai depuis quelque temps obtenu plusieurs succès remarquables en dirigeant le traitement d'après cette idée ; d'ailleurs c'est peut-être ici la place de mon observation XXX qui malheureusement n'est pas assez complète sous le rapport anatomique.

Sans doute, habitué que l'on est à considérer toute inflammation de l'urèthre comme résultant d'un coït impur, on me dira que cet homme paraît ne s'être jamais trouvé dans le cas de contracter une uréthrite ; mais il est bien démontré actuellement que cette affection peut se produire sous l'influence de causes très différentes : nombre d'auteurs en ont donné des preuves multipliées, et j'en pourrais fournir moi-même plusieurs si je ne devais revenir longuement sur ce sujet.

O_{BS}. **XXXI.** — *Pertes séminales ; abus de vin blanc ; ardeurs dans la région prostatique ; dysurie ; saillie de la valvule vésico-uréthrale.* — Je viens d'être consulté par un jeune homme de 25 ans dont le grand-père est mort d'une maladie de vessie et dont le père souffre lui-même de cet organe. Jusqu'à 21 ans, il avait uriné très facilement, mais il avait des pertes séminales fréquentes. Comme, à cet âge, il était très faible, il fit, d'après certains conseils, usage immodéré de *vin blanc* très actif (Vouvray). Sous cette influence il prit de la force et de l'embonpoint ; mais ses pertes séminales augmentèrent au point d'en avoir jusqu'à sept en deux nuits, et quelquefois même sans qu'il le sentit. En même temps, picotements très vifs vers le col de la vessie, contraction habituelle de tous les muscles du périnée, évacuation très difficile de l'urine et des matières fécales ; du sperme sortait souvent pendant les efforts de défécation, et souvent aussi les dernières gouttes d'urine étaient blanchâtres et filantes ; cependant point d'écoulement uréthral.

Tous ces accidents se soutinrent presqu'au même degré jusqu'à ce jour, et même la dysurie augmenta, les urines devinrent glaireuses et le ténesme fréquent ; céphalalgie, diminution de la mémoire. Le malade se croyait affecté de la pierre lorsqu'il me fut adressé.

L'algalie pénétra avec la plus grande facilité et ne m'indiqua rien, sinon une sensibilité très marquée de la région prostatique ; mais pour faire franchir le col vésical à mon explorateur, il me fallut le pousser fortement et soulever son bec avec énergie, après quoi il s'enfonça brusquement. Je ne trouvai rien dans la vessie.

De tout ceci je conclus que la difficulté d'uriner provenait de la saillie de la valvule vésico-uréthrale, et j'espère que mon traitement, basé sur cette idée, sera suivi de bons résultats.

Admettez pour un instant ce que j'ai exposé plus haut, et voyons ce que deviennent les fibres musculaires soumises pendant longtemps à un travail inflammatoire. « A la période la moins avancée que j'aie pu observer, le tissu des muscles est noirâtre, et si on l'examine avec attention, on voit que cette coloration est due à une foule de petits points noirs dont les plus volumineux sont évidemment formés par du sang coagulé dans de petits vaisseaux ; un lavage même assez prolongé ne peut les faire disparaître entièrement... Si l'inflammation s'arrête, on voit peu à peu cette couleur devenir plus claire, passer au rouge brique ; le muscle diminue en volume et en longueur ; en même temps sa consistance augmente, il perd son élasticité et résiste davantage à l'instrument qui le coupe. Enfin, si on l'examine à une période encore plus éloignée, on le trouve complétement blanc, *rétracté*, ne formant plus qu'un faisceau très mince, en un mot complétement transformé en tissu fibreux... C'est, je m'en suis assuré, de cette manière que se raccourcissent les muscles qui ont eu pendant longtemps un foyer d'inflammation dans leur voisinage, le sterno-cléido-mastoïdien, par exemple, à la suite de brûlures, d'abcés scrofuleux au cou » (1). Voilà des phases que j'ai pu suivre sur des muscles plus faciles à observer que ceux du col de la vessie : Pousserais-je l'induction trop loin en supposant que ces derniers puissent éprouver les mêmes transformations, et qu'après s'être enflammés et *contractés* spasmodiquement, ils puissent devenir fibreux et se *rétracter ?*

Obs. **XXXII.** — *Inflammation de l'urèthre et saillie de la valvule pylorique ; la première disparaît, la seconde persiste. Cautérisation ; guérison de la dysurie.* — M. D***, âgé de 50 ans environ, a toujours eu pendant la nuit des érections et des pollutions fréquentes ; cependant les pertes n'ont jamais été excessives, à en juger par l'état de force et de santé. Il était sujet à des af-

---

(1) Sur l'inflammation des vaisseaux capillaires des tissus, considérée comme cause de la plupart des rétrécissements de l'urèthre, du rectum, etc. (*Gaz. méd.*, 1839).

fections rhumatismales, particulièrement dans les épaules. Marié depuis longtemps et habitant une petite ville, il n'a jamais fait d'excès en aucun genre et ne s'est pas exposé à être atteint d'uréthrite contagieuse.

Lorsqu'il me fut adressé, le 28 juillet 1839, il éprouvait une dysurie assez prononcée, et je constatai par la sonde que la vessie ne se vidait pas complétement. Son canal était d'une sensibilité extrême, particulièrement dans la région prostatique où le cathétérisme faisait éprouver une douleur très vive que réveillait le simple toucher par le rectum. Habituellement il souffrait dans la région lombaire, et une céphalalgie obtuse existait à la partie supérieure et postérieure de la tête. De temps en temps il survenait un écoulement uréthral qui tachait la chemise, et qui avait lieu lorsque le malade vint à Paris.

Les réponses de celui-ci devant éloigner tout soupçon d'infection virulente, je recherchai vainement quelle pouvait être la cause de cette inflammation. Mon explorateur m'ayant indiqué une saillie très prononcée de la valvule pylorique du col de la vessie, je me demandai s'il n'y aurait pas eu primitivement un développement de la portion sus-montanale de la prostate, et si la dysurie n'aurait pas été elle-même cause de l'inflammation uréthrale. Je résolus donc de rendre aux urines quelque liberté, afin de voir si l'inflammation ne se dissiperait pas alors. J'essayai la compression sur le point saillant ; mais la sensibilité du canal était tellement vive, que, bien que ma première tentative n'eût pas été complétement inutile, le malade et moi nous ne nous souciâmes pas d'en faire une seconde. Je me bornai donc à recommander un régime extrêmement sévère, des boissons adoucissantes, des pilules camphrées, de l'exercice, et le repos dans une position horizontale. Ni cidre, ni bière, ni liqueurs.

Sous l'influence de ce traitement, l'état du malade s'améliora, l'écoulement cessa complétement. Il ne restait plus qu'une légère sensibilité au col de la vessie et des picotements dans le rectum ; mais les douleurs lombaires persistèrent aussi fortes, ainsi que la difficulté d'uriner.

Les médecins du pays, rapportant tous ces symptômes à l'affection rhumatismale, appliquèrent des sangsues, des ventouses scarifiées, un séton à la région lombaire ; mais les douleurs persistèrent. La dysurie augmenta même au point que le malade fut une fois trois jours n'urinant qu'à peine. Enfin il revint à Paris au mois d'août dernier.

Je constatai tout ce que j'avais observé la première fois, sauf la sensibilité et l'écoulement de l'urèthre. Je pensai donc avoir affaire à un cas du genre de ceux dont il est question dans ce chapitre, et, à l'aide d'un instrument que je décrirai dans ma quatrième partie, je portai le caustique sur le bord postérieur du col de la vessie. Dès le lendemain, le malade se trouva mieux, l'urine coula plus facilement. Après la seconde cautérisation, le jet se trouva de grosseur naturelle. Malgré cela des picotements, des élancements assez vifs se manifestèrent toujours dans le rectum. Comme l'état des voies urinaires ne m'en rendait plus compte, j'examinai cet organe avec un nouveau soin et je sentis à 5 centim. environ au-dessus de l'anus une petite saillie assez dure et douloureuse sur chacune des parois latérales. Je les mis successivement en évidence à l'aide d'un spéculum, et je vis alors qu'elles étaient coniques, de couleur rose, de 8 ou 9 millim. de hauteur et de 4 ou 5 de diamètre à la base. J'en fis l'excision et je cautérisai. Le malade se trouvant alors satisfait de sa nouvelle position, retourna dans son pays.

J'ai appris depuis que l'amélioration s'était maintenue ; mais que les douleurs lombaires n'avaient pas disparu comme je l'avais espéré. Dépendaient-elles uniquement du rhumatisme ? Je ne le pense pas ; mais lorsqu'il existe un principe de ce genre et qu'une autre affection se développe en un point quelconque de l'économie, il arrive souvent que ce principe se concentre sur le point malade.

Je suis porté à croire que, dans cette observation, il y eut d'abord contraction spasmodique du col et plus tard rétraction.

La dysurie dans ces cas suit à peu près la même marche que dans les affections de la prostate ; seulement elle n'est pas précédée d'incontinence comme cela a assez souvent lieu dans ces dernières ; et encore je ne voudrais pas affirmer qu'il ne peut en être ainsi dans aucune circonstance ; car depuis quelques mois j'ai vu trois jeunes gens qui, à la suite de blennorrhagie, ont conservé un écoulement involontaire d'urine après l'émission naturelle. Ainsi ils urinent ; après avoir bien pressé le canal, ils se boutonnent ; puis quelques gouttes s'échappent encore, surtout s'ils viennent à s'asseoir. Je présume qu'il y a chez eux un gonflement inflammatoire chronique de la prostate qui met le canal dans les mêmes conditions que le gonflement sénile uniforme, et je ne serais pas étonné qu'une dysurie plus ou moins marquée ne succédât à ce premier degré d'incontinence.

Quoi qu'il en soit, l'état particulier du col de la vessie qui fait l'objet de ce chapitre, se reconnaît à peu près de la même manière que les hypertrophies valvulaires de la prostate (*voyez* p. 362) ; seulement mon explorateur pénètre avec un peu plus de difficulté que dans ces cas, parce que la saillie est plus brusque et que généralement le canal est peu élargi ; il ne monte pas autant lorsqu'on dirige son bec vers le bas-fond. Souvent l'âge peu avancé du malade et les circonstances antécédentes serviront encore à distinguer ces affections; souvent aussi on pourra s'assurer par le rectum que la prostate n'est pas très augmentée et qu'elle jouit d'une sensibilité qu'elle n'a pas habituellement lorsqu'elle n'est qu'affectée d'intumescence sénile. Dans quelques cas, le passage de matières excrémentitielles un peu fermes suffit pour provoquer cette douleur ; quelquefois même le malade éprouve habituellement vers le col de la vessie des sensations qui lui indiquent le siége de son mal.

J'ai remarqué que cet état s'accompagne souvent de pollutions fréquentes et quelquefois même de pertes séminales insensibles. C'est peut-être aussi particulièrement dans ces cas que la sortie de l'urine est précédée de quelques gouttes de matière blanche et filante, et, à ce sujet, je viens de retrouver dans mes notes une observation qui tout incomplète qu'elle est, n'en mérite pas moins d'être exposée.

Obs. XXXIII.— *Uréthrite; plus tard ardeurs dans le canal; ischurie; les efforts donnent lieu à un écoulement blanc; gonflement des testicules, etc.* — Le 20 août 1836, je vis à la consultation de M. Roux, un cuisinier, âgé de 49 ans, qui, pendant sa jeunesse, s'était fortement adonné à la masturbation et avait eu, à 24 ans, une blennorrhagie et un chancre dont il avait été facilement

guéri par des frictions mercurielles. « Il y a plusieurs années, me dit-il, que j'ai été pris d'une rétention d'urine qui n'a été que temporaire ; mais
elle est revenue, il y a dix-huit mois, précédée de
démangeaisons assez vives dans la partie la plus
reculée du canal. Depuis cette époque je ne peux
uriner sans sonde, aussi ai-je appris à me l'introduire moi-même, et quand je suis longtemps sans le
faire, j'éprouve de fortes douleurs au col de la vessie. » Huit mois avant que je ne le visse, son testicule droit s'était gonflé ; et ce gonflement augmentant toujours pendant trois ou quatre mois, il était
entré dans le service de M. Roux qui, à l'aide des
pommades mercurielle et stibiée, était parvenu à
obtenir une légère amélioration. Alors on l'avait
sondé sans difficulté, bien qu'il ne pût uriner une
seule goutte avec tous les efforts et dans toutes les
positions imaginables. Après sa sortie, le gonflement avait envahi le testicule gauche, ce pourquoi il entra à la Pitié. Là, on réitéra les frictions
mercurielles, et comme les douleurs augmen-
taient tous les deux jours, on administra des lavements de sulfate de quinine ; le mal diminua
beaucoup, mais ne disparut pas complétement.
Après la sortie du malade, ses testicules se gon-
flèrent de nouveau, et c'est pour cela qu'il est
venu à la consultation. Ces organes se tuméfiaient
et diminuaient alternativement ; quand il faisait
des efforts pour uriner, il ne venait que quelques

gouttes d'une liqueur blanche ; il avait rarement des érections, mais il avait encore quelquefois des éjaculations. On lui conseilla de revenir aux frictions mercurielles et de continuer l'usage d'un suspensoir.

Quelle était la cause de cette rétention ? ce n'était pas un rétrécissement, puisque la sonde entrait facilement dans la vessie : ce n'était pas un spasme de la portion membraneuse, puisqu'il sortait une matière qui ne pouvait venir que de la région prostatique. L'obstacle était donc au col de la vessie, et il ne reste plus qu'à en déterminer la nature. Or, en considérant les circonstances antérieures et concomitantes, je suis peu disposé à croire qu'il n'y ait eu qu'une hypertrophie de la prostate. Quant à la source de la liqueur blanche, il me reste encore les mêmes doutes que dans l'observation XXX. J'avoue cependant qu'alors je n'ai pas assez fait attention que la dysurie pourrait bien expliquer pourquoi du sperme sortirait avant l'urine, lui qui ne vient ordinairement qu'après. Une circonstance curieuse que j'ai oublié de noter dans mon observation XXXI, c'est que les pollutions nocturnes s'accompagnaient rarement de rêves voluptueux ; presque toujours alors le malade croyait uriner.

Ici je m'arrête ; car je m'aperçois que j'ai dépassé de beaucoup le but que je me proposais en commençant ce chapitre, but que je sens le besoin de rappeler. J'avais l'unique intention de faire voir qu'il existe un état particulier du col de la vessie qu'on pourrait confondre avec certaines hypertrophies de la prostate. En cherchant à rallier ces faits à d'autres qui sont encore plus ignorés, je n'ai voulu qu'attirer l'attention sur des problèmes dont la solution intéresse vivement l'humanité.

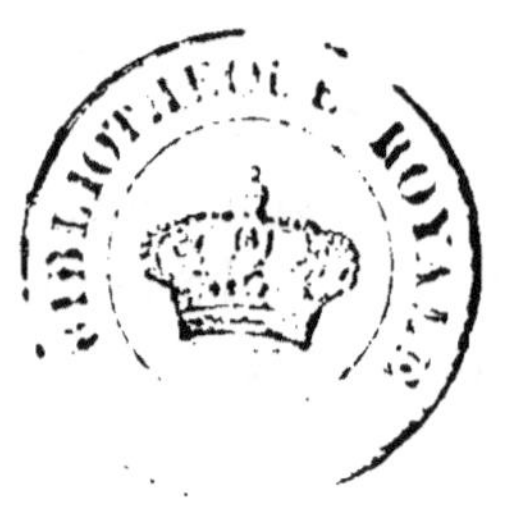

TABLE DES MATIÈRES

CONTENUES DANS CE VOLUME.

www.ingramcontent.com/pod-product-compliance
Lightning Source LLC
LaVergne TN
LVHW020601180726
843502LV00002B/322